高职高专护理专业“十四五”互联网+新形态精品规划教材

传染病护理学

主　编　吴惠珍　刘红霞　姚展妮
副主编　王　婷　罗幼燕　彭燕凤
　　　　余艳妮　王文静　李子刚
编　委　（以姓氏笔画为序）
王　婷　滁州城市职业学院
王文静　商洛职业技术学院
邢晓红　唐山职业技术学院
刘红霞　山东中医药高等专科学校
刘　麒　阜阳卫生学校
李子刚　宝鸡三和职业学院
李　霞　铜川职业技术学院
吴惠珍　滁州城市职业学院
余艳妮　岳阳职业技术学院
罗幼燕　仙桃职业学院
姚　西　安康职业技术学院
姚展妮　铜川职业技术学院
彭燕凤　宣城职业技术学院
曹文生　滁州市第二人民医院
蒋　芳　滁州城市职业学院

西安交通大学出版社
XI'AN JIAOTONG UNIVERSITY PRESS

内容提要

传染病护理学是医学院校护理专业必修的一门临床专业课程，也是护士执业资格考试的必考科目。本教材严格以高职高专医学院校护理专业人才培养目标和人才培养方案为纲要，系统阐述了传染病护理的基本理论，注重与护士执业资格考试大纲、“1 + X”证书、护理职业岗位需求、最新护理理念对接，坚持理念创新、方法创新、内容创新，以常见病、多发病为重点，适度介绍传染病及传染病护理学前沿知识及现代治疗水平，引导学生在学习中掌握传染病护理的基础知识及实践技能的同时，潜移默化地融入课程思政元素，培养学生勇于开拓创新、独立思考和解决各种临床护理问题的能力。本教材既可供高职高专医学院校护理、助产专业学生使用，也可供临床工作者参考使用。

图书在版编目(CIP)数据

传染病护理学 / 吴惠珍，刘红霞，姚展妮主编. --
西安 ：西安交通大学出版社，2024.6. -- ISBN 978-7
-5693-3826-3
Ⅰ. R473.5
中国国家版本馆 CIP 数据核字第 20246MF343 号

书　　名　传染病护理学
主　　编　吴惠珍　刘红霞　姚展妮
责任编辑　肖　眉
责任校对　郭泉泉

出版发行　西安交通大学出版社
（西安市兴庆南路 1 号　邮政编码 710048）
网　　址　http://www.xjtupress.com
电　　话　(029)82668357　82667874(市场营销中心)
(029)82668315(总编办)
传　　真　(029)82668280
印　　刷　陕西思维印务有限公司

开　　本　889mm × 1194mm　1/16　**印张**　13.25　**彩页**　3　**字数**　393 千字
版次印次　2024 年 6 月第 1 版　2024 年 6 月第 1 次印刷
书　　号　ISBN 978-7-5693-3826-3
定　　价　55.00 元

如发现印装质量问题，请与本社市场营销中心联系。
订购热线：(029)82665248　(029)82667874
投稿热线：(029)82668803

PREFACE

前言

党的二十大报告提出“推进健康中国建设，健全公共卫生体系，加强重大疫情防控救治体系和应急能力建设，有效遏制重大传染性疾病传播”。2020 年习近平总书记发表重要文章《构建起强大的公共卫生体系，为维护人民健康提供有力保障》。文章强调，人民安全是国家安全的基石。我们要强化底线思维，增强忧患意识，时刻防范卫生健康领域重大风险。只有构建起强大的公共卫生体系，健全预警响应机制，全面提升防控和救治能力，织密防护网、筑牢筑实隔离墙，才能切实为维护人民健康提供有力保障。随着经济及科学的发展，人类传染病病原体变异及传播加速，一些新的传染病相继出现和流行，传染病的防治及护理受到政府、社会及民众的普遍关注。

《传染病护理学》的编写严格以高职高专医学院校护理专业人才培养目标和人才培养方案为纲要，坚持“三基（基础理论、基本知识、基本技能）”“五性（思想性、科学性、先进性、启发性、适用性）”“三特定（特定目标、特定对象、特定限制）”“三贴近（贴近生活、贴近实际、贴近学生）”的基本原则，同时围绕高等职业教育人才培养目标，密切联系临床护理实践，注重与护士执业资格考试大纲、“1 + X”证书、护理职业岗位需求、最新护理理念对接，坚持理念创新、方法创新、内容创新，以常见病、多发病为重点，适度介绍传染病及传染病护理学前沿知识及现代治疗水平。引导学生在学习中掌握传染病护理的基础知识及实践技能的同时，潜移默化地融入课程思政元素，培养学生勇于开拓创新、独立思考和解决各种临床护理问题的能力。本教材既可供高职高专医学院校护理、助产专业学生使用，也可供临床工作者参考使用。

《传染病护理学》的内容由传染病护理基础知识、病毒感染性疾病的护理、细菌感染性疾病的护理、钩端螺旋体病的护理、原虫感染性疾病的护理、蠕虫感染性疾病的护理及传染性疾病护理实习指导七个项目组成。本教材具有以下特点：一是突出护理教育特点，体现“整体护理”理念。二是加入了相关知识链接（包括思政元素）、传染病防治法等内容，以拓宽学生的知识面。三是增加了思维导图、微视频、课件二维码，体现“医护 + 职业教育 + 互联网”特点，充分发挥教育信息化支撑发展与引领创新的重要作用。四是图文并茂，使传染病护理知识直观清晰，学生易懂、易掌握。五是以项目引领、任务驱动组织教材内容，通过项目前设置案例导学、项目末设置情景案例及相关习题，培养学生分析问题、解决问题的能力。

本教材由来自全国多所高职高专医学院校及医院具有丰富教学和临床经验的教师编写，编写过程中也参考了部分相关教材和论著，在此一并致谢。鉴于编者水平有限，书中难免有不足之处，恳请广大读者和同行批评指正。

编者

2024 年 4 月

CONTENTS

目录

项目一　传染病护理基础知识 …… 1

任务一　传染病护理概述 …… 1

任务二　感染与免疫 …… 3

任务三　传染病的特征 …… 6

任务四　传染病的流行过程及影响因素 …… 7

任务五　传染病的诊断及治疗原则 …… 10

任务六　传染病的预防 …… 12

任务七　传染病患者的护理 …… 14

项目二　病毒感染性疾病的护理 …… 22

任务一　病毒性肝炎的护理 …… 22

任务二　艾滋病的护理 …… 33

任务三　麻疹的护理 …… 40

任务四　水痘的护理 …… 44

任务五　狂犬病的护理 …… 49

任务六　流行性腮腺炎的护理 …… 54

任务七　流行性乙型脑炎的护理 …… 59

任务八　手足口病的护理 …… 64

任务九　流行性感冒病毒感染的护理 …… 68

任务十　严重急性呼吸综合征的护理 …… 75

任务十一　肾综合征出血热的护理 …… 80

项目三　细菌感染性疾病的护理 …… 86

任务一　伤寒的护理 …… 86

任务二　细菌性痢疾的护理 …… 94
任务三　流行性脑脊髓膜炎的护理 …… 102
任务四　霍乱的护理 …… 108
任务五　猩红热的护理 …… 114
任务六　结核病的护理 …… 118
项目四　钩端螺旋体感染性疾病的护理 …… 126
项目五　原虫感染性疾病的护理 …… 133
任务一　疟疾的护理 …… 133
任务二　阿米巴病的护理 …… 139
项目六　蠕虫感染性疾病的护理 …… 147
任务一　日本血吸虫病的护理 …… 147
任务二　钩虫病的护理 …… 153
任务三　蛔虫病的护理 …… 157
任务四　蛲虫病的护理 …… 161
任务五　肠绦虫病的护理 …… 165
任务六　囊虫病的护理 …… 169
项目七　传染病护理实习指导 …… 175
任务一　传染病院（科）的设置、分区、工作流程、消毒与隔离措施 …… 175
任务二　穿脱隔离衣及七步洗手法 …… 176
任务三　传染病职业暴露的预防和意外暴露时的处理 …… 177
附　录 …… 180
附录一　中华人民共和国传染病防治法 …… 180
附录二　突发公共卫生事件应急条例 …… 190
附录三　突发公共卫生事件与传染病疫情监测信息报告管理办法 …… 196
附录四　预防接种 …… 201
参考文献 …… 206
附　图 …… 207

笔记

项目一　传染病护理基础知识

课件　思维导图

学习目标

素质目标：能理性面对传染病，关爱传染病患者。

知识目标：掌握传染病感染过程的表现形成，传染病的基本特征及临床特点，传染病流行的三个环节，传染病的预防、护理评估、护理诊断及护理措施。熟悉传染病的基本概念、传染病的诊断和治疗、国家法定传染病的病种及报告时限和管理办法。了解传染病的发展史、流行过程和影响因素。

能力目标：具备预防为主的理念，能进行传染病知识的宣教。

任务一　传染病护理概述

一、基本概念

传染病学是一门研究各种传染病在人体发生、发展、传播、诊断、治疗和预防规律的学科。传染病是由病原体感染人体后引起的具有传染性的疾病，属于常见病、多发病，常见的病原体有病毒、细菌、衣原体、立克次体、支原体、螺旋体、真菌、原虫等。许多传染病曾严重危害人类的健康，给人类带来重大的灾难。传染病护理学是从内科护理学中细分出来的一门专业性较强的学科，主要研究传染病患者的生理、心理等方面健康问题的发生、发展规律，运用护理程序实施整体护理，以恢复和保持患者健康为目的一门临床护理学科。传染病护理是传染病防治工作的重要组成部分，它不仅关系到传染病患者的早期康复，对控制和终止传染病在人群中的流行也十分重要。

传染病的主要特点：①有特定的病原体，每种传染病都由特定的病原体引起；②有传染性，病原体从宿主体内排出，经一定的传播途径传给其他宿主；③有流行病学特征，如流行性、季节性、地方性和外来性；④能产生感染后免疫，人体感染病原体后，无论是显性感染还是隐性感染，都能产生针对该病原体及其产物的特异性免疫。

传染病的护理要点：①严格的消毒、隔离制度和管理是传染病护理工作的重点；②需及时、准确地报告疫情；③因大多数传染病发病急、病情重，故要做好病情观察，及时了解患者的病情变化；④传染病患者一般需要被隔离，易产生被歧视、被抛弃的心理感受，因此要重视患者及相关人群的心理护理；⑤采取针对性的预防措施，管理传染源、切断传播途径、保护易感人群。

二、发展史

（一）传染病发展史

回顾历史，我们会发现人类从未停止与传染病的斗争。公元前 8 世纪，西周就有气候异常导致疾病流行的记载；东汉末年张仲景所著的《伤寒杂病论》曾论及传染病；三国时期也有蜀军南征期间因“瘴气”而损兵折将的记载；明代出现了预防天花的人痘接种法，可以说是人工免疫的开端。

笔记

知识链接

人痘接种法

人痘接种法起源于明代,清代的《痘科金镜赋集解》中记载:"闻种痘法起于明朝隆庆年间宁国府太平县……由此蔓延天下。"人痘接种法分为痘衣法、痘浆法、旱苗法和水苗法4种。它是后来牛痘疫苗发展的重要基础,最终帮助人类消灭了天花。

随着欧洲工业革命的发展和科学技术的进步,建立在近代和现代科学技术基础上的西方医学获得了迅速的发展。17世纪中后期,显微镜的诞生使人们发现了微生物;19世纪后叶,细菌培养及染色方法的发明,开创了传染病研究的新纪元;20世纪40年代后期,抗菌药物和生物制品的先后问世,使许多传染病得到了控制;近半个世纪的分子生物学和免疫学理论技术的发展,使传染病的诊治和研究进入了一个新时代。

1949年后,国家建立了各级传染病研究机构和防治队伍,大力开展爱国卫生运动,积极进行预防接种,使各类传染病(如血吸虫病、疟疾、白喉、麻疹等)的发病率与病死率明显下降,有些传染病(如天花、黑热病和脊髓灰质炎等)已被消灭或接近消灭。

人类的发展史也是人类与传染病的斗争史。近几十年来,除原有的传染病外,全球又出现了多种新型传染病,其中大部分在我国有病例发生或造成流行。例如传染性非典型肺炎、手足口病、人感染高致病性禽流感、甲型H1N1流行性感冒等。

(二)护理学发展史

护理是人们谋求生存的本能和需要,护理象征着母爱,自有人类以来就有"护理",初始的家庭或自我护理意识成为抚育生命成长的摇篮。医护为一体是古代护理的特点之一,19世纪之前,世界各国都没有护理专业,我国中医学著作中也并无"护理"的概念,但中医治病强调改善患者的休养环境和心态,加强营养调理,注重动静结合的体质锻炼等。我国最早的医学经典著作《黄帝内经》中就提出了"圣人不治已病,治未病"的思想。

近代护理是中世纪之后,在生物医学发展的基础上起步的。细菌学、麻醉学、消毒法等一系列医学史上的重大突破,为建立近代护理学奠定了理论基础,提供了实践、发展的条件。南丁格尔是近代护理学的奠基人,以其为护理事业奋斗不息的献身精神成为全世界护士的楷模。我国近代护理学是随西医的传入而起始的。由于现代经济的迅速发展,人们的生活质量大幅度提高,促使人们在健康观念上发生了巨大的改变,从过去单一的对抗疾病与死亡转变为对健康的促进与维护;从单纯医疗诊治转变为终身保健。同时,卫生服务内容发生了相应的扩展,从单纯的生理服务扩展到心理服务与社会服务;从单纯的医疗服务扩展到预防、保健服务;实施卫生服务的区域发生了变化,从单纯的医院服务扩展到社区服务、家庭服务;服务对象也发生了改变,从单纯的面向单个患者扩展到面向整个人群。

(三)传染病护理学发展史

传染病护理学发展史也是护理人员在与传染病斗争过程中不断总结经验的历史,随着传染病学的发展和护理学的发展而不断完善。传染病护理学是护理学的重要组成部分,是以能力培养为主的理论与实践相结合的专业技术学科。随着社会经济的发展,要求传染病护理工作做适当的调整,以适应新形势。在医院内,传染病的护理工作已从过去单纯执行医嘱和常规的护理方法,转变为按照护理程序(包括评估患者的健康状况、提出护理诊断、制订护理计划与护理措施等)解决患者现存或潜在健康问题的整体护理。传染病护理人员已不仅是医嘱的执行者,更要做到高质量地照顾好传染病患者,帮助他们解决因疾病带来的各种身体上和心理上的问题,帮助其尽早康复。同时,要求传染病护理人

笔记

员能正确应用传染病学与护理学的理论与技术，消灭医院内存在的病原微生物，切断传播途径，有效预防传染病的院内传播与交叉感染。显然，现代传染病护理是一种包括传染病预防、保健与康复等在内的综合护理。这就对传染病的护理提出了更高要求。在此背景下，传染病护理逐渐从内科护理学中分离出来，成为一门新的学科。

目标检测

参考答案

A1 型题

1. 目前法定传染病的病原体不包括(　　)。
   A. 立克次体　　B. 细菌　　C. 病毒
   D. 弓形虫　　E. 原虫
2. 下列不属于传染病特征的是(　　)。
   A. 有特定的病原体　　B. 有传染性　　C. 有流行病学特征
   D. 感染后免疫　　E. 有遗传特征

任务二　感染与免疫

一、感染

(一)感染的概念

感染(infection)是在一定环境下，病原体入侵机体后与人体"相互作用、相互斗争"的过程。此过程与病原体的作用、外界环境因素及人体的免疫应答有关。感染与传染的含义并非完全相同，传染属于感染的范畴，而感染不一定具有传染性。

(二)传染病感染过程的表现形式

病原体通过各种途径进入人体后能否被清除或定植下来，进而引起组织损伤、炎症和各种病理改变，主要取决于病原体的致病力和的免疫功能，也和来自外界的干预等因素有关。由于病原体和机体宿主之间适应程度不同，双方斗争结果也不同，因而产生了感染过程的5种表现形式。

1. 病原体被清除　病原体进入体内后，人体通过非特异性免疫或特异性免疫将病原体消灭或清除，不产生病理变化，也不引起临床症状。

2. 隐性感染　又称亚临床感染或不显性感染。是指病原体进入人体后，仅引起机体发生免疫应答，但病理变化轻微，感染者无任何表现，只有通过免疫学检查才能发现。大多数传染病以隐性感染最常见。隐性感染后可获得对该病原体的特异性免疫力，同时病原体被清除。少数感染者转变为病原体携带者。

3. 病原体携带状态　指病原体侵入人体后，在人体内生长、繁殖，并不断排出体外，成为重要的传染源，但感染者没有任何临床表现。按其携带病原体时间的长短，可分为急性携带者(<3个月)和慢性携带者(>3个月)；按其发生的时期不同，分为潜伏期病原携带者和恢复期病原携带者；发生于隐性感染之后的称为无症状病原携带者。在许多传染病(如伤寒、细菌性痢疾、霍乱、白喉、流行性脑脊髓膜炎和乙型病毒性肝炎等)中，携带者都是重要的传染源。但并非所有传染病都有病原携带者，如麻疹和流感，病原携带者极为罕见。

4. 潜伏期感染　指病原体侵入人体后寄生在机体某个部位，机体的免疫功能使病原体局限而不引起机体发病，但又不能将病原体全部清除，病原体可长期潜伏于体内。当免疫功能下降时，可导致

笔记

机体发病。常见的潜伏期感染有单纯疱疹、带状疱疹、疟疾、结核病等。潜伏期感染与病原体携带状态的不同之处是病原体一般不排出体外,所以感染者不会成为传染源。

5. 显性感染　又称临床感染,是指病原体进入人体后,不但引起机体免疫应答,还通过病原体本身的作用或机体的变态反应使机体发生组织损伤,导致病理改变,继而出现特有的临床表现。只有少数传染病以显性感染多见。显性感染后机体可获得特异性免疫力,但有些传染病病后免疫力并不牢固,容易再感染(如细菌性痢疾)。

以上5种感染过程的表现形式在一定条件下可互相转换,在不同的传染病中感染的表现形式也不同。一般来说,隐性感染最常见,病原体携带状态次之,显性感染最少见。

考点提示:感染的表现形式。

二、免疫

(一)病原体的致病力及传染病的发病机制

1. 病原体的致病力

(1)侵袭力:指病原体侵入机体并在人体内扩散的能力。有些病原体可以直接侵入人体,有些病原体的表面成分可抑制机体吞噬细胞的作用而促使病原体扩散。

(2)毒力:包括内毒素、外毒素及毒力因子(如穿透能力、侵袭能力、溶组织能力等)。

(3)数量:在同一种传染病中,侵入机体中的病原体的数量与致病能力成正比。但在不同传染病中,能引起疾病发生的最低病原体数量差别很大。

(4)变异:病原体可因遗传或环境等因素而发生变异。变异后可出现毒力的增强或减弱。一般来说,人工培养多次传代可使病原体致病力减弱,如用于预防结核病的卡介苗就是将结核菌进行多次传代后获得的减毒活疫苗。也有在宿主之间反复传播使致病力增强的,如肺鼠疫。另外,病原体的抗原变异可逃避机体的特异性免疫作用而继续引发疾病。

2. 发病机制

(1)病原体入侵门户:传染病的发病机制与病原体的入侵门户有密切关系,只有入侵门户适当,病原体才能定居、繁殖,引起疾病。

(2)特异性体内定位:病原体入侵人体后,在入侵部位繁殖,分泌毒素;或远离入侵部位引起病变;或进入血液循环,定位于某一靶器官引起该器官的病变(如乙肝病毒随血液循环定位于肝脏);或经过一系列的生活史,最后在某器官定植。

(3)排出途径:排出病原体的途径称为排出途径,是患者、病原携带者和隐性感染者具有传染性的重要因素。病原体排出体外持续时间有长有短,因而不同传染病有不同的传染期。排出持续时间也是判定患者隔离期长短的重要依据。

(二)感染过程中免疫反应的作用

病原体侵入人体后,除非特异性免疫外,机体还将产生特异性免疫反应,以清除病原体或抵抗同种病原体再感染。有时还会出现异常的特异性免疫反应,称为变态反应。

1. 非特异性免疫　是机体对进入体内异物的一种清除机制,通过遗传而获得,无抗原特异性,又称为先天性免疫。

(1)屏障作用:皮肤、黏膜及其分泌物为外屏障,血-脑屏障、胎盘屏障为内屏障。

(2)吞噬作用:肝脏、脾脏、骨髓、淋巴结、肺泡及血管内皮的吞噬细胞(称为巨噬细胞),血液中的单核细胞及中性粒细胞均具有强大的吞噬作用,其过程包括趋化、吞入、调理、杀灭等。

(3)体液因子:包括补体、溶菌酶、各种细胞因子,如白细胞介质、肿瘤坏死因子等,可直接或通过免疫调节作用清除病原体。

2. 特异性免疫　通过对抗原识别后产生的特异性免疫反应，是后天获得的一种主动免疫，包括由B细胞介导的体液免疫和由T细胞介导的细胞免疫。

（1）体液免疫：当被某种病原体抗原致敏的B细胞再次受到该抗原刺激后，即转化为浆细胞，并产生能与致敏B细胞抗原相对应的抗体，即免疫球蛋白（Ig），如IgG、IgM、IgA、IgD、IgE等。在感染过程中最早出现的是IgM，是近期感染的标志，有早期诊断的意义。IgG在感染后临近恢复期时出现，持续时间较长。

（2）细胞免疫：T细胞被某种病原体抗原刺激后能对该抗原产生致敏，当再次与该抗原相遇时，则通过细胞毒性细胞和淋巴因子杀伤病原体及其所寄生的细胞。细胞免疫在对抗病毒、真菌、原虫和部分在细胞内寄生的细菌（如沙门菌、布鲁氏菌、结核杆菌、麻风杆菌）的感染中起重要的作用。T细胞还有调节体液免疫的功能。

3. 变态反应　抗原与抗体相互作用产生对人体有利的特异性免疫，在一定条件下这种特异性免疫又可转变为促使人体组织损伤或生理功能紊乱的特异性免疫反应，即变态反应。

目标检测

参考答案

A1 型题

1. 人体被病原体侵袭后不出现或仅表现出轻微症状，但通过免疫学检测可发现相应抗体，称为（　　）。
   A. 轻型病例　B. 隐性感染　C. 恢复期患者
   D. 潜在性感染　E. 健康携带者
2. 对于大多数传染病来说，最多见的表现是（　　）。
   A. 病原体被清除　B. 隐性感染　C. 显性感染
   D. 病原携带状态　E. 潜伏性感染
3. 病原携带者按病原体种类不同可分为（　　）。
   A. 潜伏期携带者、急性携带者、病后携带者
   B. 急性携带者、慢性携带者、“健康”携带者
   C. 慢性携带者、潜伏期携带者、病后携带者
   D. 病后携带者、慢性携带者、急性携带者
   E. 带病毒者、带菌者、带虫者
4. 传染病隐性感染的特点不包括（　　）。
   A. 不引起或仅引起轻微组织损伤
   B. 无明显临床表现
   C. 在传染病中少见
   D. 感染过程结束后，少数转变为病原携带状态
   E. 病原体感染人体后诱导机体产生特异性免疫应答
5. 潜伏期感染的临床特点不包括（　　）。
   A. 病原体易排出体外
   B. 并不是每种传染病都存在潜伏期
   C. 单纯疱疹病毒感染有潜伏期
   D. 一般不引起显性感染
   E. 在人体免疫功能下降时导致机体发病
6. 病原体的侵袭力是指（　　）。
   A. 病原体的繁殖力
   B. 病原体产生毒素的能力

笔记

C. 病原体的数量

D. 病原体的毒力

E. 病原体侵入机体并在机体生长、繁殖及扩散的能力

7. 参与传染病感染过程中特异性免疫反应的是(　　)。

A. 单核巨噬细胞系统　　B. 补体　　C. 溶菌酶

D. 肿瘤坏死因子 - α　　E. 细胞免疫

任务三　传染病的特征

一、基本特征

(一)有特定的病原体

每种传染病都由特定的病原体引起,例如艾滋病由人类免疫缺陷病毒(HIV)引起、肺结核由结核杆菌引起。临床上检出病原体对传染病的诊断有重要价值。

(二)有传染性

病原体由宿主体内排出,经一定的传播途径传给其他宿主的特性,称为传染性。任何传染病都有一定的传染性,同一传染病的不同时期,其传染性强弱不同。不同传染病其传染期也不同,根据传染期的长短来确定患者隔离的时间。

(三)流行病学特征

1. 流行性　指在一定条件下,传染病能在人群中广泛传播、蔓延的特性。按其流行的强度可分为4种类型。①散发:指某种传染病在某地区发病率同常年一般发病水平;②流行:指某种传染病的发病率显著高于当地常年发病率(一般为3~10倍);③大流行:指某种传染病在一定时间内迅速蔓延,波及范围广泛,甚至超出国界或州界;④暴发:指传染病病例的发病时间分布高度集中于短时间之内(通常为该病的潜伏期内),这些病例有共同的传染源或传播途径。

2. 季节性　指每年在一定季节出现某种传染病发病率升高的现象。如在冬春季节,呼吸道传染病发病率高;而在夏秋季节,消化系统传染病发病率高。

3. 地方性与外来性　由于受气候等自然因素或人们生活习惯等社会因素的影响,某些传染病仅局限在一定地区内,即传染病的地方性。外来性是指传染病在国内或某地区内原来不存在,可由国外或外地传入。

(四)感染后免疫

人体感染病原体后,无论是显性感染还是隐性感染,都能产生对该病原体及其产物的特异性免疫。感染后免疫属于主动免疫。病原体不同,感染后免疫力持续的时间和强弱也不同。一般病原体为病毒的传染病,感染后免疫时间最长,甚至可以保持终身免疫,如麻疹、水痘等(流感例外)。病原体为细菌、螺旋体、原虫的传染病,感染后免疫时间较短,仅为数月或数年(伤寒例外)。蠕虫感染后一般不产生保护性免疫,因而常导致重复感染。

二、临床特点

(一)病程发展的阶段性

传染病从发生、发展至机体恢复具有一定的阶段性,一般分为以下4期,少数患者出现后遗症、复发和再燃。

笔记

1. 潜伏期　相当于病原体侵入体内并进行繁殖、转移、定位、引起组织损伤和功能改变，导致临床症状出现之前的整个过程。传染病潜伏期的长短对传染病的诊断、流行病学调查、确定检疫期限有重要的意义。

2. 前驱期　指从发病到该病的典型症状出现的一段时间。一般持续 1～3 天，多数传染病在此期已有较强的传染性。患者多表现为头痛、发热、乏力、肌肉酸痛、食欲减退等全身症状，无特异性。起病急骤者可无此期。

3. 症状明显期　指前驱期后，出现该病的特征性表现的时期。病情由轻到重，达到该期的顶峰后，随机体免疫力的产生进入恢复期。该期传染性最强，且易出现并发症。

4. 恢复期　此期机体免疫力增高，体内病理生理过程基本终止，患者的症状和体征逐渐消失。此期患者血清中抗体效价逐渐上升到最高水平，但体内病原体还未被完全清除，其传染性还可持续一段时间。

5. 后遗症期　指恢复期结束后，机体功能仍不能恢复正常的时期，多见于中枢神经系统传染病，如流行性乙型脑炎、脊髓灰质炎等。

6. 复发和再燃　患者进入恢复期后，体温恢复正常一段时间，初发病的症状又再度出现，称为复发，与潜伏在体内的病原体再度繁殖到一定程度有关。进入恢复期时，体温尚未恢复至正常，又再发热，称为再燃，可能与血清病原体尚未被完全清除有关。

(二) 临床类型

传染病依据病程的长短可分为急性传染病、亚急性传染病和慢性传染病；依据病情轻重可分为轻型、中型、重型和暴发型传染病；依据临床特征可分为典型传染病和非典型传染病。临床分型对治疗、隔离、护理有重要的指导作用。

目标检测

参考答案

A1 型题

1. 传染病的特点是(　　)。

A. 由病毒引起　　B. 具有一定的区域性　　C. 具有流行性和传染性

D. 通过呼吸道传播　　E. 通过消化道传播

2. 体温恢复正常一段时间，初发病的症状又再度出现，称为(　　)。

A. 复发　　B. 再燃　　C. 后遗症期

D. 症状明显期　　E. 前驱期

A2 型题

3. 男，35 岁。4 个月前从非洲旅行后回国，出现寒战、高热、大汗，当地医院诊断为疟疾，给予氯喹治疗后体温正常。之后再没去过疟疾流行区。1 周前再次出现寒战、高热、大汗，应考虑为(　　)。

A. 再燃　　B. 疟原虫产生耐药　　C. 再次感染疟原虫

D. 复发　　E. 混合感染

任务四　传染病的流行过程及影响因素

一、传染病的流行过程

传染病的流行过程是传染病在人群中发生、发展和转归的过程。传染病流行必须具备的三个基

笔记

本条件是传染源、传播途径和易感人群，即感染链。

（一）传染源

传染源是病原体已在体内生长、繁殖并能将其排出体外的人和动物。

1. 患者　是重要的传染源，可通过咳嗽、呕吐、排泄等方式将病原体排出体外，造成病原体的播散，使易感者被感染。症状不典型或轻型患者容易被漏诊。慢性传染病患者可长期排出病原体，污染环境。

2. 隐性感染者　由于无任何症状和体征而不易被发现，因此在某些传染病（如脊髓灰质炎）中，隐性感染者是重要的传染源。

3. 病原携带者　由于病原携带者无明显症状，但能排出病原体，因此也是重要的传染源，特别是慢性传染病（如伤寒）病原携带者。

4. 受感染的动物　某些传染病可由动物体内排出病原体，导致人类发病，如鼠疫、狂犬病等。

（二）传播途径

传播途径是指病原体从传染源传播到易感者的途径。常见传染病的传播途径有空气传播、飞沫传播、接触传播 3 种途径。部分传染病可以同时存在 2 种以上的传播途径。

1. 空气传播　指带有病原微生物的粒子（$\leqslant 5\mu m$）通过空气流动导致疾病传播，主要见于经呼吸道传播的传染病，如肺结核、麻疹、肾综合征出血热等。

2. 飞沫传播　指带有病原微生物的飞沫核（$>5\mu m$）在空气中短距离（1m 内）移动到易感人群的口、鼻黏膜或眼结膜等处，导致疾病传播。飞沫传播较易发生在拥挤的场所，如火车站、船舱等。经飞沫传播的传染病主要有百日咳、白喉、流行性脑脊髓膜炎等。

3. 接触传播　指病原体通过手、媒介物直接或间接接触导致的传播。

（1）直接接触传播：指传染源和易感者在没有任何其他外界物体参与的条件下，直接接触所造成的病原体传播。典型的经直接接触传播的传染病有性传播疾病和狂犬病。

（2）间接接触传播：指易感者因接触被传染源的分泌物或排泄物污染的日常生活用品而感染，又称为日常生活接触传播。间接接触传播既可传播呼吸道传染病，又可传播消化道传染病。典型的经间接接触传播的传染病有血吸虫病、钩虫病、手足口病等。

（3）消化道传播：属于间接接触传播。易感者因进食被病原体污染的水源、食物而被传染。该传播方式见于细菌性痢疾、伤寒等肠道传染病。

（4）虫媒传播：分为机械性传播和生物性传播。前者是通过昆虫媒介机械携带病原体，污染水源和食物而传播疾病，如苍蝇、蟑螂通过这种方式传播伤寒、细菌性痢疾等肠道传染病；后者是通过吸血节肢动物在患病动物与人之间叮咬，吸吮血液而传播疾病，如蚊子通过这种方式传播流行性乙型脑炎。

（5）血液及体液传播：易感者通过输血制品、分娩和性交等方式接触到被病原体污染的血液、体液而被感染。艾滋病、乙型病毒性肝炎均属于此类传播方式。

考点提示：常见的传播途径。

（三）易感人群

易感人群是指对某种疾病或传染病缺乏免疫力的人群。当易感人群达到一定水平，同时有传染源和相应的传播途径时，该传染病就容易发生流行。易感人群包括儿童、偏远地区人群、老年人、医源性易感者（长期使用广谱抗生素及激素等药物造成免疫力下降）、免疫缺陷病患者（如艾滋病患者）。人群对某种传染病的易感性将影响该传染病的发生和传播。

笔记

二、影响流行过程的因素

(一)自然因素

自然因素是指地理、气候、土壤和生态环境等,通过作用于流行过程的3个环节对传染病的发生、发展起重要的作用。

1. 自然因素对传染源的影响　以动物为传染源时,自然因素中气候因素和地理因素可通过促进或抑制传染源的活动而影响流行过程。例如肾综合征出血热的传染源黑线姬鼠,多栖息在潮湿、多草地区,多数出血热患者在发病前曾有过野外作业史,如去过草地、森林、沼泽地;再如,黄鼠有冬眠的习性,多在春夏之交繁殖,秋季密度达到高峰,从而决定了黄鼠鼠疫及其引起的人鼠疫流行时间为4~10月份。

2. 自然因素对传播途径的影响　尤其在以节肢动物作为传播媒介时,自然因素的影响最为明显。媒介生物的地理分布、随季节消长、活动能力以及病原体在媒介生物体内的发育、繁殖等均受自然因素制约。因此,疟疾、流行性乙型脑炎等由节肢动物传播的传染病有明显的地区性和季节性。

3. 自然因素对易感人群的影响　自然因素能影响易感人群的感染机会。如夏季气候炎热,人们喜食生冷食品,易发生肠道传染病;冬季寒冷,人们多在室内活动,增加了飞沫传播传染病的机会。自然因素还可对易感者非特异性免疫力产生影响。如冬季寒冷,冷空气刺激呼吸道黏膜使血管收缩,造成局部缺血,致使上呼吸道抵抗力降低,易发生呼吸道疾病;而夏季炎热,血液多流向体表,造成肠黏膜缺血,肠道抵抗力降低,往往容易发生肠道传染病。

(二)社会因素

社会因素包括社会制度、生活条件、文化水平、风俗习惯、宗教信仰等,以上对传染病的流行过程有重要的影响,其中社会制度起主导作用。

1. 社会因素对传染源的影响　以我国为例,由于建立了各级卫生防疫机构和传染病医院,保证了发生重大传染病时及时得到报告,患者得以及时隔离和治疗,极大地控制了传染病在我国的流行。严格执行国境卫生检疫,最大限度防止了境外传染病传入国内。定期对饮食行业、自来水厂有关工作人员做肠道传染病的病原体检测,以利于早期发现传染源,减少了肠道传染病的流行。对献血人员进行包括乙型肝炎表面抗原、丙型肝炎抗体、梅毒抗体、HIV抗体等在内的常规检查,有助于防止受血者经血液或血制品感染。

2. 社会因素对传播途径的影响　在传染病流行的3个基本环节中,以传播途径受社会因素影响最为明显。例如,生活饮用水源被肠道传染病患者和病原携带者排出的粪便、呕吐物污染,可引起霍乱、伤寒、细菌性痢疾等疾病的暴发流行。人口密度也可影响某些传染病的流行过程,如农村人口密度小,麻疹等呼吸道传染病不常见;相反在城市,由于人口密度大,呼吸道传染病很常见,并且可出现周期性流行。另外,人们的卫生知识水平和风俗习惯也是传染病流行的影响因素,饭前便后洗手、不饮生水、不随地大小便,都会减少传染病传播的机会。

3. 社会因素对易感人群的影响　预防接种是社会因素影响人群易感性最明显的一个方面。通过预防接种能够提高人群免疫力,以控制传染病的传播和流行。如实行计划免疫可有效地预防麻疹、白喉、百日咳、破伤风、脊髓灰质炎和结核病等传染病。

三、疫源地

(一)疫源地的概念

疫源地是指传染源及其排出的病原体向周围传播时所能波及的地区。每个传染源所能达到的范围可单独构成一个疫源地,但在一个疫源地内可同时存在一个以上的传染源。一般把范围较小的疫

笔记

源地或单个传染源所构成的疫源地，称为疫点，如患者的住所或加上附近几户可视作疫点。较大范围的疫源地或若干疫源地连成片时，称为疫区，如一个村或几个村，或一条街。传染源和适宜的传播条件是形成疫源地的必备条件。

疫源地范围的大小主要取决于3个因素，即传染源的存在时间和活动范围、传播途径的特点及周围人群的免疫状况。疫源地范围的大小决定了采取防疫措施的范围。消灭疫源地必须具备下列条件：传染源已被移走(如隔离、死亡、移居)或已经治愈；采取有效的消毒、灭菌措施，使传染源散播在外环境中的病原体被彻底清除；所有易感的接触者经过最长潜伏期后未出现新病例或新感染者。

(二)疫源地与流行过程

疫源地是构成传染病流行过程的基本单位。每一个新疫源地都是由旧疫源地发展而来，只有传染源、传播途径和易感人群3个基本环节相互连接、协同作用，才能发展新的疫源地，这一过程不断循环，就构成了传染病的流行过程。及时、有效地消灭疫源地，可终止传染病的流行过程。

目标检测

参考答案

A1 型题

1. 传染病的流行必须具备的是(　　)。
   A. 传染源、环境、易感人群
   B. 传染源、传播途径、易感人群
   C. 病原体、机体和它们所处的环境
   D. 病原体的致病力、数量及特异性定位
   E. 传染源、病原体、社会因素和自然因素
2. 下列选项中，不属于接触传播的是(　　)。
   A. 直接接触　　B. 间接接触　　C. 飞沫传播
   D. 消化道传播　　E. 血及体液传播
3. 影响疫源地范围大小的主要因素不包括(　　)。
   A. 传染源的存在时间　　B. 传染源数量　　C. 周围人群的免疫状况
   D. 传播途径的特点　　E. 传染源活动范围

任务五　传染病的诊断及治疗原则

一、传染病的诊断

对于传染病的诊断，主要根据流行病学资料、临床资料、辅助检查三方面的评估，其中辅助检查对传染病的诊断有特殊意义。正确诊断是及时隔离和采取有效治疗的基础，特别是鼠疫、霍乱等烈性传染病，首例病例的诊断具有重要意义。

(一)流行病学资料

流行病学资料包括年龄、性别、籍贯、职业、生活习惯、旅居地区、发病季节、接触史、家庭或集体发病情况、既往传染病史、预防接种史等。其中，有无与传染病患者接触史(包括潜伏期内)，发病地点是否为疫区或是否曾到过疫区，免疫接种史及既往是否有传染病史尤为重要。诊断时还应注意呼吸道传染病、消化道传染病都有明显的季节性。

(二)临床资料

通过详尽的病史和全面的体格检查，再结合传染病的基本特征和各个传染病特有的症状和体征，

有助于作出正确诊断。

1. 病史及症状　包括潜伏期长短、起病缓急、发热特点，有无中毒症状及特殊症状，如细菌性痢疾常见的里急后重感和脓血便、脊髓灰质炎导致的弛缓性瘫痪、肾综合征出血热的"三痛"症状等。

2. 身体评估　全面的体格检查，重点评估生命体征、营养状况、意识状态、有无皮疹（如猩红热的红斑疹、麻疹的口腔黏膜斑、白喉的假膜、流行性脑脊髓膜炎的皮肤瘀斑、伤寒的玫瑰疹等），以及循环、呼吸、消化、神经、生殖等各系统检查结果。

（三）辅助检查

辅助检查包括实验室检查、影像学检查和其他检查。

1. 实验室检查

（1）血常规：大部分细菌性传染病导致白细胞总数及中性粒细胞增多，但伤寒患者表现为白细胞减少，布鲁氏菌病患者白细胞减少或正常。绝大多数病毒性传染病导致白细胞数减少、淋巴细胞比例增高，但肾综合征出血热、流行性乙型脑炎患者白细胞总数多增高。异型淋巴细胞多见于肾综合征出血热、传染性单核细胞增多症。

（2）尿常规：肾综合征出血热、钩端螺旋体病患者尿常规常提示蛋白、白细胞、红细胞阳性，且前者尿液内有膜状物。黄疸型肝炎患者尿胆红素阳性。

（3）粪常规：细菌性痢疾、肠阿米巴病的特征性表现为黏液脓血便和果酱样便；细菌性肠道感染多表现为水样便、血水样便或粪便中混有脓液及黏液；病毒性肠道感染多表现为水样便或粪便中混有黏液。

（4）病原学检查：应注意保持标本新鲜、及时送检、避免污染，最好在使用抗生素之前采集，以提高病原检出率。病原学检查主要包括以下两种方式。①直接检查：如脑膜炎双球菌、疟原虫、微丝蚴、溶组织内阿米巴原虫、血吸虫卵、螺旋体等病原体可在镜下查到。②病原体分离培养：依不同疾病取血液、尿液、粪便、脑脊液、骨髓、鼻咽分泌物、渗出液、活检组织等进行培养与分离鉴定。病原体的直接检查及分离培养对明确诊断具有十分重要的意义。

（5）免疫学检查：免疫学检查是一种特异性的诊断方法，广泛用于临床，通过应用已知的抗原或抗体，检测血清或体液中相应抗体或抗原，以判断患者是否患有传染病及其免疫功能状态，亦可用于调查该病的流行情况和人群免疫水平。

1）特异性抗体检测：在传染病早期，特异性抗体在血清中往往尚未出现或滴度很低，而在恢复期抗体滴度显著升高，故在急性期及恢复期采双份血清检测其抗体，当抗体由阴性转为阳性或抗体滴度升高 4 倍以上时有诊断意义。特异性抗体的检测方法很多，常用的有凝集试验、补体结合试验、免疫荧光试验、酶联免疫吸附试验（ELISA）等。

2）特异性抗原检测：其诊断意义较抗体检测更为可靠，是证明病原存在的最直接证据。通常在病原体直接分离培养不成功的情况下采用该检测方法。如检出乙肝病毒 e 抗原是乙肝病毒感染及病毒复制活跃的证据。

3）细胞免疫功能检查：常用的有皮肤试验、E 玫瑰花环形成试验、淋巴细胞转化试验、T 淋巴细胞计数、T 淋巴细胞亚群检测等。皮肤试验常用于检查血吸虫病。细胞亚群检测可了解细胞免疫功能状态，常用于艾滋病的诊断。

2. 影像学检查　常用的有 X 线、超声波、同位素扫描、电子计算机体层扫描（CT）等。

3. 其他检查　常见的有诊断性穿刺，如腹腔穿刺、胸腔穿刺、腰椎穿刺、骨髓穿刺，以及活体组织检查、乙状结肠镜检查等。

二、传染病的治疗原则

对于传染病，要坚持以下综合治疗的原则：治疗、预防、隔离、消毒并重，病原治疗与一般治疗、对

笔记

症治疗并重。重点是治疗患者与管理传染源。传染病的治疗不同于其他疾病的治疗，必须与隔离、消毒、检疫相结合，以控制其蔓延，达到未病先防、已病早治的目的。

目标检测

参考答案

A1 型题

1. 临床常用的病原学检查不包括（　　）。

A. 直接检查　　B. 病原体分离培养　　C. 病原体特异性抗体检测

D. 病原体特异性抗原检测　　E. 病原体特异性核酸检测

（吴惠珍）

任务六　传染病的预防

做好传染病的预防工作对减少传染病的发生、流行和最终达到控制、消灭传染病有重要意义。预防工作主要针对传染病流行过程的3个重要环节，采取综合性的预防措施。

一、管理传染源

（一）对患者的管理

1. 管理原则　早发现、早诊断、早报告、早隔离、早治疗。开展传染病预防的宣传教育，提高人们对传染病的识别能力，对早期发现、早期诊断传染病有重要的意义。传染病报告制度是早期发现传染病的重要措施，必须严格遵守，一旦发现确诊、疑似传染病患者，必须在规定的时间内向有关部门报告。确诊或疑似患者，应立即隔离治疗。《中华人民共和国传染病防治法》将传染病分为甲、乙、丙三类（表1－1）。

表1－1　我国法定传染病的分类

分类	疾病名称
甲类	鼠疫、霍乱
乙类	传染性非典型肺炎、艾滋病、病毒性肝炎、脊髓灰质炎、人感染高致病性禽流感、麻疹、肾综合征出血热、狂犬病、流行型乙型脑炎、登革热、炭疽、细菌性痢疾、阿米巴痢疾、肺结核、伤寒和副伤寒、流行性脑脊髓膜炎、百日咳、白喉、新生儿破伤风、猩红热、布鲁氏菌病、淋病、梅毒、钩端螺旋体病、血吸虫病、疟疾、新型冠状病毒感染、猴痘
丙类	流行性感冒（包括甲型H1N1流感）、流行性腮腺炎、风疹、急性出血性结膜炎、麻风病、流行性和地方性斑疹伤寒、黑热病、包虫病、丝虫病，除霍乱、细菌性痢疾、阿米巴痢疾、伤寒和副伤寒以外的感染性腹泻病、手足口病

2. 传染病的上报时限　责任疫情报告人发现甲类传染病（强制管理）和乙类传染病中的传染性非典型肺炎、炭疽中的肺炭疽和人感染高致病性禽流感的患者或疑似患者时，或发现其他传染病和不明原因疾病暴发时，应立即填写传染病报告卡，上报医院传染病监控科，专职疫情管理员2小时内上报当地卫生防疫机构。其他乙类传染病和丙类传染病病例、疑似病例和规定包括的传染病病原携带者在诊断后，应于24小时内上报当地卫生防疫机构。

笔记

(二)对接触者的管理

接触者可能感染了病原体而处于潜伏期,是可能的传染源。对接触者应采取医学观察、留验,必要时采取紧急免疫接种或预防性用药。

(三)对病原携带者的管理

对病原携带者要做好登记,加强管理,指导其养成良好的卫生习惯,并随访观察。必要时,可调整工作岗位,隔离治疗。

(四)对动物传染源的管理

对于有经济价值的动物,应隔离治疗,必要时设法消灭;对于无经济价值的动物,应设法消灭,动物尸体应焚烧或深埋。对流行地区家禽、家畜进行预防接种;患病动物的分泌物、排泄物要彻底消毒。

二、切断传播途径

切断传播途径指消灭被污染的环境中的病原体及传播病原体的生物媒介。对于不同的传染病,切断传播途径的具体方法会有所不同,具体包括一般性卫生措施、消毒、杀虫、隔离等。

三、保护易感人群

提高人体对传染病的抵抗力和免疫力,降低传染病发病率的主要措施包括以下两个方面。

(一)增强非特异性免疫力

非特异性免疫力是机体对进入异物的一种清除机制,具有遗传性,不涉及免疫识别和免疫反应。加强体育锻炼、调节饮食、养成良好的卫生习惯、改善居住条件、保持良好的人际关系和愉快的心情,可以增强机体的非特异性免疫力。

(二)增强特异性免疫力

人体可以通过隐性感染、显性感染或预防接种获得对该传染病的特异性免疫力,其中预防接种是预防传染病最有效的措施。

1. 人工自动免疫　指将疫苗或菌苗接种到人体内,经过一定的时间(1 ~4 周)后,机体产生抗体。免疫力可保持数月、数年,甚至终身。

素质拓展

中国疫苗之父——汤飞凡

汤飞凡,中国第一代医学病毒学家。在病毒学发展的早期,他用物理方法研究并阐明了病毒的本质。1955 年,他成功分离出沙眼衣原体,是世界上第一个发现重要病原体的中国人,也是迄今为止唯一的一个中国人。他研制了我国首支狂犬病疫苗、白喉疫苗、牛痘疫苗和世界首支斑疹伤寒疫苗。在汤飞凡的努力下,我国拥有了自己的卡介苗、黄热病疫苗和丙种球蛋白。他领导选定的牛痘"天体毒种"和由他创立的乙醚杀灭杂菌的方法,能在简单条件下制造大量优质牛痘疫苗,为我国提前消灭天花奠定了基础。1961 年,采用其研究的方法,我国成功消灭了天花,早于其他国家 16 年。

2. 人工被动免疫　指将制备好的含抗体的血清或抗毒素注入易感者体内,使机体迅速获得免疫力的方法。免疫时间一般较短。常用于治疗或接触者的紧急预防,如注射破伤风抗毒血清、丙种球蛋白等。

笔记

目标检测

参考答案

A1 型题

1. 发现甲类传染病和乙类传染病中的传染性非典型肺炎、炭疽中的肺炭疽和人感染高致病性禽流感的上报时限是(　　)。

A. 2 小时内　　B. 4 小时内　　C. 8 小时内

D. 12 小时内　　E. 24 小时内

2. 需要进行强制管理的传染病是(　　)。

A. 炭疽　　B. 霍乱　　C. 麻风病

D. 肺结核　　E. 艾滋病

任务七　传染病患者的护理

一、传染病患者的护理评估

护理评估是整个护理程序的基础,在全面收集患者主观、客观资料的基础上,了解患者的生理、心理、社会适应能力,进行整理、分析后方能作出护理诊断,制订护理措施。

(一)健康史

流行病学资料是评估传染病患者必不可少的资料。根据不同传染病的流行特征,详细询问其年龄、性别、籍贯、职业、居住地传染病流行情况、旅居史、家庭成员或集体中类似疾病的发生情况、饮食卫生习惯、对气温变化的适应程度、发病季节、虫媒接触史,以及有无吸烟及饮酒嗜好、有无手术或输血史、有无传染病史及预防接种史等。

(二)身体状况评估

1. 症状　评估临床症状时应特别注意传染病的临床特点,大部分传染病都有其发展规律和特有的症状与体征。潜伏期的长短、起病的缓急、有无前驱期症状和意识改变,以及心、肺、肝、脾、淋巴结、神经系统等异常表现均为重要资料。此外,还应了解患者患病的起因、主要症状,有无诱发因素及缓解症状的方法,有无伴随症状及并发症;既往检查、治疗经过及效果;目前主要不适及用药情况;一般情况(如饮食、睡眠、体重、排便习惯等)有无改变等。

2. 体征　仔细检查,尤其要注意某些传染病特有的阳性体征。

(1)一般状况:有无体温升高、心率和呼吸加快;有无意识状态和瞳孔的变化;检查皮肤黏膜是否完整,有无出血、皮疹、黄疸等;有无某些传染病特有的表现,如伤寒常见的玫瑰疹、钩端螺旋体病常见的腓肠肌压痛等。

(2)各系统的体格检查:仔细进行体格检查,以便早期发现传染病特有的体征,如传染病患者易出现感染性休克、败血症;病变累及心脏时,应注意有无心音、心率、心律的改变和心脏杂音;对疑有呼吸道传染病的患者,要注意肺部呼吸音是否正常,有无干、湿啰音;对疑有消化道传染病的患者,重点注意腹部有无压痛、反跳痛,有无肝脾大小和质地的变化,有无腹水等;对疑有中枢神经系统传染病的患者,应注意检查有无病理性反射及脑膜刺激征等。

这些特有的临床表现在评估时有很大的参考价值。

(三)辅助检查

辅助检查详见本项目任务五。

(四)心理社会评估

1. 心理反应　评估患者对所患传染病的认识程度、顾虑和疾病痛苦所造成的心理反应;是否能配合治疗和护理;是否因病情严重而出现焦虑、抑郁、沮丧、恐惧等心理反应。

2. 知识了解　了解患者对住院及隔离治疗的认识,是否有被约束、孤独、自卑、被遗弃感。通过询问、观察患者及其家属,了解所患疾病对其日常生活、工作、家庭、经济等各方面的影响,如确诊传染病后无人照顾,无力承担医疗费用等,均可引起患者的不良情绪。

3. 应对能力　观察有无不良情绪造成的生理反应,如食欲不振、睡眠障碍等。评估患者对心理障碍的应对能力,能否应用恰当的心理防卫机制进行应对。

4. 社会支持　评估社会可能提供的帮助,如患者的家庭成员、亲友、同事对患者的关怀程度,对传染病的认识情况和所能提供的帮助;所在社区的医疗保健资源、设施,患者出院后继续就医的条件等。

二、传染病常见的护理诊断

1. 体温过高　与病原体感染引起的毒血症有关。
2. 皮肤黏膜完整性受损　与皮疹、病原体毒素损害皮肤、血管有关。
3. 有传播感染的危险　与病原体排出有关。
4. 组织灌流量改变　与毒素致微循环障碍有关。
5. 腹泻　与肠内病原体感染、肠蠕动功能失调有关。
6. 急性意识障碍　与脑组织受损有关。
7. 知识缺乏　缺乏传染病的防治知识。
8. 焦虑　与对疾病缺乏正确认识有关。
9. 潜在并发症　如脑疝、呼吸功能衰竭、消化道出血、肝功能衰竭、肾功能衰竭等。

三、传染病患者的主要护理措施

(一)隔离

1. 隔离的概念　隔离是指把处在传染期的患者或病原携带者置于特定的医院、病房或其他不能传染给他人的环境中,目的就是防止病原体向外扩散和传播,便于管理、消毒和治疗,最终控制和清除传染源控制传染病传播的主要手段是阻断感染链的形成。简单、直接、有效中断感染链的方法是应用各种屏障技术切断传播途径。

2. 隔离的种类

(1)保护性隔离:指将免疫功能低下的易感者置于基本无菌的环境中,使其免受感染,适用于免疫力低或极易感染的患者,如严重烧伤、白血病、器官移植者及早产婴儿等。

(2)传染病隔离:指将处于传染病期的患者、可疑患者安置在指定的地点,暂时避免与周围人群接触,便于治疗和护理。通过隔离,可以最大限度地缩小污染范围,减少传染病传播的机会。传染病隔离主要分为A和B两大系统。A系统是以类别为特点的隔离法,将不同的疾病分为7类,同一类疾病隔离措施相同,其特点是易于掌握,但针对性不强。B系统是疾病隔离法,即针对每种疾病制订隔离措施,其特点是针对性强,但对医护人员要求高。我国大多实行A系统隔离法:即严密隔离、呼吸道隔离、消化道隔离、接触隔离、血液/体液隔离、脓液/分泌物隔离、结核菌隔离。

1)严密隔离(黄色标志):是针对传染性强、死亡率高的传染病的隔离方法,适用于经飞沫、分泌物、排泄物直接或间接传播的烈性传染病,如鼠疫、霍乱、肺炭疽等。具体措施:①患者住单间病房,门外挂隔离标志,不得随意开启门窗,禁止患者走出病房和探视。②接触此类患者时,必须戴好帽子,穿隔离衣和隔离鞋,必要时戴橡胶手套。③一切用物一旦进入病房即视为被污染,均应严格消毒处理或

笔记

销毁;患者的分泌物、呕吐物和排泄物,均应严格消毒处理。④室内单向正压通气,空气及地面定期喷洒消毒液或用紫外线照射。其他按一般消毒隔离和终末消毒进行处理。

2)呼吸道隔离(蓝色标志):是对病原体经呼吸道传播的疾病所采取的隔离方法,适用于麻疹、流感、百日咳、开放性肺结核等疾病。具体措施:①将同种疾病的患者安置在一室,病房通向走廊的门窗关闭,出入随手关门。②接触患者须戴口罩、帽子,穿隔离衣。③患者的口、鼻分泌物须消毒处理。④病房每天通风换气至少3次,每晚用紫外线灯照射或者用过氧乙酸喷雾消毒。

3)消化道隔离(棕色标志):是对病原体通过污染食物、饮水、食具或手并经口引起传播的疾病所采取的隔离方法,适用于伤寒、副伤寒、甲型肝炎、细菌性痢疾。具体措施:①不同病种最好分室居住,同类患者同居一室时须做好床边隔离。②常用治疗器械应固定专用。③每一患者应有自己的食具和便器,其排泄物、呕吐物和剩余食物须严密消毒后处置。④接触患者须穿隔离衣、换鞋,注意手部的清洗与消毒。⑤病房应有防蝇、防蟑螂设备。

4)接触隔离(橙色标志):是对病原体经皮肤或黏膜进入体内的传染病所采取的隔离方法,适用于破伤风、狂犬病、性传播疾病等。具体措施:①同类患者最好分室居住,也可同居一室。②密切接触患者时须穿隔离衣,手部皮肤有破损的医护人员应避免做伤口换药或护理等操作,必要时戴橡胶手套。③被伤口分泌物或皮肤脱屑所污染的物品、器械、敷料等须严格消毒处理或焚烧。④患者接触过的一切污染物品,应先消毒灭菌再清洁。

5)血液/体液隔离(红色标志):是对病原体经血液/体液传播的传染病所采取的隔离方法,适用于乙型肝炎、艾滋病等。具体措施:①患同种疾病的患者要置于一室,但出血尚未控制的患者应单人隔离。②接触血液/体液污染物时,须戴手套;工作时尽量避免损伤皮肤。③其他人员受到患者的血液/体液污染,以及不宜用其他方法消毒的物品受浸染时,立即用5.25%次氯酸钠擦拭消毒。④用过的一次性注射器、针头、输液器须经严格的消毒处理,才能送供应室处理,或装入耐刺容器内做特殊标记后送出集中销毁。

6)脓液/分泌物隔离(绿色标志):防止因直接或间接接触感染部位的脓液或分泌物而引起传染所采取的隔离方法,适用于轻型皮肤和伤口感染、溃疡、脓肿、小面积烧伤感染等。具体措施:①不需要收入隔离室。②给患者换药时要戴口罩、穿隔离衣、戴手套。③接触患者或污染物后,护理下一位患者前应洗手。④污染物弃去时要装袋、贴标签,经消毒处理后丢弃。

7)结核菌隔离(AFB隔离,灰色标志):适用于开放性肺结核或活动性肺结核。具体措施:①隔离室门窗关闭,要有专用的通风设备,同疗程者可住同一室。②接触患者要戴口罩、穿隔离衣。③接触患者或污染物后,护理下一位患者前应洗手,可不戴手套。

考点提示:A系统隔离法的种类。

8)其他(不属于A系统隔离):昆虫隔离是对以昆虫为媒介而传播的疾病所进行的隔离方法。如流行性乙型脑炎、疟疾由蚊叮咬传播,室内应有防蚊措施;肾综合征出血热的主要传染源是野鼠,可能通过螨叮咬而传播,应灭鼠、防鼠、防螨;斑疹伤寒、回归热由虱类传播,患者须经灭虱处理,沐浴更衣后进入病房。

3. 隔离区域的划分及隔离要求

(1)清洁区:指不易受患者血液、体液和病原微生物等物质污染及传染病患者不应进入的区域,如医护人员的值班室、卫生间、更衣室、浴室及储物间、配餐间等。隔离要求:患者和患者接触过的物品不得进入清洁区。工作人员不得穿工作服进入清洁区。

(2)潜在污染区:指位于清洁区与污染区之间,有可能被患者血液、体液和病原微生物等物质污染的区域,如医护人员的办公室、治疗室、护士站、处理室、内走廊等。隔离要求:工作人员进入潜在污染区时一般不穿隔离衣,以减少交叉感染的机会。患者不得进入潜在污染区。治疗室内消毒的器械、药品及其他清洁物品要与污染的物品严格区分放置，由病房携带回的物品应先消毒后放入室内一定位置。

（3）污染区：指传染病患者和疑似传染病患者接受诊疗的区域，如污染物品暂存和处理的场所、病房、处置室、污物间，以及患者入院、出院处理室等。隔离要求：工作人员进入污染区时要按要求穿隔离衣、戴帽子、口罩、穿隔离鞋。非单一病种的病房，工作人员按不同病种穿隔离衣进入病房工作，离开病房时严格消毒双手。污染区的一切用物必须经严格消毒后方可放入潜在污染区。

4. 隔离的原则

（1）在标准预防的基础上，根据疾病的传播途径，结合医院的实际情况，制订相应的隔离和预防措施。

（2）不同传染病的传播途径不同，应采取相应的隔离与消毒措施；一种疾病存在多种传播途径时，应在标准预防的基础上，采取相应的隔离与预防措施。

（3）隔离病房应有隔离标识并限制人员的出入。

（4）单独隔离传染源，避免与周围人群尤其是易感者发生不必要的接触，如传染病患者或疑似传染病患者应安置在单人隔离房间（至少将同种病原体感染的患者安置于一室）。根据隔离期或连续多次病原检测，确定不再排出病原体时才能解除隔离。

（二）消毒

1. 消毒的定义　清除或杀灭传播媒介上的病原微生物，使其受无害化处理。目的是通过清除病原体阻止其向外界传播，从而控制传染病的发生、蔓延。

2. 传染病消毒的种类

（1）疫源地消毒：对目前或曾经存在传染源的地区进行消毒，包括随时消毒、终末消毒。①随时消毒：指对传染病患者的分泌物、呕吐物、排泄物及被污染的物品和场所随时进行消毒，一般每天1次或2次。②终末消毒：指传染源离开疫源地后进行的彻底消毒。如传染病患者出院、转科、死亡后，对其原住病房进行的最后一次彻底消毒，包括对患者曾处的环境、曾接触过的物品和排泄物消毒，以及患者的尸体消毒。

（2）预防性消毒：指在未发现传染源的情况下，对可能被病原体污染的物品、场所和人体进行消毒。如公共场所消毒、运输工具消毒、饮水及餐具消毒、手术室消毒，以及对免疫功能受损严重（如骨髓移植）患者的消毒。

3. 消毒方法的分类

（1）物理消毒灭菌法：主要有热力消毒灭菌法（包括干热和湿热灭菌）、光照消毒灭菌法（日晒或紫外线）、微波消毒灭菌法、机械除菌法（如冲洗、擦拭、刷除）及电离辐射灭菌法等。

（2）化学消毒灭菌法：主要有浸泡法、熏蒸法、喷洒法、喷雾法等。

4. 常用的化学消毒剂　根据消毒的效力分为高效消毒剂（如戊二醛、福尔马林、环氧乙烷、过氧乙酸）、高中效消毒剂（如含氯消毒剂）、中效消毒剂（如酒精、碘酊、碘伏）、低效消毒剂（如氯己定）。

5. 部分化学消毒剂的适用范围及注意事项

（1）戊二醛：能杀灭细菌、真菌、芽孢和病毒，适用于不耐热的医疗器械和精密仪器的消毒与灭菌。对皮肤黏膜有刺激性，对眼睛的刺激性较大，使用时应注意防护。

（2）环氧乙烷：此消毒剂不损害消毒的物品且穿透力强，能杀灭细菌、真菌、病毒、立克次体和芽孢，适用于电子仪器、医疗器械、金属、一次性诊疗用品等的消毒。本品易燃易爆，而且具有一定的毒性，使用时要注意。

（3）含氯消毒剂：能杀灭各种致病菌、病毒和芽孢，适用于餐具、环境、水、疫源地等的消毒，也可用于乙肝病毒、结核杆菌、细菌芽孢污染物品的消毒。本品性质不稳定，有腐蚀、漂白作用。

笔记

(4)酒精：对肝炎病毒及芽孢无效，适用于皮肤、物体表面及医疗器械的消毒。本品易燃、易挥发、有刺激性，不宜用于黏膜和创伤皮肤的消毒。

(5)碘伏：能杀灭细菌、病毒等。可用于手术部位、注射部位、创伤皮肤、黏膜的消毒。碘伏稳定性差，对二价金属有腐蚀作用。

(三)病情观察与疫情报告

1. *病情观察*　由于部分传染病起病急、病情重、变化快、并发症多，因此应以高度责任感，密切、细致地观察病情，及时发现病情变化，配合医生分秒必争地采取抢救措施，挽救患者生命。又由于某些传染病具有季节性特征，流行高峰期患者数量剧增，危重患者数量亦明显增加，因此要在流行前做好充分的应对准备。

2. *疫情报告*　对于确诊传染病的患者，护理人员应按国家规定的时间向卫生防疫机构报告，并采取相应的隔离措施。对传染病接触者、疑似病例，应立即报告有关机构进行筛查，及时管理传染源，防止疫情扩散。对疑似、住院、出院、死亡的传染病病例也应分别按病原学进行专册登记和统计。

(四)生活护理

1. *活动与休息*　患者休息的环境，要求安静、整洁、舒适。有些传染病的急性期症状重，许多重要脏器均有不同程度的病理损害，故患者应绝对卧床休息，以减少机体消耗，减轻病损器官的负担，防止并发症的发生。待症状减轻，病情好转，方可逐步起床活动。

2. *饮食护理*　传染病患者大多有高热症状，使机体代谢增加，同时伴有食欲减退、纳差，故饮食的调配十分重要，可采用易消化、高热量、富含营养的流质或半流质饮食。对重症患者，应喂食；对昏迷患者，应用鼻饲。

3. *补充水分*　充足的水分对于高热、机体代谢增加的患者是非常必要的，以维持水、电解质平衡，促进体内毒素的排泄。应鼓励患者多饮水，成人每天饮水量为 3000mL 以上，小儿一般每天饮水量为 80～100mL/kg。不能进食者应按医嘱给予静脉补液，但应密切注意滴速，以免心脏负担过重发生肺水肿。必要时须记录出入量。

4. *口腔护理*　患者发病后体质虚弱，抵抗力差，要注意口腔和皮肤的护理。嘴唇干裂时，可涂以液状石蜡，每天用温盐水或复方硼酸溶液含漱 3 次或 4 次；昏迷患者应彻底清洁其唇颊、舌、硬腭及牙齿，以防止发生口腔炎。

5. *皮肤护理*　保持床铺干燥、整洁、勤换衣被，昏迷患者应定时为其翻身，防止局部受压，骨突处每天应用酒精揉擦，以防压疮的发生。

(五)对症护理

传染病常见的临床表现有发热、皮疹、腹泻、休克、颅内高压、意识障碍、惊厥等，均应予以对症护理。

1. *发热的护理*

(1)观察发热情况：患者若有寒战症状，应予以保暖。注意观察发热程度、热型及体温变化，根据不同病种决定测量体温的时间，一般每隔 2～4 小时测量 1 次。同时，还应观察呼吸、血压、脉搏、意识状态、出入量等。

(2)休息和环境：发热时，应嘱患者卧床休息，保持环境整洁、空气清新。患者宜穿透气、棉质衣物，避免衣物过厚影响散热。

(3)补充营养及液体：指导患者摄取足够液体与热量，除非有心、肾功能损害，否则一天至少应摄入 3000mL 液体，以防脱水；结合病情，能进食者给予高热量、高维生素、营养丰富的流质或半流质饮食。维持水和电解质平衡，必要时遵医嘱给予静脉输液。

(4)加强口腔、皮肤护理：高热患者易发生口腔炎，饭后、睡前可予以生理盐水漱口。病情重者，协助其进行口腔护理。患者大汗后，给予温水擦拭，及时更换衣裤，保持皮肤清洁、干燥。

(5)采取有效的降温措施：常用措施如下。①物理降温：使用空调、电扇或室内放置冰块，将室温控制在25℃左右；中枢神经系统传染病患者高热时，可冷敷头部或大动脉；对高热、烦躁、四肢末端灼热的患者，可给予25%～50%的酒精擦浴；对高热、寒战、四肢厥冷的患者，可用32～36℃的温水擦浴。物理降温时，要注意避免持续长时间冰敷同一部位，以防止局部冻伤，同时要注意周围循环状态，对脉搏细速、面色苍白、四肢厥冷者，禁用冷敷和酒精擦浴全身；发疹者和皮肤有出血倾向者，禁擦浴降温。②药物降温：物理降温效果不佳时，可给予阿司匹林口服或用吲哚美辛肛栓等药物处理；持续高热并频繁抽搐者，可遵医嘱采用亚冬眠疗法。药物治疗时要注意不能迅速将体温降得过低，以免患者大量出汗后发生虚脱。亚冬眠疗法前先补充血容量，用药过程中缓慢改变患者的体位，以防体位性低血压。

2. 皮疹的护理

(1)观察出疹情况：许多传染病发病时伴有皮疹，皮疹的性质、出疹时间、部位及顺序对临床诊断有很大帮助，因此需要加强对皮疹的观察。皮疹的性质根据病种各有不同，如麻疹的皮疹为斑丘疹、伤寒为玫瑰疹、猩红热为红斑疹、水痘为疱疹、流行性脑脊髓膜炎为出血点及瘀斑等。不同病种的出疹时间有各自的规律，出疹部位及顺序也有所不同。

(2)环境和休息：患者出疹期间应卧床休息，房间要整洁，环境应安静，每天通风数次，避免强光刺激和对流风直吹。

(3)局部皮肤护理：保持皮肤清洁、干燥；保持衣被干燥、清洁、柔软、平整；勤修剪患者的指甲，幼儿自制能力差，最好将其手包起来，防止抓破皮肤造成感染。皮疹已破者可涂碘伏或抗生素软膏，定时换药，防止感染；皮肤剧痒者可局部涂炉甘石洗剂、2%甲紫、5%碘苷等；皮疹结痂后不要强行撕脱，应让其自行脱落，也可用温水洗澡，剪去干燥翘起的痂皮；皮肤干燥者，可涂液状石蜡。

3. 腹泻的护理

(1)休息：卧床休息可减少肠蠕动。腹泻严重，全身症状明显者应卧床休息。腹泻症状轻者可适当活动，避免过度劳累，注意腹部保暖。对不能自理的患者应及时给予便盆，消除其焦虑不安的情绪，达到充分休息的目的。

(2)饮食护理：鼓励患者饮水，酌情给予清淡的流质或半流质食物，避免油腻、辛辣、高纤维食物。严重腹泻时，可暂时禁食。

(3)保持水、电解质平衡：患者已发生脱水时，应及时补液。对轻度或中度脱水者，可用口服补液，少量多次口服。腹泻、呕吐严重者，应遵医嘱给予静脉补液，注意补充电解质，保持酸碱平衡。有心功能不全的患者，补液时要注意滴速，防止肺水肿的发生。

(4)肛周皮肤的护理：对排便频繁者，注意切勿损伤肛门周围皮肤。对脱肛者，可隔消毒纱布用手轻柔局部，以利于肠管还纳。每天用温水或1:5000的高锰酸钾溶液坐浴，然后局部涂抹凡士林油膏，保护局部皮肤。保持肛周皮肤清洁、内衣清洁、干燥、柔软。

4. 休克的护理

(1)建立静脉通路：迅速建立两条静脉通路，以便及时输入液体及药物，为抢救患者生命创造条件。

(2)体位：采取头及躯干抬高10°～15°，下肢抬高20°～30°的体位，以增加静脉回心血量、减轻呼吸负担，也可采取平卧位。保持患者安静，在血压不稳的情况下不要随意搬动患者。

(3)保持呼吸道通畅：清醒患者，应立即予以吸氧，如患者已昏迷并有呼吸衰竭时，立即行气管插管或做气管切开。对气管切开的患者，应做好气管套管的护理。

(4)严密观察病情：观察生命体征，尤其要注意血压、神志、尿量、面色、肢体末端皮肤颜色及温度，准确记录24小时出入量，随时做好心脏按压及急救药物注射的准备。

笔记

5. 颅内高压的护理

(1)体位：头部抬高15°~30°，有利于颅内静脉回流，降低颅内压；给予吸氧，保持呼吸道通畅。

(2)遵医嘱用药：立即用20%的甘露醇，30分钟内快速静脉滴注，输液过多、过快时，注意观察心、肺情况，警惕发生心力衰竭。

(3)病情观察：严密观察生命体征和病情变化，注意神志、瞳孔，以及有无疼痛、呕吐的情况。注意保护患者安全，防止发生坠床、咬伤等情况。

6. 意识障碍的护理

(1)严密观察病情：观察和记录患者的生命体征、神志、瞳孔、出入量及原有疾病临床表现等病情变化情况。

(2)保障患者安全：患者烦躁不安时要加床挡，防止坠床；为其取出义齿、发夹，修剪指甲，防止自伤；频繁抽搐时，要放置牙垫，防止舌咬伤。

(3)加强基础护理：将昏迷患者头偏向一侧，给予翻身、拍背、吸痰，以保持呼吸道通畅；必要时给重症患者喂食，给予昏迷患者鼻饲；注意口腔、眼睛、皮肤、会阴的护理。若患者发生尿潴留，应及时给予排尿；若发生便秘，也应给予相应处理。

7. 惊厥的护理

(1)防止惊厥发生：注意观察患者的症状，发现烦躁不安、口角抽动、两眼凝视、肌张力增高等惊厥先兆症状时，立即通知医生，及时处理。

(2)惊厥时的护理：具体如下。①保持呼吸道通畅：立即解开衣扣，去枕平卧，头偏向一侧，放置牙垫，以防唇舌咬伤，必要时用舌钳将舌拉出，以免舌后坠引起窒息；及时清除分泌物。②吸氧：惊厥发作时，及时给予吸氧，氧流量4~5L/min。③药物治疗：根据医嘱给予镇静药物，首选地西泮。④降温：体温升高明显者，给予头部冷敷，有条件者加冰袋或冰枕置于头部，同时用冷水擦浴颈、腋下、肘窝、腹股沟等大血管走行处，避免擦前胸后背。⑤注意患者安全：防止坠床，必要时在征得家属同意后使用床挡或约束带，避免在患者周围放置危险物品。⑥避免诱发惊厥的因素：病房应安静、光线柔和、限制探视，各种治疗操作尽量集中进行。

(六)用药护理

传染病的病因主要是细菌、病毒、寄生虫等病原体的感染，所以治疗主要使用抗生素、抗病毒药、驱虫药等治疗。用药前告知患者药物的名称、用药时间、用药方法及药物的副作用。让患者遵医嘱用药，特别是结核病患者，一定要早期、联合、适量、规律、全程用药。一旦患者出现严重的不良反应，应及时就医，定期门诊随访，及时更换药物或停药。

(七)心理护理

(1)患者因仓促入院、骤离家庭、环境陌生、对隔离缺乏理解而容易产生孤独、紧张、自卑、恐惧心理，不良心理状态可促使病情加重，所以护士首先应向患者介绍住院环境、生活制度，特别应重点介绍消毒和隔离的目的、方法、要求，解除隔离的标准及隔离时间，说明隔离的目的是保护患者、保护他人、防止交叉感染，要求患者自觉遵守隔离制度。护理人员对患者要热情，同时要态度认真、动作迅速、技术熟练、有条不紊，这些都会使患者产生信赖感、安全感，从而消除焦虑、紧张不安的心理。

(2)对于正在进行抢救的患者，护士应保持镇静，守候在患者身边，密切观察病情变化，以便及时采取措施。

(3)慢性传染病患者常因病情迁延而产生情绪波动，甚至因悲观失望而影响治疗。护士应向患者介绍疾病的发展过程、预后、治疗过程中的注意事项及复发因素等。护士应对患者表示理解与同情，并根据每个患者的不同情况教会其应对措施。

(4)护士应善于发现和解除患者的各种心理应激反应。指导患者身心放松，如进行深而慢的呼

笔记

吸、听轻松而愉快的音乐等，有助于减轻焦虑。

(八)健康教育

护理人员应宣传传染病基本知识，让患者及其家属了解传染病的流行过程、传播途径、主要临床表现，耐心讲解传染病的预防方法和隔离措施。指导患者及其家属遵守隔离及探视制度，正确进行家庭护理，学会使用简单的隔离设备和污染物品的处理方法，主动配合医护人员做好传染病预防工作，对预防传染病有重要意义。

护理人员还应面向街道、社区的广大群众开展传染病卫生知识宣传教育工作，教会群众简易的隔离、消毒措施，增强普通人群预防传染病的意识。

目标检测

参考答案

A1 型题

1. (   )是确定传染病患者隔离期限的重要依据。

A. 潜伏期　B. 传染期　C. 症状明显期
D. 前驱期　E. 最长潜伏期

2. 对艾滋病患者采取的隔离是(   )。

A. 严密隔离　B. 呼吸道隔离　C. 消化道隔离
D. 血液/体液隔离　E. 脓液/分泌物隔离

A3 型题

(3、4 题共用题干)

某学校 3 周内有 6 位学生相继出现乏力、食欲减退、巩膜黄染，ALT 增高。HBsAg(－)，抗 HAV IgM(＋)、抗HAV IgG(－)。拟诊为急性甲型病毒性肝炎。

3. 确定一种传染病的隔离期是根据(   )。

A. 传染性大小　B. 病情严重程度　C. 潜伏期长短
D. 病原体排出的时限　E. 病程的长短

4. 传染病发生、发展的规律分期不包括(   )。

A. 潜伏期　B. 前驱期　C. 发病期
D. 少尿期　E. 恢复期

B1 型题

(5～7 题共用备选答案)

A. 戊二醛　B. 环氧乙烷　C. 含氯消毒剂
D. 酒精　E. 碘伏

5. 对乙型病毒性肝炎患者污染的物品消毒采用(   )。
6. 对一次性诊疗用品消毒采用(   )。
7. 对不耐热的医疗器械消毒采用(   )。

(余艳妮)

项目二　病毒感染性疾病的护理

课件　思维导图

学习目标

素质目标：具备同情心和同理心，保护传染病患者的隐私，不歧视传染病患者。

知识目标：掌握病毒性肝炎、艾滋病、麻疹、水痘、狂犬病、流行性腮腺炎、流行性乙型脑炎、手足口病、流行性感冒、严重急性呼吸综合征、肾综合征出血热的流行病学特点及护理评估。熟悉以上传染病的护理诊断及护理措施。了解以上传染病的病原学特点及发病机制。

能力目标：能进行常见病毒感染性传染病的健康宣教，树立预防为主的健康理念。

任务一　病毒性肝炎的护理

案例导学

王某，女，20 岁。因"纳差、腹胀、乏力、尿黄 1 周"入院。查体：神志清楚，精神萎靡，皮肤黏膜及巩膜黄染。心、肺无阳性体征。腹部软，肝肋下 3cm，有压痛和叩痛。其母亲 HBsAg(+)。

请问：

1. 为明确诊断，该患者需做哪些检查？
2. 该患者的护理诊断有哪些？

案例解析

病毒性肝炎(viral hepatitis)是由多种肝炎病毒引起的一组以肝脏损害为主的全身性传染病，按病原学明确分类的有甲型肝炎、乙型肝炎、丙型肝炎、丁型肝炎及戊型肝炎 5 型。各型病毒性肝炎临床表现相似，以疲乏、食欲减退、厌油及肝功能损害为主要表现，部分病例可出现黄疸。甲型和戊型肝炎表现为急性感染，经粪 - 口途径传播。乙型、丙型和丁型肝炎表现为慢性感染，部分病例可发展为肝硬化且与肝癌密切相关，极少数病例可发展至重型肝炎，此 3 型肝炎的传播途径为血液传播、体液传播及母婴传播。

【病原学与流行病学】

病毒性肝炎的流行病学

(一)病原学

1. 甲型肝炎病毒(HAV)　HAV 属于微小核糖核酸病毒科中的嗜肝 RNA 病毒属，是直径为 27～32nm 的球形颗粒，无包膜。电镜下可见实心和空心两种颗粒，实心颗粒为完整的 HAV 颗粒，有传染性；空心颗粒为不含 RNA 的未成熟颗粒，具有抗原性，但无传染性。HAV 在体外抵抗力较强，在 -20℃条件下可保存数年，其感染性不变；在室温下可生存 1 周；干粪中 25℃条件下能生存 30 天;能耐受 60℃ 30 分钟;加热煮沸(100℃)1 分钟或干热 160℃ 20 分钟才能使之完全灭活;对紫外线、氯、甲醛等敏感。HAV 仅有一个血清型,目前仅检测到一种抗原抗体系统,感染后血清中抗 HAV IgM 抗体很快出现,在 2 周左右达高峰,一般持续 8 ~ 12 周,3 ~ 6 个月转阴,是近期感染的血清学标志。抗 HAV IgG 抗体产生较晚,在恢复期达高峰,具有保护性,可持久存在。

2. 乙型肝炎病毒(HBV) HBV 属嗜肝 DNA 病毒科,是直径为 22 ~ 42nm 的颗粒(附图 1)。电镜下观察可见 3 种颗粒:①直径 22nm 的小球形颗粒。②长 100 ~ 1000nm,宽约 22nm 的管状颗粒。小球形颗粒和管状颗粒由乙肝病毒表面抗原(HBsAg)组成,为空心包膜,不含核酸,无传染性。③直径为 42nm 的大球形颗粒(又名 Dane 颗粒),有包膜和核心两部分。包膜厚 7 ~ 8nm,内含 HBsAg、糖蛋白与细胞脂质;核心直径 27nm,含有环状双股 DNA、DNA 聚合酶、乙肝病毒核心抗原(HbcAg),是病毒复制的主体。一般情况下,血清中 Dane 颗粒最少,小球形颗粒最多。HBV 对外界抵抗力很强,在干燥或冰冻环境下能生存数月到数年,-20℃ 可保存 15 年,在血清中 30 ~ 32℃ 可保存 6 个月,紫外线照射及一般浓度的化学消毒剂(如苯酚、硫柳汞等)均不能使之灭活。加热 65℃ 持续 10 小时、100℃ 煮沸 10 分钟、122℃ 高压蒸汽灭菌 10 分钟、0.5% 过氧乙酸浸泡 7.5 分钟以上可使其灭活。

HBV 的抗原复杂,其包膜中有表面抗原,核心成分中有核心抗原和 e 抗原,感染后可引起机体的免疫反应,产生相应的抗体。①乙肝病毒表面抗原(HBsAg)和表面抗体(抗 HBs)。HBsAg 存在于病毒 Dane 颗粒的包膜及小球形颗粒和管状颗粒,于感染后 1 ~ 12 周能在血清中检测到,一般持续 1 ~ 6 周,最长可达 20 周,无症状携带者和慢性乙肝患者 HBsAg 可长期存在。HBsAg 无传染性而有抗原性,能刺激机体产生抗 HBs。抗 HBs 在 HBsAg 转阴后一段时间出现,6 ~ 12 个月内达高峰,可持续存在多年,但滴度会逐步下降。抗 HBs 对同型感染具有保护作用,其阳性表示机体对 HBV 有免疫力,见于乙型肝炎恢复期、乙肝疫苗接种后,既往感染过乙肝病毒或隐性感染者也可呈阳性。②乙肝病毒 e 抗原(HBeAg)和 e 抗体(抗 HBe)。HBeAg 是存在于 HBV 核心中的一种可溶性蛋白,机体感染 HBV 后,HBeAg 可与 HBsAg 同时或稍后出现,在病变极期后消失,HBeAg 持续存在则预示病变趋向慢性化。HBeAg 阳性是病毒活动性复制的重要指标,提示传染性高。抗 HBe 在 HBeAg 消失后很短时间内即在血中出现,表示病毒复制多处于静止状态,传染性降低。③乙肝病毒核心抗原(HBcAg)和核心抗体(抗 HBc)。HBcAg 存在于 Dane 颗粒的核心及受感染的肝细胞核内,较少用于临床常规检测。抗 HBc IgM 在 HBV 感染后较早出现,多在 HBsAg 出现后 2 ~ 5 周,临床症状未出现时即可在血中检测到,其阳性提示急性肝炎或慢性肝炎急性发作。抗 HBc IgG 出现较迟,可保持数年甚至终身。

知识链接

世界肝炎日

世界卫生组织指定每年的 7 月 28 日为“世界肝炎日”。开展“世界肝炎日”活动的目的是让更多人了解病毒性肝炎的防治知识。包括加强对病毒性肝炎及其相关疾病的预防、筛查和控制;提高乙肝疫苗接种的覆盖率,推动乙肝疫苗的普及;协调全球对肝炎的应对。

3. 丙型肝炎病毒(HCV) HCV 属黄病毒科丙型肝炎病毒属,是一种外有脂质外壳、囊膜和棘突结构,内有核心蛋白、核酸组成核衣壳的 RNA 病毒,呈球形,直径 30 ~ 60nm。HCV 是 5 种肝炎病毒中最易发生变异的一种。同一患者体内的 HCV 相隔数月即可出现变异。目前将 HCV 分为 6 个不同基因型,其中 1、2、3 型可再分亚型。我国以 1 型 HCV 为主,基因分型有助于指导抗病毒治疗。HCV 对有机溶剂敏感,10% 含氯消毒剂可杀灭 HCV,加热 100℃ 10 分钟、60℃ 10 小时或使用 1∶1000 福尔马林浸泡、37℃ 6 小时可使 HCV 丧失传染性。HCV 感染者血清中 HCV 抗原检出率不高,抗 HCV 不是保护性抗体,有 IgM 和 IgG 两型。一般发病后即可检测到抗 HCV IgM,该抗体可持续 1 ~ 3 个月。

笔记

如果抗 HCV IgM 持续阳性,提示体内病毒持续复制,易转为慢性肝炎。

4. 丁型肝炎病毒(HDV) HDV 是一种缺陷的嗜肝单链 RNA 病毒,必须有 HBV 或其他嗜肝 DNA 病毒辅助才能复制、表达抗原,引起肝损害。HDV 为直径 35 ~ 37nm 的球形颗粒,其外壳为 HBsAg,内部为 HDVAg 和基因组(HDV RNA)。HDV RNA 是诊断 HDV 感染最直接的依据。HDV 只有一个血清型,有高度的传染性及强致病力。HDVAg 是 HDV 唯一的抗原成分,感染后产生的抗 HDV 不是保护性抗体。

5. 戊性肝炎病毒(HEV) HEV 是单股正链 RNA 病毒,为直径 27 ~ 34nm 的球形颗粒,无包膜。HEV 对氯仿敏感,在 4℃或 -20℃下易被破坏,在碱性环境中较稳定。HEV 主要在肝细胞内复制,通过胆道排出,存在于潜伏末期及发病初期患者的粪便和血液中。

(二)流行病学

1. 传染源

(1)甲型肝炎:发病前 2 周至发病后 2 ~ 4 周内的患者粪便具有传染性,血清中抗 HAV 出现时,粪便排毒基本停止。主要传染源是急性期患者和隐性感染者。

(2)乙型肝炎:传染源是急、慢性患者和无症状病毒携带者。潜伏期末及急性期开始有传染性,并持续整个急性期。慢性和无症状病毒携带者是重要传染源。

(3)丙型肝炎:传染源是急、慢性患者和无症状病毒携带者。

(4)丁型肝炎:传染源是急、慢性患者和无症状病毒携带者。

(5)戊型肝炎:传染源主要是患者和隐性感染者。以潜伏期末和发病初期粪便的传染性最高。

2. 传播途径

(1)甲型肝炎和戊型肝炎:主要经粪 - 口途径传播。粪便中的病毒通过污染饮用水、手、食物、玩具等引起流行。其中水源和食物受到污染可引起暴发流行,日常生活接触通常引起散发性发病。原有慢性 HBV 感染者、妊娠晚期孕妇及老年人感染 HEV 后病死率高。

(2)乙、丙、丁型肝炎:此 3 种肝炎传播途径较相似。①血液/体液传播:如输血及血制品,血液透析、器官移植、手术及注射、穿刺过程中使用被病毒污染的器械,与感染者共用剃刀、牙刷等均可传播。现已证实 HBV、HCV、HDV 通过汗液、唾液、精液、阴道分泌物等体液传播。②母婴垂直传播:主要通过分娩、哺乳及密切接触等方式传播。乙型、丙型肝炎以血液传播最多见。丙型肝炎的母婴垂直传播不如乙型肝炎多见。

丁型肝炎与乙型肝炎以同时感染或重叠感染的形式存在。同时感染指同时暴露于 HBV 和 HDV 而感染,感染对象是正常人群或未受 HBV 感染的人群;重叠感染指在 HBV 感染的基础上感染 HDV,感染对象是已感染 HBV 的人群,这类人群对 HDV 的易感性更强。

考点提示:病毒性肝炎的传播途径。

3. 人群易感性 人对各型肝炎普遍易感,各年龄段均可发病,感染后可产生一定免疫力,各型之间无交叉免疫。

(1)甲型肝炎:抗 HAV IgG 阴性者易感。6 个月以下婴儿因从母体获得抗体而不易感染,6 个月以后抗体逐渐消失而成为易感者。在我国,初次接触 HAV 的儿童最为易感,故以学龄前儿童发病率最高,其次为青年人,感染后机体可产生持久、稳固的免疫力。

(2)乙型肝炎:HBsAg 阴性者易感。婴幼儿期是获得 HBV 感染最危险的时期。感染或接种疫苗后出现抗 HBs 者具有免疫力。高危人群包括反复输血和血制品者、血液透析患者、HBsAg 阳性者家属、男性同性性行为人群(MSM)、多性伴人群、静脉药瘾者、接触血液的医务工作者等。

(3)丙型肝炎:以群成人多见,常与输血和血制品、血液透析、静脉注射毒品等有关。

(4)丁型肝炎:易感者为 HBsAg 阳性的急性肝炎、慢性肝炎或无症状病毒携带者。

(5)戊型肝炎：人群普遍易感，以青壮年发病为多。

4. 流行特征　病毒性肝炎遍及全世界，但在不同地方各型肝炎的感染率有较大差别。在我国，甲型肝炎全年均可发病，以秋冬季为发病高峰，常为散发。若饮用被病毒污染的水或生吃污染水中养殖的贝壳类动物食品，可在人群中引起暴发流行。我国人群 HBsAg 携带率约 10%，北方各省发病率较低，西南方各省发病率较高，农村发病率高于城市。乙型肝炎发病无明显季节性，患者及病毒携带者男多于女，男女比例为 1.4∶1，以散发为主，可见家庭聚集现象。丙型肝炎见于世界各国，多见于成年人，主要为散发，发病无明显季节性，易转为慢性。丁型肝炎呈世界性分布。戊型肝炎发病与饮水习惯及粪便管理有关，多发生于雨季或洪水泛滥之后。散发病例多由于食用不洁食物或饮品引起，隐性感染多见。

【发病机制与病理】

（一）发病机制

1. 甲型肝炎　HAV 侵入人体后引起短暂的病毒血症，继而侵入肝脏，随后病毒由胆道进入肠腔，最后由粪便排出。感染早期，由于 HAV 大量复制，引起肝细胞轻微破坏，随后由于细胞免疫作用，肝细胞变性、坏死，在感染后期，体液免疫也参与其中。HAV 被机体的免疫反应所清除，一般不发展为慢性肝炎或病毒携带者。

2. 乙型肝炎　乙型肝炎的病因与发病机制非常复杂，仍有许多问题有待阐明。一般认为 HBV 感染肝细胞并在其中复制，并不直接引起肝细胞损害，而是通过机体的一系列免疫应答（细胞免疫为主）造成肝细胞损伤。机体因免疫状态不同而临床表现各异。①当机体免疫耐受时，患者表现为无症状病毒携带状态。②当机体免疫功能正常时，多表现为急性肝炎，大部分患者可彻底清除病毒。③当机体处于超敏反应状态时，免疫复合物激活补体系统，在多种细胞因子的共同参与下，可发生重型肝炎；乙型肝炎的肝外损伤主要由免疫复合物引起。④当机体免疫功能低下时，可转为慢性肝炎。

3. 丙型肝炎　目前的研究认为，HCV 引起肝细胞损伤与 HCV 直接杀伤作用、宿主免疫因素、自身免疫、细胞凋亡等因素有关。HCV 进入机体后，首先引起病毒血症，并间断地存在于整个病程中。

4. 丁型肝炎　目前认为 HDV 对肝细胞有直接致病作用，但尚缺乏确切证据。

5. 戊型肝炎　发病机制尚不清楚，可能与甲型肝炎相似，细胞免疫是引起肝细胞损伤的主要原因。病毒进入血液后也可导致病毒血症。

（二）病理

1. 急性肝炎　常见肝大，表面光滑。镜下可见肝细胞气球样变和嗜酸性变，以气球样变最多见，形成点状、灶状坏死，汇管区炎性细胞浸润，坏死区肝细胞再生。

2. 慢性肝炎　主要病变为肝细胞变性和点状、灶状坏死。常见肝细胞碎屑样和桥接坏死，肝小叶及汇管区炎性细胞浸润、结缔组织增生，肝细胞再生结节形成。

3. 重型肝炎　急性重型肝炎表现为肝体积缩小，包膜皱缩，重量减轻。肝细胞坏死严重而广泛，无明显肝细胞再生，无纤维间隔形成。肝切面呈黄色，故称黄色肝萎缩。亚急性重型肝炎肝表现为肝表面有大小不等的结节。镜下见肝细胞亚大块坏死、再生，汇管区或小叶内结缔组织增生，有明显胆汁淤积。慢性重型肝炎镜下可见在慢性肝炎或肝硬化的基础上出现大块或亚大块坏死，多数病例见桥接、碎屑状坏死。

4. 淤胆型肝炎　有轻度急性肝炎的组织学改变，伴有肝细胞内胆红素滞留，毛细胆管及小胆管内胆栓形成，汇管区水肿，小胆管扩张，周围有明显的炎性细胞浸润。

笔记

【护理评估】

（一）健康史

1. 病史　询问患者有无乏力、食欲不振、恶心、呕吐；皮肤黄疸持续的时间、是否呈进行性加重；有无皮肤瘙痒、瘙痒部位及程度；有无出血及神志、精神状态的变化等。

2. 流行病学资料　询问有无与肝炎患者或病毒携带者的密切接触史及当地肝炎的流行状况；询问个人饮食、饮水卫生情况；半年内有无消毒不严格的注射史、穿刺史、输血及血制品史；是否接种过甲肝疫苗及乙肝疫苗；有无血液透析、器官移植史；询问小儿母亲有无病毒性肝炎病史。

（二）身体评估

各型病毒性肝炎的潜伏期不同。甲型肝炎为 2～6 周，平均为 4 周；乙型肝炎为 1～6 个月，平均为 2～3 个月；丙型肝炎为 2 周～6 个月，平均为 2 个月；丁型肝炎为 4～20 周；戊型肝炎为 2～10 周，平均为 6 周。甲型和戊型肝炎主要表现为急性病程。乙、丙、丁型肝炎主要表现为慢性病程。各型肝炎病毒之间可出现重叠感染或同时感染，导致病情加重。

1. 急性肝炎

（1）急性黄疸型肝炎：可分为黄疸前期、黄疸期、恢复期。病程 2～4 个月。

1）黄疸前期：平均持续 5～7 天。患者表现为持续数天无其他原因可解释的乏力、发热、食欲减退、厌油、腹胀、腹泻、肝区痛、尿色加深等。

2）黄疸期：持续 2～6 周。患者出现巩膜、皮肤黏膜黄染（附图 2），1～3 周达高峰，可有一过性粪色变浅、皮肤瘙痒等梗阻性黄疸表现。查体肝大，质软，有压痛、叩击痛，可有脾脏轻度肿大。

3）恢复期：持续 1～2 个月。患者体力恢复，食欲好转，腹胀、腹泻、腹痛等消化道症状减轻或消失。黄疸逐渐消退，肝、脾恢复正常大小。

（2）急性无黄疸型肝炎：较黄疸型肝炎多见。除无黄疸外，其他临床表现与黄疸型肝炎相似且病情较轻。患者因不易被发现而成为重要传染源。

2. 慢性肝炎　急性肝炎病程超过半年，或有 HBsAg 携带史，或原有乙、丙、丁型肝炎，而因同一种病原再次出现肝炎表现及肝功能异常者，可诊断为慢性肝炎。根据病情轻重程度分为轻度、中度和重度。分型有助于对预后的判断和指导抗病毒治疗。

（1）轻度：患者反复出现乏力、头晕、食欲减退、厌油、尿色加深、睡眠欠佳、肝区不适；肝稍大、轻触痛，轻度脾大。部分患者无明显临床症状、体征，肝功能指标有 1 项或 2 项轻度异常。

（2）中度：症状、体征、实验室检查表现居于轻度和重度之间。

（3）重度：患者有明显或持续的肝炎症状，如乏力、食欲减退、腹胀、腹泻、尿色加深等，伴肝病面容、肝掌、蜘蛛痣、脾大。

3. 重型肝炎（肝衰竭）　病因及诱因复杂，包括重叠感染（如乙型肝炎重叠戊型肝炎）、合并细菌感染、过度疲劳、营养不良、精神刺激、妊娠、饮酒、应用肝损害药物等。患者表现为极度乏力，出现严重的消化道症状和神经精神症状（性格改变、嗜睡、烦躁不安、昏迷等），有明显的出血倾向，黄疸进行性加深，还可出现中毒性鼓肠、肝臭、肝昏迷、肝肾综合征等。查体可见扑翼样震颤及病理反射，肝浊音界进行性缩小。根据病理组织学特征及病情发展速度，重型肝炎可分为以下 4 型。

（1）急性重型肝炎：又称暴发型肝炎。特征是发病多有诱因，起病急，病情发展迅猛，病程短。2 周内出现Ⅱ期以上肝性脑病的表现，患者病死率高，总病程不超过 3 周。

（2）亚急性重型肝炎：又称亚急性肝坏死。患者以急性黄疸型肝炎起病，发病 15 天～26 周内出现重型肝炎的表现。病程常超过 3 周至数月，容易转化为慢性肝炎或肝硬化。

（3）慢加急性重型肝炎：在慢性肝炎的基础上，由各种诱因引起以急性黄疸加深、凝血功能障碍为主的肝功能失代偿,伴或不伴肝外器官衰竭。

(4)慢性重型肝炎:在肝硬化的基础上,缓慢出现肝功能进行性减退和失代偿。

4. 淤胆型肝炎 又称为毛细胆管型肝炎或胆汁淤积型肝炎。起病类似于急性黄疸型肝炎,但乏力、食欲减退等消化道症状轻,黄疸重而淤积,称为急性淤胆型肝炎,此型患者大多可恢复。在慢性肝炎或肝硬化基础上发生皮肤瘙痒、大便颜色变浅等梗阻性黄疸的表现,称为慢性淤胆型肝炎。多数患者预后良好。

5. 肝炎肝硬化 由慢性肝炎发展而来,患者表现为肝功能异常及门静脉高压。

6. 特殊人群肝炎

(1)小儿病毒性肝炎:小儿急性病毒性肝炎多为黄疸型,以甲型肝炎为主。起病急,黄疸前期较短,消化道和呼吸道症状明显,早期易误诊。多数患儿病情较轻,病程较短,黄疸消退较快,但婴儿肝炎可发展为急性重型肝炎。小儿慢性病毒性肝炎以乙型、丙型肝炎多见,病情多数较轻。因小儿免疫系统发育不完善,感染 HBV 后易形成免疫耐受状态,故成为无症状 HBV 携带者。

(2)老年病毒性肝炎:老年急性病毒性肝炎多表现为黄疸型肝炎,以戊型肝炎多见。老年慢性病毒性肝炎较急性肝炎多见,以淤胆型肝炎为主,黄疸较深,病程较长,并发症较多,重型肝炎发生率高,预后较差。

(3)妊娠期合并肝炎:病情较重,尤以妊娠后期最为严重。产程中及产后大出血多见,易进展为肝衰竭,病死率较高。

7. 并发症 甲型和戊型肝炎并发症少见。肝内并发症多见于乙型和(或)丙型肝炎,主要有下列几种。

(1)肝硬化:多发生在 HBV 和(或)HCV 感染者,以肝炎肝硬化最多见。患者有腹水、蜘蛛痣(附图3)、肝掌等表现。肝组织病理检查可见假小叶形成。

(2)肝细胞癌:以肝区持续性疼痛、肝脏进行性肿大为特征。实验室检查发现甲胎蛋白(AFP)升高明显,行肝穿刺活检可以确诊。

(3)脂肪肝:多于体检时发现,可有乏力、消化不良、肝区隐痛、肝脾大等非特异性表现。肝脏影像学检查符合弥漫性脂肪肝的诊断标准,肝组织活检病理改变符合脂肪肝的诊断标准。

肝外并发症包括肝性脑病、胆道炎症、胰腺炎、糖尿病、心肌炎、再生障碍性贫血、急性溶血性贫血、甲状腺功能亢进等。不同病原体所致重型肝炎均可发生严重并发症,如肝性脑病、上消化道出血、肝肾综合征、感染等。

(三)心理 - 社会评估

护理人员应评估患者对病毒性肝炎的认知情况及对隔离治疗的认识;患病后对工作、学习、家庭的影响;有无出现自卑、忧郁、焦虑等心理反应;患者家庭经济状况,社会支持系统对患者的关心情况,以及患者对所患疾病的应对能力等。

(四)实验室及其他检查

1. 肝功能检查

(1)血清酶:丙氨酸转氨酶(ALT)在肝功能检测中最为常用,是判定有无肝细胞损害的重要指标。急性黄疸型肝炎者,ALT 常明显升高;慢性肝炎者,ALT 可持续或反复升高;重型肝炎者,由于大量肝细胞坏死,ALT 随黄疸迅速加深反而下降,称为胆 - 酶分离。天冬氨酸转氨酶(AST)亦升高,其诊断意义稍次于 ALT。淤胆型肝炎者,ALT、AST 升高不明显。

(2)血清胆红素:黄疸型肝炎者,直接和间接胆红素均升高,尿胆原和尿胆红素明显增加;淤胆型肝炎者,血清胆红素明显升高,以直接胆红素升高为主,尿胆红素增加而尿胆原减少或阴性;重型肝炎患者血清总胆红素 $\geq 171\mu mol/L$,或每天上升 $\geq 17.1\mu mol/L$,呈进行性升高,可出现胆 - 酶分离现象。

笔记

(3)血清蛋白:慢性肝炎、亚急性及慢性肝衰竭患者常有血清白蛋白下降和球蛋白升高,白蛋白/球蛋白(A/G)比值下降。

(4)凝血酶原活动度(PTA):PTA 高低与肝损害严重程度成反比,PTA < 40% 提示肝损害严重,是判断重型肝炎的重要依据,也是判断预后的敏感指标。PTA 愈低,预后愈差。淤胆型肝炎时,凝血酶原时间(PT)无明显延长,PTA > 60%。

2. 病原学(标志物)检测

(1)甲型肝炎:血清抗 HAV IgM 阳性提示 HAV 现症感染,是确诊甲型肝炎最主要的标志物。抗 HAV IgG 为保护性抗体,阳性提示甲肝疫苗接种后或 HAV 既往感染,现已产生免疫力。

(2)乙型肝炎:具体如下。

1)表面抗原(HBsAg)与表面抗体(抗 HBs):HBsAg 阳性表示 HBV 现症感染,HBV 感染后 2 周血中首先出现 HBsAg。抗 HBs 是保护性抗体,阳性主要见于接种乙型肝炎疫苗后或过去感染 HBV 并产生免疫力者。

2)e 抗原(HBeAg)与 e 抗体(抗 HBe):HBeAg 一般只出现在 HBsAg 阳性者的血清中,HBeAg 阳性是提示 HBV 复制活跃,传染性强,如持续阳性易转为慢性肝炎。抗 HBe 在 HBeAg 消失后出现。抗 HBe 阳性提示病情好转,此时患者的病情趋于稳定,但不能作为无传染性的标志。近年来研究表明,部分抗 HBe 阳性者的血清中也可检测出 HBV DNA。

3)核心抗原(HBcAg)与核心抗体(抗 HBc):HBcAg 主要存在于受感染的肝细胞内,如能检测到 HBcAg,提示 HBV 有复制,因检测难度较大,故较少用于临床检测。抗 HBc IgM 阳性提示 HBV 现症感染。

4)乙型肝炎病毒脱氧核糖核酸(HBV DNA):主要存在于 Dane 颗粒内,是病毒复制和患者具有传染性的直接标志,定量检测 HBV DNA 对于判断病毒复制程度、传染性大小、抗病毒药物疗效等有重要意义。HBV 多聚酶位于 HBV 核心部位,具有反转录酶活性,是判断病毒复制及传染性的指标之一。

乙型病毒性肝炎标志物的检测结果与临床意义见表 2-1。

表 2-1 乙型肝炎病毒标志物的检测结果与临床意义

序号	HBsAg	抗 HBs	HBeAg	抗 HBe	抗 HBc	临床意义
1	-	-	-	-	-	未感染 HBV
2	-	+	-	-	-	HBV 感染后或接种乙肝疫苗后获得免疫力
3	+	-	+	-	+	急性或慢性 HBV 感染,俗称“大三阳”
4	+	-	-	-	-	急性 HBV 感染早期或 HBV 携带者
5	+	-	-	-	+	急性 HBV 感染早期或慢性 HBV 携带者
6	-	-	+	+	+	急性 HBV 感染中期
7	-	+	-	+	+	HBV 感染恢复期
8	-	-	-	+	+	曾有 HBV 感染或急性感染恢复期
9	+	-	-	+	+	急性 HBV 感染趋向康复,俗称“小三阳”
10	-	-	-	+	-	急性 HBV 感染趋向康复

考点提示:乙型肝炎病毒标志物检测的意义。

(3)丙型肝炎:血清中抗 HCV 不是保护性抗体,抗 HCV IgM 见于丙型肝炎急性期或慢性活动期,病愈后可消失。抗 HCV IgG 阳性提示现症感染或既往感染。丙型肝炎病毒核糖核酸(HCV RNA)阳性是病毒感染和复制的直接标志,在病程早期即可出现,治愈后很快消失,可作为抗病毒治疗病例选择及判断疗效的重要指标。

(4)丁型肝炎：急性 HDV 感染时，HDVAg 在病程早期出现，平均持续 21 天，继之出现抗 HDV IgM，持续时间也较短。而抗 HDV 效价增高见于慢性丁型肝炎。血清或肝组织中的 HDVAg 和(或) HDV RNA 阳性是感染的直接证据。

(5)戊型肝炎：戊型肝炎病毒抗体(抗 HEV IgM 或抗 HEV IgG)为近期感染的标志。抗 HEV IgM 和抗 HEV IgG 都在急性期出现，抗 HEV IgM 多在 3 个月内转阴，关于抗 HEV IgG 持续时间的报道不一，多认为在 6～12 个月内转阴。

(五)治疗要点

病毒性肝炎目前仍无特效治疗方法。其治疗原则是以充足的休息、合理营养为主，辅以适当的药物治疗，避免接触各种损害肝脏的因素，防治并发症。

1. 急性肝炎　早期卧床休息，进食易消化、含丰富维生素的清淡饮食，给予对症支持治疗。对呕吐严重者，可静脉滴注葡萄糖及维生素 C。一般不需要抗病毒治疗，但对急性丙型肝炎患者应采用干扰素加利巴韦林进行抗病毒治疗。避免劳累、饮酒和使用肝毒性药物等，以免加重肝脏负担，不利于恢复。

2. 慢性肝炎　适当休息，病情好转后注意劳逸结合，恢复期逐渐增加活动量，但要避免劳累。饮食上应给予优质蛋白饮食(肝性脑病时，应限制或禁食蛋白质)，但不宜摄入过多，以防发生脂肪肝。根据患者的具体情况采取抗病毒、免疫调节、预防肝纤维化、恢复和改善肝功能、改善微循环等治疗。抗病毒药物主要有干扰素、拉米夫定、替比夫定、阿德福韦酯、恩替卡韦等。

3. 重型肝炎　给予支持和对症治疗为基础的综合治疗。患者应卧床休息，加强监护，密切观察病情。减少饮食中的蛋白质，以减少肠道内氨的来源。同时静脉输注白蛋白、血浆，保持水和电解质平衡，补充足量 B 族维生素、维生素 C、维生素 K。给予胰高血糖素－胰岛素疗法、肝细胞再生因子等促进肝细胞再生。如有条件，可采用人工肝支持系统、肝细胞移植治疗。

知识链接

肝细胞移植

肝细胞移植是将正常成熟肝细胞、不同发育阶段的肝细胞、肝潜能细胞、修饰型肝细胞以及相关生长刺激因子，通过不同途径移植到受体适当的靶位，恢复或重建肝细胞组织结构，以发挥正常肝功能。

4. 淤胆型肝炎　治疗同急性黄疸型肝炎。

5. 并发症防治　肝性脑病者应限制蛋白质摄入，使用弱酸性溶液保留灌肠、降氨药(如谷氨酸盐、精氨酸、天门冬氨酸钾镁等)静脉滴注，必要时给予复方支链氨基酸、左旋多巴对症治疗；发生脑水肿时，及时给予高渗脱水剂(如 20% 甘露醇、25% 山梨醇等)及利尿剂治疗，注意维持水、电解质平衡。

【护理诊断】

1. 体温过高　与肝炎病毒感染有关。
2. 活动无耐力　与肝脏损害、能量代谢障碍有关。
3. 营养失调：低于机体需要量　与食欲减退、消化吸收不良有关。
4. 排便异常：腹泻　与消化功能不良有关。
5. 舒适度改变：瘙痒　与胆盐沉着刺激皮肤有关。
6. 有感染的危险　与营养不良、机体抵抗力下降有关。
7. 意识障碍　与肝性脑病有关。

笔记

8. 知识缺乏：缺乏病毒性肝炎预防、治疗的知识。

9. 社交孤立　与患者被部分社会群体排斥有关。

10. 焦虑　与住院隔离、病情迁延有关。

11. 潜在并发症：肝性脑病、出血、肝硬化、肝细胞癌等　与肝细胞损害有关。

【护理措施】

（一）隔离措施

对甲型和戊型肝炎患者采取消化道隔离 3～4 周。对乙、丙、丁型肝炎患者需要采取血液、体液隔离及接触隔离，乙型及丁型肝炎急性期应隔离至 HBsAg 转阴，恢复期 HBsAg 不转阴者，按HBsAg携带者处理（可以工作，但不宜从事与接触水、食品、血制品、幼儿有关的工作），需要定期随访。丙型肝炎急性期患者应隔离至病情稳定。

（二）病情观察与疫情报告

1. 病情观察　观察重型肝炎患者的生命体征、精神或神志状况，警惕肝性脑病的发生；有无皮肤出血点、黑便、呕血等出血倾向表现；有无皮肤、巩膜黄染及水肿加重或消退的变化；监测肝功能、电解质等化验指标。

2. 疫情报告　对疑似、确诊、住院、出院、死亡的肝炎病例，应分别按病原学进行传染病报告，专册登记和统计。

（三）生活护理

1. 休息　休息可以降低机体代谢率，增加肝脏的血流量，有利于肝细胞修复。急性肝炎早期、慢性肝炎活动期、重型肝炎患者应卧床休息。当急性肝炎或重型肝炎症状好转、肝功能改善，以及慢性肝炎处于静止期时，可每天适当活动 1～2 小时，以患者不感疲劳为度，注意劳逸结合。肝功能正常 1～3 个月后，可恢复日常活动及工作，但仍应避免重体力劳动和过度劳累。

2. 营养　急性肝炎患者宜进食清淡、易消化、高碳水化合物、高蛋白、高维生素的流质饮食。对慢性肝炎患者，应给予高碳水化合物、高维生素、低脂、适量优质蛋白质[如牛奶、鸡蛋、鱼、瘦肉等，按 1.5～2.0g/(kg·d)摄入]饮食。注意少量多餐，避免暴饮暴食。重型肝炎患者宜进食高碳水化合物、高维生素、低脂饮食，限制或禁食蛋白质[蛋白质摄入量 <0.5g/(kg·d)]，病情好转后逐渐增加蛋白质的摄入量。肝炎患者禁饮酒，有糖尿病倾向和肥胖者，避免长期摄入高碳水化合物、高热量食物，腹胀者应减少产气食品（如豆制品、牛奶等）的摄入。

3. 日常卫生　指导患者注意个人卫生，保持皮肤清洁，及时剪短指甲，防止抓伤皮肤。指导患者注意口腔卫生，餐后、睡前要漱口。腹泻患者，便后要清洗肛周，保持外阴清洁。做好病房环境卫生，保持室内空气流通。

（四）对症护理

1. 意识障碍的护理　密切观察生命体征、意识、瞳孔等变化，及时准确记录出入量。对兴奋、躁动的患者，做好安全防护措施，避免坠床、外伤，遵医嘱使用镇静药物。

2. 出血的护理　密切观察生命体征、出血部位、出血量。监测血红蛋白及凝血功能，检查血型并配血备用。告知患者避免人为创伤，如用硬毛牙刷刷牙、用牙签剔牙、用力擤鼻、用手挖鼻孔等。注射治疗后，需要局部压迫 10～15 分钟，以防出血。遵医嘱使用止血药物。

3. 皮肤的护理　由于胆盐沉着会刺激皮肤引起瘙痒，因此护理人员应指导患者每天用温水擦洗皮肤，避免使用肥皂。提醒患者暂时不要使用化妆品，应穿着棉质、宽松、透气的内衣裤，保持床单清洁、平整。保持指甲平整，避免抓伤皮肤。瘙痒严重时，局部涂止痒剂或口服抗组胺药物。对昏迷和腹水患者，应经常更换体位，对骨突受压部位及水肿部位进行按摩，局部垫软枕，防止发生压疮。

4. 继发感染的护理　加强对感染的预防，做好口腔护理，避免皮肤损伤，及时清除呼吸道分泌物，防止肺部感染。注意饮食卫生、及时消毒餐具。减少探视，避免交叉感染。一旦继发感染，及时遵医嘱选用敏感的抗菌药物予以控制。

（五）用药护理

1. 干扰素　干扰素的主要作用是阻止病毒在宿主肝细胞内复制，也有调节免疫功能的作用，常用于慢性乙型肝炎、丙型肝炎的抗病毒治疗。主要不良反应有以下 5 项。①流感样症状：一般在注射后 2～4 小时发生，可给予解热镇痛药处理。②骨髓抑制：表现为外周血粒细胞及血小板减少，停药后可自行恢复。但当白细胞 $<3.0\times10^9/L$ 或中性粒细胞 $<3.0\times10^9/L$ 或血小板 $<40\times10^9/L$ 时，应停药观察，待恢复后再重新恢复治疗。③神经精神异常：表现为兴奋、易怒、焦虑、抑郁等。应定期评估患者的精神状态，发现有明显抑郁和自杀倾向时，应立即停药并密切监护。④诱发自身免疫性疾病：如甲状腺炎、1 型糖尿病、溶血性贫血、类风湿关节炎等，严重者应停药。⑤其他少见的不良反应：如肾病综合征、急性肾衰竭、间质性肺炎、心律失常、癫痫等，发生上述情况时应停药观察。治疗前注意检查血常规、尿常规、肝功能、肾功能、甲状腺功能、血糖、病毒标志物、免疫学指标等。中老年患者还应测血压、做心电图检查。治疗过程中要定期复查以上检测项目。治疗结束后 6 个月内，每 2 个月检测 1 次，以后每 3～6 个月检测 ALT、AST 及病毒标志物。

2. 核苷(酸)类似物　常用药物有拉米夫定、阿德福韦酯、恩替卡韦、替比夫定等，多用于乙型肝炎的抗病毒治疗。拉米夫定不宜用于骨髓抑制、妊娠妇女及患明显心、脑、神经精神疾病者。其副作用小，少数病例有疲乏、腹痛、腹泻、过敏反应。阿德福韦酯主要用于拉米夫定耐药变异的肝硬化患者，较大剂量时有一定肾毒性。替比夫定常见的不良反应（发生率为 1%～10%）有头痛、头晕、疲乏、恶心、腹泻、皮疹，以及血淀粉酶、脂肪酶、磷酸肌酸激酶、ALT 升高。核苷(酸)类似物治疗前应检查血常规、血小板、肝功能、肾功能、血清磷酸肌酸激酶、病毒标志物等。治疗中及治疗结束后，对上述检查指标进行监测和随访。

3. 胰高血糖素－胰岛素疗法　治疗期间注意观察有无心悸、呕吐等不良反应发生，并给予及时处理。

（六）心理护理

护理人员应经常与患者沟通，建立良好的护患关系。告知患者所患肝炎的类型、传播途径、消毒及隔离的措施、预后等知识。鼓励患者宣泄焦虑、孤独等不良情绪，并为其保密。指导患者保持乐观、豁达的心情，增强战胜疾病的信心。

（七）健康教育

1. 预防宣教　从管理传染源、切断传播途径、保护易感人群等方面宣传病毒性肝炎的防治知识。

（1）管理传染源：肝炎患者和病毒携带者是本病的传染源。急性肝炎患者应隔离治疗至病毒被彻底清除。慢性肝炎患者和病毒携带者可根据病毒复制指标评估传染性。对符合抗病毒治疗条件的患者，尽可能给予抗病毒治疗。对患者的分泌物、排泄物、血液污染的物品应进行消毒处理。对急性甲型、戊型肝炎患者的接触者，应分别进行 45 天、75 天的医学观察。HBsAg 携带者可以正常工作、学习，但要注意血液/体液隔离。加强对献血人员的管理。

（2）切断传播途径：甲型、戊型肝炎采取消化道隔离，搞好饮食、水源及环境卫生，加强粪便管理，做好食具清洁、消毒工作。患者餐具要固定，与其他患者分开消毒或使用一次性餐具。患者排泄物要使用 5% 含氯消毒剂消毒，被污染的物品可沸水煮 30 分钟或在 0.5% 洗消净中浸泡 30 分钟消毒。而切断乙型、丙型和丁型肝炎的传播途径，需要加强托幼、美容美发、洗浴及其他服务行业的监督和管理，所有服务用具应该按规定严格消毒。提倡使用一次性注射器，各种医疗器械及用具实行一用一消

笔记

毒措施，隔离解除后要使用过氧乙酸或含氯消毒剂进行终末消毒。医护人员接触患者后用肥皂和流动水洗手，进行有创检查或操作时要注意做好自我防护，一旦被刺伤，要挤出伤口的血液并用流动水冲洗，边冲边挤血，立即注射高效的乙肝免疫球蛋白，并检查病毒标志物，3 个月、半年后各复查 1 次。切断母婴传播也是预防重点，可用替诺福韦、替比夫定、乙肝免疫球蛋白进行母婴阻断。

（3）保护易感人群：针对易感人群需要采取科学、有效的预防措施。①甲型肝炎：目前国内使用的预防甲型肝炎的疫苗有甲肝纯化灭活疫苗和减毒活疫苗两种类型。接种对象为抗 HAV IgG 阴性者。对近期接触甲型肝炎患者的易感者，可用人丙种球蛋白进行被动免疫预防注射，免疫期为 2～3 个月。②乙型肝炎：我国预防和控制乙型肝炎流行最主要的措施是接种乙肝疫苗。易感者均可接种，亦可用于高危人群的紧急预防。乙肝免疫球蛋白主要用于阻断母婴传播及意外暴露者的被动免疫。

2. 生活指导 生活规律，劳逸结合。恢复期患者可参加散步、体操等轻微体育活动，待体力完全恢复后，可以正常参加工作；加强营养，适当增加蛋白质摄入，但要避免长期高热量、高脂肪饮食，应戒烟戒酒。

3. 用药指导 不滥用药物，如吗啡、苯巴比妥类、氯丙嗪、磺胺类等，以免加重肝损害。

4. 定期复查 指导患者定期检查肝功能、病毒标志物。一旦出现其他原因不能解释的消化道症状、腹水、蜘蛛痣、肝掌等征象，应及时去医院就诊。

目标检测

参考答案

一、选择题

A1 型题

1.（　　）提示乙型肝炎有较大的传染性。

A. 抗 Hbe 阳性、抗 Hbs 阳性

B. 抗 HBs 阳性、抗 Hbc 阳性

C. 抗 Hbs 阳性、抗 Hbe 阳性、抗 HBc 阳性

D. HBsAg 阳性、HbeAg 阳性

E. 抗 HBs 阳性、抗 HBc 阳性

2. 对病毒性肝炎的诊断最为敏感和有意义的是（　　）。

A. AST　　B. ALT　　C. AKP

D. γ－谷氨酰转肽酶　　E. 乳酸脱氢酶

3. 以下关于病毒性肝炎的描述，错误的是（　　）。

A. 传染源均为患者和（或）带病毒者

B. 乙型病毒性肝炎主要通过血液传播

C. 病后可获得免疫力，但彼此无交叉免疫力

D. 甲肝以儿童多见，病程呈自限性

E. 各种病毒性肝炎均应进行抗病毒治疗

A2 型题

4. 患者，男，35 岁。主因发热、尿黄 3 天，门诊以“病毒性肝炎（甲型）”收入院。对于该患者应采取的隔离措施是（　　）。

A. 严密隔离　　B. 消化道隔离　　C. 体液隔离

D. 虫媒隔离　　E. 接触隔离

5. 患者，女，29 岁。发热伴乏力、尿黄 2 天，查丙氨酸转氨酶 1120U/L，总胆红素 70μmol/L，抗 HAV IgM（＋）。诊断为急性黄疸型肝炎。该患者目前最主要的治疗措施是（　　）。

A. 卧床休息　　B. 保肝药物治疗　　C. 抗病毒治疗

D. 补充维生素　　E. 免疫治疗

6. 患者，男，36 岁。因急性黄疸型肝炎入院，护士制订的护理措施应除外（　　）。

A. 与患者接触时穿隔离衣、戴口罩

B. 告知家属探视应穿隔离衣，注意防护，避免感染

C. 给予低脂肪高蛋白饮食

D. 患者吃剩的饭菜可倒入垃圾桶扔掉

E. 护理患者前后均要洗手

二、情景案例

李某，女，18 岁。因发热 4 天后尿黄、皮肤巩膜黄染 6 天入院。4 天前受凉后出现发热，体温 39℃左右，伴头痛、咽痛、乏力、食欲减退、恶心、上腹部胀痛及右上腹隐痛，曾诊断为“上呼吸道感染”及“胃炎”，给予银翘片及胃舒平治疗，5 天后热退，精神食欲稍好转，但自觉尿色渐呈浓茶样，家人发现其眼黄。病后大便稀，近两天大便呈黄白色，无皮肤瘙痒及咳嗽等，无出血倾向。无长期服药史，其母亲 HBsAg(＋)。查体：体温 37℃，脉搏 70 次/分，血压 100/70mmHg。营养可，皮肤黏膜、巩膜明显黄染，未见出血点、蜘蛛痣，全身淋巴结不大，心、肺无阳性体征，腹部软，肝肋下 1.5cm，质软，表面光滑，有压痛和叩痛。脾未触及，肾区无叩痛。实验室检查：血常规正常。尿常规：尿胆红素（＋），尿胆原（－）。肝功能：总胆红素 84μmol/L，直接胆红素 60μmol/L，丙氨酸转氨酶＞200U/L。

请问：

1. 为明确诊断，需做哪些检查？

2. 该患者的护理诊断有哪些？如何进行护理？

（王　婷）

任务二　艾滋病的护理

案例导学

陈某，女，38 岁。因低热、乏力、腹泻 2 月余，体重下降 5.5kg 入院。既往有静脉吸毒史。查体：体温 37.4℃，颈、腋下淋巴结肿大，无痛，活动性好，心、肺无异常，肝肋下 2cm。查血清抗 HIV(＋)，诊断为艾滋病。

请问：

1. 能反映此病预后和疗效的检查项目是什么？

2. 该患者的护理诊断有哪些？

案例解析

获得性免疫缺陷综合征（acquired immunodeficiency syndrome，AIDS）简称艾滋病，是由人免疫缺陷病毒（HIV）引起的慢性、进行性、致死性传染病。HIV 主要侵犯、破坏 $CD4^+$ T 淋巴细胞，导致机体免疫系统功能受损，最终继发艾滋病相关恶性肿瘤和各种严重机会性感染。传播途径为性接触传播、血液传播和母婴传播，具有传播迅速、发病缓慢（一般潜伏期在 2～10 年）、病死率高的特点。在我国，艾滋病属于法定乙类传染病。

【病原学与流行病学】

（一）病原学

HIV 属逆转录病毒科慢病毒属中的一种单链 RNA 病毒，为直径 100～120nm 的球形颗粒，由核心和包膜组成。核心包括 RNA、互补 DNA、病毒蛋白 R、反转录酶、整合酶、蛋白酶、RNA 酶 H。由核心蛋白 P24、基质蛋白 P6 及 P9 将上述成分包裹其中，膜与核心之间为基质蛋白 P17。病毒的最外层包膜由外膜糖蛋白（gp120）和跨膜糖蛋白（gp41）及多种宿主蛋白构成。HIV 分为 HIV－1 和 HIV－2 两

型,全球流行的主要毒株是 HIV-1。HIV 对外界抵抗力弱,56℃ 30 分钟能使体外 HIV 对人的 T 淋巴细胞失去感染性,却不能完全灭活血清中的 HIV。100℃ 20 分钟可将 HIV 完全灭活。75% 的酒精、0.2% 次氯酸钠及漂白粉能灭活 HIV,紫外线、γ 射线、0.1% 甲醛不能灭活 HIV。HIV 主要感染 $CD4^+$ T 细胞、单核吞噬细胞、B 淋巴细胞及树突状细胞等,感染人体后刺激机体产生抗体,但并非中和抗体,故血清同时存在抗体和病毒时仍有传染性。

(二)流行病学

艾滋病的流行病学

1. 传染源 HIV 感染者和艾滋病患者是本病的传染源。HIV 感染者在 HIV 抗体阴性的窗口期(通常为感染后 2~6 周)就有传染性,现有诊断技术检测 HIV 抗体、抗原和核酸窗口期分别为感染后的 3 周、2 周和 1 周左右。无症状的抗 HIV 阳性感染者是具有重要意义的传染源,但艾滋病患者传染性更强。

2. 传播途径 HIV 主要存在于患者的血液、精液、阴道分泌物中,唾液、泪液和乳汁中也含有 HIV。目前公认的传播途径是性接触传播、血液和血制品传播、母婴传播。蚊虫叮咬、同桌吃饭、握手、共用办公用品等不会传染艾滋病。

(1)性接触传播:是最主要的传播途径,包括同性、异性和双性性接触。性接触摩擦致皮肤黏膜细微破损,HIV 侵入机体而致病。

(2)经血液和血制品传播:共用污染的针具静脉吸毒、输入被 HIV 污染的血液或血制品、消毒不严格的介入性医疗操作等均可感染 HIV。

(3)母婴传播:感染 HIV 的孕妇可经胎盘血液循环、分娩产道、产后血性分泌物及哺乳等途径传染给婴儿。

(4)其他途径传播:接受 HIV 感染者的器官移植、人工授精而感染。医护人员工作时被 HIV 污染的针头、刀具损伤皮肤而感染。目前无证据表明可经食物、水、虫媒或生活接触传播。

考点提示:艾滋病的传播途径。

3. 人群易感性 人群普遍易感,15~49 岁发病者占 80%。高危人群为男性同性性行为人群(MSM)、多性伴人群、静脉药瘾者、多次接受输血或血制品者。

4. 流行特征 艾滋病呈世界性分布,2023 年 7 月 13 日,联合国艾滋病规划署发布最新报告显示,全球目前有 3900 万 HIV 感染者,其中 2980 万正在接受抗逆转录病毒治疗,2022 年有 130 万例 HIV 新发感染,63 万人死于艾滋病相关疾病。亚洲和太平洋地区一些国家的新发感染病例正在以惊人的速度上升,全球近四分之一(23%)的 HIV 新发感染发生在这里。东欧和中亚(自 2010 年以来增加了 49%)以及中东和北非(自 2010 年以来增加了 61%)的新发感染人数继续急剧增加。我国 HIV 流行因综合防治显示出感染率持续下降的态势,但艾滋病疫情正在从高危人群向一般人群扩散。

【发病机制与病理】

(一)发病机制

HIV 直接或间接攻击有 CD4 受体的靶细胞,包括 $CD4^+$ T 细胞、单核吞噬细胞、树突状细胞等。病毒侵入 T 细胞后,通过逆转录酶的作用合成 DNA,并以此为模板进行复制增殖。其中一部分 DNA 可整合到宿主基因中,经过 2~10 年的潜伏期后,被激活而进行自身转录,组成新的 HIV RNA 和相关蛋白,在细胞膜上装配成新的 HIV,以出芽方式大量释放入血,引起毒血症。与此同时,受感染的淋巴细胞表面出现 gp120 表达,并与其他 T 细胞发生融合,导致溶解坏死。释放出的 HIV 不断感染新的靶细胞,使细胞免疫功能日渐受损。HIV 感染可导致自然杀伤细胞(NK 细胞)减少,并抑制其免疫监视功能,使 HIV 感染者易发生感染和肿瘤。单核吞噬细胞也可受到 HIV 的侵袭,成为 HIV 贮存的场所,减弱其抗感染的能力，并可携带病毒透过血－脑屏障，引起中枢神经系统感染。HIV 可抑制 B 细胞增殖分化，使机体易发生严重的化脓性感染和自身免疫性疾病。此外，在 HIV 感染过程中可发生 HIV 抗原变异和毒力变异，使 HIV 逃避体液免疫和细胞免疫的攻击，导致机体免疫力进一步受损。

（二）病理

病理学检查可见各种机会性感染病变。免疫器官病变表现为淋巴组织早期反应性增生，继之淋巴结内淋巴细胞稀少，生发中心破裂。各种肿瘤性病变，如卡波西肉瘤、非霍奇金淋巴瘤、伯基特淋巴瘤。还可见胸腺萎缩和退行性或炎性病变，中枢神经系统神经胶质细胞灶性坏死、脱髓鞘及血管周围炎等。

【护理评估】

（一）健康史

注意询问患者有无不洁性生活史、静脉吸毒史，当地艾滋病流行情况；是否有消毒不严格的注射史、输血及输血制品史；有无与他人共用毛巾、牙刷、修面等用具；女性 HIV 感染者的妊娠、分娩，婴儿的喂养情况；询问潜伏期长短、发病诱因、主要症状特点、既往检查、用药情况等。

（二）身体评估

根据感染后的临床表现及症状严重程度，将艾滋病分为 HIV 感染早期、HIV 感染中期和艾滋病期。

1. HIV 感染早期（Ⅰ期）　≥15 岁的青年和成人表现为：①3～6 个月内有流行病学史；②初次感染后 2～4 周，部分感染者出现发热、全身不适、头痛、咽痛、恶心、呕吐、腹泻、肌痛、关节痛、淋巴结肿大、皮疹等症状和体征，持续 1～3 周后缓解；③出现持续性淋巴腺病（PGL），即无其他原因的腹股沟以外两处或两处以上淋巴结肿大，直径＞1cm，持续 3 个月以上。＜15 岁的儿童表现为 PGL 或无症状。

此期，≥15 岁者出现抗体筛查试验阴性，核酸检测阳性，1 年内 HIV 血清抗体阳转；＜15 岁者 $CD4^+$ T 细胞比例正常，为无免疫缺陷阶段。

2. HIV 感染中期（Ⅱ期）　持续时间一般为 6～8 年，其时间长短与感染病毒的数量、病毒类型、感染途径、机体免疫状况、营养、卫生条件及生活习惯等因素有关。≥15 岁者常出现以下表现：①不明原因体重减轻（不超过原体重 10%）；②反复发作上呼吸道感染（近 6 个月内超过 2 次）；③带状疱疹；④反复发作口腔溃疡、口角炎、唇炎（近 6 个月内达 2 次及以上）；⑤结节性痒疹、脂溢性皮炎、甲癣。＜15 岁的儿童表现为不明原因的肝脾大、结节性痒疹、反复发作或持续上呼吸道感染、带状疱疹、广泛的传染性软疣、线形齿龈红斑、口角炎、唇炎、口腔溃疡、不明原因的持续性腮腺肿大、甲癣等。

此期血中 $CD4^+$ T 细胞计数和百分比逐渐下降，属轻、中度免疫缺陷阶段。

3. 艾滋病期（Ⅲ期）　为感染 HIV 后的终末期。患者 $CD4^+$ T 细胞计数明显下降（＜200/mm^3），血浆 HIV 病毒载量明显升高。此期主要表现为 HIV 消耗综合征、各种继发性机会性感染、恶性肿瘤。发病 1 年后病死率在 50% 以上，4～5 年病死率近 100%。

（1）HIV 消耗综合征：HIV 感染者或 AIDS 患者在半年内出现体重减轻 10% 以上，伴有持续 1 个月以上的发热、盗汗、腹泻。部分患者表现为神经系统症状，如记忆力减退、精神淡漠、性格改变、头晕、头痛、癫痫及痴呆等。还可出现持续性全身淋巴结肿大，其特点为除腹股沟以外的其他部位≥2 个淋巴结肿大，质地韧，无压痛，可移动，直径≥1cm，一般持续 3 个月以上，无自觉症状。

（2）各种机会性感染及肿瘤：机会性感染的主要病原体有肺孢子菌、隐孢子虫、弓形体、念珠菌、鸟分枝杆菌、疱疹病毒、巨细胞病毒等。以肺孢子菌肺炎（PCP）最为常见，也是本病机会性感染致死的主要原因，患者表现为慢性咳嗽、发热、发绀、血氧分压降低，少有肺部啰音，胸部 X 线片显示间质性肺炎。其他常见的机会性感染有反复发生的细菌性肺炎（近6个月内≥2次）、播散性非结核分枝杆菌病、慢性单纯疱疹感染、肺外结核、食管念珠菌病、巨细胞病毒感染、肺外隐球菌感染、慢性等孢球虫病、播散性真菌病、复发性败血症、中枢神经系统弓形体病、非典型播散性利什曼原虫病等，常有多种感染与肿瘤同时存在的复杂表现。

恶性肿瘤以卡波西肉瘤、恶性淋巴瘤常见。卡波西肉瘤（附图4）呈多灶性，常侵犯下肢皮肤、口腔，也可出现于内脏和淋巴结。表现为单个或多个结节，紫红色或深蓝色，表面凹凸不平或有溃疡，无痛、无瘙痒，可融合成片向四周扩散。

（三）心理－社会评估

护理人员应评估患者及其家属对艾滋病的认知情况；患者有无焦虑、抑郁、悲观和绝望等心理反应；患者家庭经济状况，社会支持系统对患者的关心程度，以及对治疗的依从情等。

（四）实验室及其他检查

1. 血液检查 多有红细胞、血红蛋白降低，白细胞降低，中性粒细胞增加，淋巴细胞明显减少，血小板减少，血沉加快。

2. 免疫学检查 T细胞计数减少，$CD4^+$ T细胞明显下降，$CD4^+/CD8^+ < 1.0$（正常为1.5～2.0）；免疫球蛋白β_2微球蛋白升高；血清α干扰素、免疫复合物等增加；迟发型皮肤超敏反应减弱或缺失。

3. 血液生化检查 可有血清转氨酶升高、肾功能异常等。

4. 特异性抗原和（或）抗体及病原学检查

（1）抗HIV抗体测定：用酶联免疫吸附试验（ELISA）或放射免疫试验（RIA）做初筛，对连续两次阳性者，再用免疫转印（IB）或固相放射免疫沉淀试验（SRIP）确诊，如仍为阳性，说明被检测者已感染HIV，具有传染性。抗体检测是HIV感染诊断的金标准。

（2）抗原检测：多用ELISA法检测HIV－1p24抗原，阳性有助于诊断HIV感染，阴性不能排除HIV感染。

（3）病毒分离：从外周血淋巴细胞、单核细胞、精液、阴道分泌物、脑脊液可分离出HIV，阴性不能排除HIV感染。

（4）核酸检测：可用PCR法或反转录PCR法测血清HIV RNA与HIV DNA含量及其变化。但试剂价格高，并易出现假阳性。

（5）蛋白质芯片：能同时检测到HIV、HBV、HCV联合感染者血中HIV、HBV、HCV核酸和相应抗体。近年来此技术发展较快，有较好的应用前景。

（五）治疗要点

目前仍缺乏根治HIV感染的药物，多采用综合治疗。包括抗病毒治疗、免疫治疗、防治机会性感染、抗肿瘤治疗、支持疗法等。其中以抗病毒治疗最为关键。

1. 抗病毒治疗 采用高效抗逆转录病毒治疗（HAART，俗称“鸡尾酒”疗法）。可试用核苷（酸）类逆转录酶抑制剂（如齐多夫定、去羟肌苷、司他夫定）、非核苷类逆转录酶抑制剂（如奈韦拉平）、蛋白酶抑制剂（如利托那韦）、整合酶抑制剂（如多替拉韦）等联合治疗，根据患者的具体情况来选择。

2. 免疫治疗 可用白细胞介素－2、胸腺素、异丙肌苷等提高机体免疫功能。

3. 防治机会性感染 可采用复方新诺明、喷他脒或两药联合应用治疗肺孢子菌肺炎；治疗弓形体病首选乙胺嘧啶和磺胺类，其次为乙胺嘧啶和克林霉素；治疗隐孢子虫感染可用螺旋霉素；治疗巨细胞病毒、疱疹病毒感染可用更昔洛韦；治疗鸟分枝杆菌感染可用克拉霉素或阿奇霉素等；治疗新型隐球菌脑膜炎可应用两性霉素B或氟康唑。

4. 抗肿瘤治疗 对发生卡波西肉瘤者，在抗病毒治疗同时使用干扰素，也可用博莱霉素、长春新碱和阿霉素联合化疗。

5. 支持治疗 根据病情给予输血、补充维生素及营养支持疗法。对厌食者可给予甲地孕酮改善食欲。

6. 中医药治疗 中药既有抗病毒的作用，也有提高免疫力的作用。中医辨证论治及针灸治疗，可使病情得到缓解，值得进一步研究。

【护理诊断】

1. 体温过高 与不同病原体所致继发感染、肿瘤有关。
2. 排便异常：腹泻 与免疫功能低下引起肠道感染有关。
3. 组织完整性受损 与机会性感染、肿瘤有关。
4. 活动无耐力 与机体消耗过多有关。
5. 气体交换受损 与肺孢子菌肺炎、肺结核等肺部感染有关。
6. 营养失调：低于机体需要量 与营养摄入减少、吸收障碍有关。
7. 知识缺乏：缺乏艾滋病疾病及防治知识。
8. 感知改变：视力下降 与视网膜炎症有关。
9. 社交孤立 与医源性强制性管理、严格血液及体液隔离、他人歧视有关。
10. 有传染的危险 与医护人员及家属密切接触 HIV 有关。
11. 恐惧 与病情严重、预后不良、社会歧视有关。

【护理措施】

(一)隔离措施

对艾滋病患者及 HIV 感染者应采取严格的血液及体液隔离。艾滋病期患者还需同时实施保护性隔离。

(二)病情观察与疫情报告

1. 病情观察 严密观察患者体温、血象，及时发现继发感染。每天测体温、脉搏、呼吸及血压 2～4 次，每周测量体重 1 或 2 次。观察患者有无发热、咳嗽、呼吸困难、发绀等肺部感染的表现；有无腹泻等肠道感染的表现；有无口腔溃疡、胸骨后烧灼感、吞咽困难等口腔炎、食管炎的症状；有无近期记忆缺失、活动能力受损、行为改变、定向力障碍、精神恍惚等精神异常；有无神经系统变化，如出现头痛、呕吐、步态不稳、癫痫、痉挛性失调、瘫痪等，应考虑并发了脑炎、脑膜炎、脑脓肿等；如出现视力减退、失明、眼底絮状白斑，则可能为视网膜炎。出现以上并发症时，要及时通知医生，配合抢救。同时监测各项化验指标，了解病情的变化。

2. 疫情报告 本病属乙类传染病，应按要求在 24 小时内通过传染病疫情监测信息系统进行报告。

(三)生活护理

1. 休息 急性期应卧床休息。静止期指导患者劳逸结合，活动强度以患者不感到疲劳为度。

2. 营养 给予易消化的高碳水化合物、高蛋白、高维生素饮食。不能进食者，给予静脉营养，注意维持水、电解质及酸碱平衡。

3. 日常卫生 指导患者加强个人卫生管理，养成良好的卫生习惯。但当患者不能独立完成生活自理时，应给予其日常卫生护理，如帮助患者洗漱、大小便，给予皮肤护理及生活环境的卫生护理等。

(四)对症护理

1. 发热的护理 及时测量体温，给予清淡、易消化、高营养的饮食，鼓励患者多饮水，做好口腔护理。遵医嘱给予物理降温或药物降温及抗感染药。观察降温效果。

2. 腹泻的护理　观察患者排便次数、量、性状、气味及伴随症状，及时收集粪便标本送检。密切观察患者的生命体征，准确记录24小时出入量。指导患者进食低脂、少渣、易消化的流质、半流质饮食，腹泻好转后可逐渐增加饮食量。注意腹泻患者肛周皮肤的护理，便后用软纸擦拭，温水清洗，并涂油膏保护。

3. 皮肤的护理　评估患者皮肤黏膜损伤程度及有无继发感染的表现。观察卧床患者受压部位有无发红及溃疡，给予定期翻身，每天加强受压部位护理，防止发生压疮。勤换床单、被褥，保持床铺干燥、清洁、平整。勤换内衣裤，勤剪指甲，保持皮肤清洁。

4. 呼吸困难的护理　评估患者呼吸状态、血气分析指标，及时助其取半坐卧位，清除呼吸道分泌物。根据血气分析指标给予氧疗。遵医嘱给予相应的抗感染药物。

（五）用药护理

艾滋病的主要治疗药物及不良反应：①齐多夫定，有严重的骨髓抑制作用，需要监测全血细胞，防止出现中性粒细胞减少症；②去羟肌苷，不良反应有周围神经炎、口腔炎、胰腺炎等，还可诱发癫痫；③司他夫定，不良反应有周围神经炎、肝功能轻度异常等。注意在高效抗逆转录病毒治疗开始的第4周、第8～12周及第16～24周分别检测血液中 $CD4^+$ T细胞与病毒载量，以评判疗效。使用抗感染药及抗肿瘤药治疗时，也要密切观察不良反应，及时通知医生处理。

（六）心理护理

艾滋病患者需要关怀和温暖，需要被尊重，但也容易多疑敏感，工作中不经意的言语和行为可能给患者带来很大伤害。护理人员要取得患者的信任，要注意沟通技巧，了解和分析患者的真实想法，针对其心理障碍进行有效疏导。给予患者关怀、同情、理解，尊重患者的人格，保护其隐私，满足其合理要求，不歧视患者。为患者争取社会系统的支持，缓解其焦虑、恐惧、孤独的心理反应。激发患者潜在的生存意识，提高机体抗病能力，树立战胜疾病的信心，帮助患者正确认识疾病，积极配合治疗。

（七）健康教育

1. 预防宣教

（1）管理传染源：隔离HIV感染者及艾滋病患者进行抗病毒治疗，对患者的血液、排泄物及分泌物进行消毒处理。

（2）切断传播途径：严格筛查血液及血制品，限制生物制品、血液制品（如凝血因子）进口；加强卫生宣教，指导多性伴人群安全性行为，规范治疗性病；对HIV感染的孕妇可以通过抗病毒治疗、积极监测，以及对其所生婴儿进行预防性治疗、人工喂养来达到预防母婴传播的目的；教会患者如何应用含氯消毒剂或漂白粉等进行血液、排泄物、分泌物的消毒。

（3）保护易感人群：加强个人防护，定期检查。加强医院内公用医疗器械和公用生活物品的消毒，推行使用一次性注射器。HIV抗原性多肽疫苗及基因疫苗等尚在研制中。

考点提示：艾滋病的预防原则。

2. 生活指导　指导患者生活规律，经常锻炼。每天做好个人清洁，至少刷牙两次，勤换衣服。制订合理的饮食计划，保证热量和营养摄入，不吸烟、饮酒，每天吃适量水果、蔬菜。保证居室阳光充足，定期通风并对空气进行消毒。家属护理患者时要注意自我防护，保持皮肤黏膜完整，接触患者血液、体液要戴手套。

3. 用药指导　向患者家属讲明按时、足量服药及坚持终身服药的重要性。指导患者掌握治疗、预防用药的剂量、时间、方法及药物副作用。

4. 定期复查　告知患者各种并发症的早期表现，督促其随诊。

笔记

目标检测

参考答案

一、选择题

A1 型题

1. 对艾滋病患者执行的护理原则是(　　)。
   A. 对症护理,避免机会性感染
   B. 使用抗病毒药物
   C. 使用抗生素
   D. 减少交叉感染
   E. 鼓励患者多运动
2. 对艾滋病患者执行的饮食护理原则是(　　)。
   A. 高热量、低蛋白饮食
   B. 低热量、低蛋白、高碳水化合物饮食
   C. 高碳水化合物、优质低蛋白饮食
   D. 低热量、高蛋白质饮食
   E. "三高一易"饮食
3. 对艾滋病患者治疗的关键是(　　)。
   A. 对症治疗　　B. 使用抗病毒药物　　C. 使用抗生素
   D. 减少交叉感染　　E. 鼓励患者多运动

A2 型题

4. 患者,男,36 岁。有多个性伴侣。持续发热 1 月余、咳嗽 2 周,伴胸痛、气短、乏力,明显消瘦。下列选项中,(　　)是预防经性传播途径感染艾滋病的有效措施。
   A. 坚持正确使用安全套　　B. 拒绝毒品　　C. 到正规医院拔牙
   D. 不与人共用牙刷　　E. 注射艾滋病疫苗

A3 型题

(5、6 题共用题干)

患者,男,27 岁。低热、乏力 2 月余。体重下降约 5kg。查体:体温 37.8℃,颈、腋淋巴结肿大,无痛,活动性好,心、肺查体未见异常,肝肋下 2cm。拟诊为艾滋病,给予抗逆转录病毒治疗。

5. 下列选项中,(　　)不符合艾滋病的诊断特征。
   A. 反复输血　　B. 蚊虫叮咬　　C. 吸毒
   D. 同性性行为　　E. 双性性行为
6. 此患者目前最需要的护理措施是(　　)。
   A. 心理护理　　B. 应用抗生素　　C. 加强口腔和皮肤的护理
   D. 物理降温　　E. 给予"三高一易"饮食

二、情景案例

王某,男,35 岁。2 周前发热、咳嗽,伴胸痛、气短,在家服药无好转,有不洁性生活史,来院就诊后拟诊为艾滋病。查体:体温 38.8℃,双侧颊黏膜散在溃疡,覆盖有白色分泌物,两肺听诊可闻及湿啰音。血常规:白细胞 4.0×10^9/L,抗 HIV(+),$CD_4^+/CD_8^+<1$。X 线胸片提示双肺间质性肺炎。

请问:

1. 该患者的护理诊断有哪些?
2. 应给予哪些护理措施?

(蒋　芳)

笔记

任务三　麻疹的护理

案例导学

强强，男，1岁半。因"发热、咳嗽、流涕4天"就诊。查体：体温39.5℃，耳后发际处可见红色斑疹，疹间皮肤正常。2天前在第一磨牙相对应的颊黏膜处可见灰白色点。

请问：

1. 该患儿的临床诊断是什么？有何依据？
2. 针对该患儿的护理诊断有哪些？

案例解析

麻疹(measles)是由麻疹病毒引起的急性呼吸道传染病。临床主要表现以发热、流涕、咳嗽、眼结膜炎、口腔麻疹黏膜斑(科氏斑)及皮肤斑丘疹为特征。本病易并发肺炎，主要经咳嗽、喷嚏时排出的飞沫传播，传染性强。自从1965年我国成功研制出麻疹减毒活疫苗，并对婴幼儿广泛进行计划免疫后，该病的发病率已显著下降。但在执行计划免疫较差的局部地区，仍有小范围流行。

【病原学与流行病学】

(一)病原学

麻疹病毒属于副黏病毒科麻疹病毒属。该病毒无特殊的神经氨酸酶，只有一个血清型，电镜下呈直径90～150nm的球形或丝状结构。中心为直径17nm的单股RNA，外包核衣壳，其外为10～20nm的脂蛋白包膜。脂蛋白包膜含有3种蛋白：①M蛋白，为基质蛋白，与组合病毒成分及病毒繁殖有关；②糖化蛋白HA(即血凝素)，位于包膜表面，能够识别靶细胞受体，促进病毒吸附于宿主细胞；③组织融合蛋白(F蛋白)，具有促使病毒与宿主细胞融合及溶血的功能。麻疹病毒对外界抵抗力弱，对热、紫外线及一般消毒剂较敏感，56℃ 30分钟即被破坏。在飞沫中保持传染性不超过2小时，日光照射30分钟即被灭活。但其耐寒、耐干燥，4℃下可存活5个月，－15℃下可存活数年。麻疹病毒抗原性稳定，病后可获得终身免疫。

(二)流行病学

1. 传染源　患者为唯一传染源，自发病前2天至出疹后5天均有传染性，如合并肺炎，传染性可延长至出疹后10天，且传染性强，易感者感染病毒后90%以上可发病，隐性感染者的传染性较小。

考点提示：麻疹的传染源。

2. 传播途径　主要经飞沫传播，密切接触者可经病毒污染的手传播。

3. 人群易感性　未接种麻疹疫苗、未患过麻疹者为易感者。通常6个月以下的婴儿具有从母体获得的抗体，极少发病。6个月至5岁小儿发病率最高。自普遍接种麻疹疫苗以来，发病年龄明显增大，青少年及成人发病率相对上升。

4. 流行特征　目前多为散发，但如果传染源进入易感者集中的地区，可引起暴发流行。全年均可发病，以冬春季为多发。

【发病机制与病理】

(一)发病机制

麻疹病毒经飞沫到达易感者呼吸道、眼结合膜上皮细胞并复制，侵入局部淋巴组织繁殖后入血，于感染后第 2 ~3 天引起第一次病毒血症。病毒被单核 – 巨噬细胞系统吞噬后，在其中繁殖并释放入血，于感染后第 5 ~7 天形成第二次病毒血症。之后，病毒被白细胞携带播散至全身各组织器官，致组织发生炎症、坏死。病程第 15 天后，由于机体产生特异性免疫应答，病毒被清除，进入恢复期。

（二）病理

麻疹的病理特征是感染部位淋巴组织增生和多核巨细胞形成。可见于皮肤、呼吸道、眼结合膜、胃肠道、淋巴结、肝、脾等处。皮疹为皮肤浅表血管内皮细胞肿胀、增生、渗出，管腔扩张及周围炎性细胞浸润、血浆渗出所致。皮疹消退后遗留色素沉着，表皮细胞坏死及退行性变，出现脱屑。口腔黏膜的病变与皮疹相似。呼吸道、胃肠道黏膜也有类似病变，以呼吸道病变最显著。

【护理评估】

（一）健康史

询问患儿所在幼儿园有无麻疹流行，有无与麻疹患者的密切接触史；有无接种过麻疹疫苗；询问患儿的卫生习惯，有无用污染的手接触鼻、眼结合膜。

（二）身体评估

1. 典型麻疹　可分为 4 期。无并发症者全程 10 ~14 天。

（1）潜伏期：6 ~21 天，平均 10 天左右。被动免疫或主动免疫者可延长至 3 ~4 周。潜伏期可有低热、全身不适等症状。

（2）前驱期：又称出疹前期。一般持续 3 ~4 天。此期以发热、上呼吸道感染和麻疹黏膜斑为主要特征。小儿体温可高达 39 ~40℃，伴有咳嗽、流涕、畏光流泪、咽部充血、结膜充血、眼睑水肿。病程的 24 ~48 小时，90% 以上的患者出现口腔麻疹黏膜斑，为麻疹前驱期的特征性体征，是早期诊断麻疹的主要依据。此斑位于双侧颊黏膜近第一磨牙处，为针尖大小的灰白色小点，周围有红晕，初为数个，1 ~2 天内迅速增多并融合、扩大成片，出疹后 1 ~2 天内消失。部分患者有时可见颈、胸、腹部一过性风疹样或猩红热样皮疹或荨麻疹，数小时后即退，称为麻疹前驱疹。

考点提示：麻疹早期的特有体征。

（3）出疹期：病程第 3 ~4 天，发热、呼吸道症状加重，开始出现皮疹。皮疹首先见于耳后发际，渐波及前额、颈、躯干及四肢，最后至手掌与足底，2 ~3 天遍及全身。皮疹初为稀疏不规则的红色斑丘疹，直径 2 ~5mm，大小不等，压之褪色。疹间皮肤正常，严重时皮疹融合，颜色转暗。部分患者可出现出血性皮疹，压之不褪色。此期出疹达高峰，全身中毒症状加重，体温突然高达 40℃，咳嗽加重，肺部可闻及湿啰音；可有精神萎靡、嗜睡或烦躁不安，甚至出现谵妄、抽搐。

考点提示：麻疹的出疹顺序。

（4）恢复期：皮疹高峰后，中毒症状明显缓解，体温下降，常于 1 ~2 天降至正常。呼吸道症状减轻，食欲、精神好转，皮疹按出疹的先后顺序消退，并留有糠麸样脱屑和淡褐色色素沉着，1 ~2 周后消失。

2. 并发症

（1）肺炎：最常见，多见于 5 岁以下患儿，占麻疹死因的 90% 以上。麻疹病毒引起的肺炎多不严重，主要为继发细菌感染。表现为病情突然加重，咳嗽、咳脓痰，鼻翼扇动，口唇发绀，肺部有明显的湿啰音。可并发急性心力衰竭、心肌炎、脓胸等。

（2）喉炎：以 2 ~3 岁小儿多见。表现为声音嘶哑、犬吠样咳嗽、吸气性呼吸困难、发绀等，严重者可窒息死亡。

（3）心肌炎：多见于 2 岁以下的重症麻疹并发肺炎或营养不良的患儿，表现为气促、烦躁、发绀、面

笔记

色苍白、心率快、心音低钝、皮疹不能透发或突然隐退。

(4)脑炎:发病率为0.01% ~0.5%,多发生在出疹后2~6天,也可发生于出疹后3周左右。表现为出现再次发热、意识改变、惊厥、昏迷等症状,病死率约15%。

(三)心理-社会评估

护理人员应该评估患儿家属常因对麻疹的了解情况,有无过度担忧、焦虑等心理反应,以及患儿家庭的经济状况、对治疗的依从性等。

(四)实验室及其他检查

1. 血常规　白细胞减少,淋巴细胞相对增多。中性粒细胞增多,提示继发细菌感染。若淋巴细胞严重减少,提示预后不佳。

2. 血清学检查　出疹1~2天可从患者血清中检测到特异性IgM和IgG抗体,具有早期诊断的价值。恢复期IgG抗体较早期增高4倍以上有诊断意义。

3. 病原学检查　取早期鼻咽部、眼结合膜分泌物及血液进行病毒分离,但阳性率低,不作为常规检查。

4. 荧光抗体染色检查　取鼻、咽、眼分泌物及尿沉淀物涂片,以荧光抗体染色,可在脱落细胞内检测到麻疹病毒抗原,阳性率高。

5. 其他检查　心肌炎者心电图示T波和ST段改变。

(五)治疗要点

麻疹无特异性疗法,以对症治疗、加强护理、预防和治疗并发症为主。

1. 一般治疗　安排患者居住单间,保持居室内空气新鲜、流通,温度适宜,光线柔和。加强口腔、眼、鼻、皮肤护理。嘱其多饮水,给予易消化、营养丰富的饮食。

2. 对症治疗　发生高热时,给予少量退热剂,忌用强退热剂及冰水、酒精等擦拭;咳嗽者可口服止咳、祛痰药;发生烦躁不安或惊厥时,给予适量镇静剂(如复方氯丙嗪、地西泮等);应早期给予病重体弱者丙种球蛋白肌内注射;重症者有弥散性血管内凝血(DIC)时,应及早用肝素或输血治疗。

3. 并发症治疗　并发肺炎时给予对症支持疗法(如吸氧),选用1种或2种抗生素治疗细菌感染;中毒症状严重时,给予氢化可的松静脉滴注;并发喉炎时,给予超声雾化吸入以稀释痰液;重症者使用肾上腺皮质激素减轻喉头水肿,严重梗阻且上述治疗无效时予以气管切开;并发心血管功能不全时,给予强心、利尿等治疗;并发脑炎时,给予对症治疗,及早使用干扰素、转移因子等。

【护理诊断】

1. 体温过高　与病毒血症、继发细菌感染有关。
2. 皮肤完整性受损　与皮疹有关。
3. 清理呼吸道无效　与痰液过多、痰液黏稠有关。
4. 有传播感染的危险　与病原排出有关。
5. 潜在并发症:肺炎、喉炎、脑炎等　与病毒血症、继发感染有关。

【护理措施】

(一)隔离措施

轻症患者应在家进行呼吸道隔离至出疹后5天。有并发症者应住院治疗,隔离期延长至出疹后10天。与患者密切接触的易感者隔离观察21天,已做被动免疫者应隔离28天。

考点提示:麻疹的隔离措施。

(二)病情观察与疫情报告

1. 病情观察　密切观察患者的生命体征、面容、意识、大便次数及颜色、性状等。观察热型和出疹表现,如出现出疹时高热骤退或疹出齐后高热不退、精神神经症状、呼吸急促、发绀、心率加快、心音低钝等,提示有并发症发生。

2. 疫情报告　按乙类传染病报告、专册登记和统计。

(三)生活护理

1. 休息　嘱患者卧床休息至皮疹消退、体温正常。要求居室应安静,温度、湿度适宜,阳光柔和,空气新鲜。

2. 营养　给予清淡、易消化的流质或半流质饮食,少量多餐,鼓励患者多饮水,以利排毒、退热、透疹。不可盲目忌口。恢复期增加蛋白质、维生素的摄入。

3. 日常卫生　保持口腔、鼻咽及眼睛的清洁,保持皮肤清洁和床单的干燥。勤剪指甲,防止抓伤皮肤导致继发感染。用生理盐水清洗眼部,可使用抗生素眼液或眼膏。及时清除鼻痂。

(四)对症护理

1. 皮疹的护理　勤翻身,及时更换内衣。透疹不畅时,可用鲜芫荽煎水服用并擦身,帮助透疹。

2. 高热的护理　出疹期一般不用退热,如无并发症且体温在 39.5℃以上者,可用小剂量退热剂,但体温不得骤降至 39℃以下,忌用强退热剂及酒精擦浴,禁冷敷,以免妨碍出疹。

(五)用药护理

及时、正确地遵医嘱用药,观察退热剂、抗生素等药物的疗效和不良反应。对心血管功能不全者使用强心剂要注意观察心率、心律、心电图的改变,使用利尿剂时要监测电解质。

(六)心理护理

与患者及其家属进行有效沟通,帮助他们了解麻疹的基本知识。做好解释和安慰工作,鼓励患者说出心中的疑虑,减轻心理压力。指导家属关心、体贴患者,鼓励其积极配合治疗和护理。

(七)健康教育

1. 预防宣教　做好麻疹的预防宣教,向患者及其家属介绍麻疹的病程、隔离时间、并发症和预后。

(1)管理传染源:对麻疹患者严密隔离,做到早诊断、早报告、早隔离、早治疗。对接触者隔离检疫 3 周,并使用被动免疫制剂。

(2)切断传播途径:流行期间避免去公共场所和人群集中处,外出应戴口罩。居室注意每日通风换气半小时以上,可用日光或紫外线灯照射。医护人员离开病房后应洗手、更换外衣或在空气流通处停留 20 分钟,方可接触易感者。

(3)保护易感人群:接种麻疹减毒活疫苗是预防麻疹最有效的办法。对 8 个月以上未患过麻疹的小儿接种麻疹减毒活疫苗,免疫力可持续 4~6 年,7 岁时进行复种。有密切接触史的体弱、年幼的易感儿应给予被动免疫。接触后 5 天内注射免疫球蛋白,可预防发病,发病 6~9 天内注射者可减轻症状。

2. 生活指导　无并发症的患者可在家中治疗、护理,指导家属做好消毒隔离、皮肤护理及病情观察。指导患者的饮食、日常卫生等护理内容。

3. 用药指导　遵医嘱用药,注意观察药物疗效及有无不良反应。

4. 定期复查　轻症患者可居家隔离治疗,如患者出现呼吸急促、发绀、突然疹退等征象,则考虑出现并发症,应及时前往医院隔离治疗。

笔记

目标检测

参考答案

一、选择题

A1 型题

1. 典型麻疹的隔离时间是(　　)。
   A. 出疹后 1 天　B. 出疹后 5 天　C. 出疹后 10 天
   D. 出疹后 15 天　E. 出疹后 20 天
2. 麻疹的并发症主要为(　　)。
   A. 肺炎　B. 肾炎　C. 脑炎
   D. 肠炎　E. 肝炎
3. 麻疹的传播途径主要是(　　)。
   A. 呼吸道飞沫传播　B. 垂直传播　C. 血液传播
   D. 蚊虫叮咬　E. 消化道传播
4. 典型麻疹的出疹先后顺序是(　　)。
   A. 由耳后,到发际、颜面、躯干(胸,背,腹)和四肢,最后到手足心
   B. 由颜面、躯干(胸、背、腹)和四肢,到耳后、发际,最后到手足心
   C. 由耳后,到手足心,最后到发际、颜面、躯干(胸,背、腹)和四肢
   D. 由手足心、颜面、躯干(胸、背、腹)和四肢,最后到耳后、发际
   E. 由颜面、躯干(胸、背、腹)和四肢,到手足心,最后到耳后、发际

A2 型题

5. 患儿,男,2 岁。患麻疹,体温 39 ~ 40℃,鼻咽分泌物多,禁止采用的护理措施是(　　)。
   A. 多饮水
   B. 保持室内空气流通
   C. 补充热量及维生素
   D. 肌内注射安乃近、酒精擦浴降温
   E. 观察病情变化,及时处理并发症

二、情景案例

小明,男,3 岁。4 天前开始发热,伴咳嗽、流涕、眼红、流泪,家长给予"感冒药"服用,症状无好转。今发热加重,来院就诊。询问发现其所在托幼机构有类似症状的小儿。查体:体温 40℃,耳后、颈部、发际有稀疏的不规则红色斑丘疹,疹间皮肤正常,心、肺正常。

请问:

1. 该患儿最有可能的临床诊断是什么?
2. 该患儿的主要护理诊断有哪些? 如何护理?

任务四　水痘的护理

案例导学

小敏,女,6 岁。发热 1 天后出现皮疹,为红色斑丘疹,数小时后皮疹变成清亮、椭圆形小水疱,躯干多,四肢末端少,痒感重。

请问:

1. 该患儿最有可能的临床诊断是什么?
2. 该患儿的护理诊断有哪些?

案例解析

水痘(varicella,chickenpox)是由水痘－带状疱疹病毒(varicella－zoster virus,VZV)初次感染所引起的急性呼吸道传染病。临床特征为全身性红色斑丘疹、水疱及结痂同时存在。

知识链接

带状疱疹

带状疱疹是潜伏于感觉神经节的水痘－带状疱疹病毒在机体免疫力降低时再次激活而引发的皮肤感染。表现为沿神经支配区域的皮肤出现带状排列的成簇疱疹,伴随神经痛。因多侵犯胸腰部位,民间称此病为"串腰龙"。多见于成人。

【病原学与流行学】

(一)病原学

水痘－带状疱疹病毒属疱疹病毒科,呈球形,直径150～200nm。病毒核心为双链DNA,由核衣壳包裹,核衣壳外有一层脂蛋白包膜,其内含补体结合抗原,不含溶血素或血凝素。VZV对外界抵抗力弱,不耐高温和酸,不能在痂皮中存活,易被乙醚等消毒剂灭活,对紫外线敏感。VZV仅有一个血清型,人是其唯一宿主。病后机体可获得持久免疫力。

(二)流行病学

1.传染源　水痘患者为主要传染源。自水痘出疹前1～2天至皮疹完全结痂为止均有传染性。

考点提示:水痘的传染源。

2.传染途径　主要通过呼吸道飞沫和直接接触传播,也可通过接触被污染的物品而传播。

3.人群易感性　人对水痘普遍易感,以学龄前儿童发病最多。6个月以下婴儿可从母体获得抗体,较少发病。妊娠期间孕妇患水痘可感染胎儿。病后机体能获得持久免疫力,但可发生带状疱疹。

4.流行特征　全年均可发病,以冬春季多见。本病传染性很强,易感者接触后90%会发病,在儿童聚集的场所易发生流行。

【发病机制与病理】

(一)发病机制

病毒由呼吸道侵入,在局部黏膜上皮细胞和淋巴结内生长繁殖后进入血液、淋巴液,形成第一次病毒血症。在单核－巨噬细胞系统内再次增殖,侵入血液引起第二次病毒血症和全身病变。VZV主要损害皮肤,间歇性病毒血症导致皮疹分批出现。皮疹出现1～4天后机体产生特异性细胞免疫反应,病毒血症消失,症状缓解。当免疫功能低下时,易发生严重的全身播散性水痘,可累及内脏。部分病毒可沿感觉神经纤维传入,长期潜伏于脊神经后根神经节等处。

(二)病理

水痘的主要病理特征是损害皮肤的表皮棘细胞层。表现为表皮棘细胞肿胀、气球样变、液化及组织液渗出,形成单房性透明水痘,内含大量病毒,后因上皮细胞脱落及白细胞浸润而变浑浊,继发感染可变为脓疱。疱疹下真皮充血、单核细胞及多核巨细胞浸润,使疱疹基底周围形成红晕。由于病变表浅,一般脱痂后不留瘢痕。个别病例可有肺、食管、胃、小肠、肝等内脏器官损害,病变呈局灶性坏死、炎性细胞浸润。

笔记

【护理评估】

(一)健康史

询问患者有无与水痘患者或带状疱疹患者的密切接触史;患者所在托幼机构、小学有无水痘流行;是否使用过水痘患者的物品;是否接种过水痘疫苗。

(二)身体评估

水痘潜伏期为10~21天,以14~16天为多见。

1. 典型水痘　可分为两期。

(1)前驱期:仅1天左右。婴幼儿常无症状,年长儿或成人可有低热、头痛、乏力、食欲不振、咽痛等症状。

(2)出疹期:皮疹先出现于躯干、头部,逐渐延及面部及四肢,呈向心性分布,躯干最多,其次为头面部及四肢近端。初为针帽大小的红色斑疹,数小时内变为丘疹,再形成疱疹(附图5),此过程短者需6~8小时。疱疹常呈椭圆形,直径3~5mm,周围有红晕,水疱干时红晕消退。疱液初为透明,后稍浑浊,疱疹壁较薄、易破,自觉瘙痒,后疱疹干结成痂。如无感染,1周左右痂皮脱落,不留瘢痕。通常皮疹分批出现,病程中可见各期皮疹同时存在,疱疹数量因病情的严重程度和个体差异而有所不同。皮疹发展快是本病特征之一。黏膜疱疹可出现在口腔、外阴、眼结膜等处,伴有疼痛,易破溃形成浅表性溃疡。水痘为自限性疾病,一般10天左右自愈。

考点提示:水痘皮疹的特点。

2. 非典型水痘　如果机体存在免疫功能缺陷、凝血功能障碍、继发感染等因素,皮疹可融合形成大疱,直径可达2~7cm,易继发金黄色葡萄球菌感染和脓毒血症而导致死亡;疱疹内有出血者,称为出血型水痘,此型患者常伴有身体其他部位的出血;病变播散累及内脏者,称为播散型水痘;皮肤大片坏死、全身中毒症状严重者,称为坏死型水痘。

3. 并发症

(1)皮疹继发细菌感染:可引起脓疱疹、丹毒、蜂窝织炎、败血症等。

(2)肺炎:成人患者或免疫功能缺陷者多并发原发性水痘肺炎,发生在出疹后1~6天。儿童常为继发性肺炎,多发生于病程后期。

(3)脑炎:发生率低于1%,儿童较成人多见,常发生在出疹后1周左右。临床表现及脑脊液改变与一般病毒性脑炎相似。严重者可有中枢神经系统后遗症。

(三)心理-社会评估

护理人员应评估患者及其家属对水痘的认知情况;有无焦虑或不予重视的心理;患者家庭经济状况,社会支持系统对患者的关心程度,以及患者对治疗的依从性。

(四)实验室及其他检查

1. 血常规　白细胞总数正常或稍高。

2. 疱疹刮片或组织活检　刮取新鲜疱疹的基底组织涂片,用瑞氏染色可查见多核巨细胞,用酸性染色可查见核内包涵体。

3. 血清学检查　用酶联免疫吸附法、补体结合试验等检测特异性抗体。

4. 病毒分离　取病程3~4天的疱疹液做组织培养,可分离出病毒。

(五)治疗要点

1. 一般治疗和对症治疗　按呼吸道传染病进行隔离,给予易消化、营养丰富的饮食。发热者应卧床休息,必要时用退热剂。皮肤瘙痒时,局部用炉甘石洗剂涂擦。疱疹破裂时,给予甲紫或抗生素软膏涂擦。

2. 抗病毒治疗　阿昔洛韦是治疗水痘的首选药,应尽早使用。

3. 防治并发症　继发细菌感染时应及早使用抗生素。脑水肿时给予脱水剂治疗。一般禁用激素,当合并严重并发症时,应在使用有效抗生素的前提下酌情使用。

【护理诊断】

1. 皮肤完整性受损　与水痘病毒对皮肤损害有关。

2. 体温过高　与病毒血症、继发细菌感染有关。

3. 潜在并发症:皮肤感染、肺炎、脑炎　与免疫功能低下有关。

【护理措施】

(一)隔离措施

对患者应采取呼吸道隔离及接触隔离,至全部皮疹结痂或出疹后 7 日。

考点提示:水痘患者的隔离方式及时间。

(二)病情观察与疫情报告

1. 病情观察　观察水痘患者皮疹发展情况和有无继发感染;有无咳嗽、呼吸困难、高热、头痛、意识障碍等并发症表现,发现异常及时通知医生,予以相应的治疗。

2. 疫情报告　水痘属于其他法定传染病和重点监测传染病,不在甲、乙、丙类传染病之列,报告时限是 24 小时。

(三)生活护理

1. 休息　症状明显或有并发症者应卧床休息。

2. 营养　给予高热量、高蛋白、高维生素、易消化饮食,注意补充水分。

3. 日常卫生　保持室内空气新鲜,室温适宜,定时进行空气消毒。做好个人卫生,衣被不宜过厚,保持衣被清洁、干燥,勤剪指甲。

(四)对症护理

1. 皮疹的护理　每日清洁消毒皮疹 2 次,如皮肤继发细菌感染,应增加清洁次数。瘙痒难忍时,可分散患者注意力,用温水或 5% 碳酸氢钠溶液清洗,局部涂炉甘石洗剂或遵医嘱口服抗组胺药物。若皮疹破损或继发细菌感染,可局部用抗生素软膏或遵医嘱给予口服抗生素治疗。

2. 发热的护理　可采用物理降温,但禁用酒精擦浴,避免刺激皮肤。忌用水杨酸类退热药(如阿司匹林),以免增加瑞氏综合征的发生风险。

知识链接

瑞氏综合征

瑞氏综合征(Reye syndrome,RS)是一种严重的药物不良反应,常见于 6 个月至 4 岁的婴幼儿,多因在病毒感染(如流行性感冒、水痘)康复过程中使用水杨酸类药物所致。瑞氏综合征会损害全身器官,对肝脏和大脑的危害最大,如果不及时治疗,会导致肝肾衰竭、脑损伤,甚至死亡。

笔记

(五)用药护理

及时、正确地遵医嘱用药,注意观察阿昔洛韦的疗效和毒副作用。不宜使用肾上腺皮质激素及激素类软膏。

(六)心理护理

做好解释和安慰工作,与患者及其家属进行有效沟通,帮助他们了解水痘的基本知识,主动配合治疗和护理。关心体贴患者,帮助患者树立战胜疾病的信心。

(七)健康教育

1. 预防宣教

(1)管理传染源:对水痘患者尽早进行呼吸道隔离。对密切接触者隔离检疫3周。

(2)切断传播途径:患者的污染物、日常用品可用日晒法或煮沸法消毒。做好病房的空气消毒,可用日光或紫外线灯照射。

(3)保护易感人群:可给易感者接种水痘减毒活疫苗。免疫功能低下、正在使用免疫抑制剂者、孕妇在接触水痘患者后,尽早肌内注射丙种球蛋白或水痘-带状疱疹免疫球蛋白,以降低发病率、减轻病情。在流行季节,易感人群应避免去人群密集的场所。

2. 生活指导　无并发症的患者可在家中治疗、护理,护理人员应指导家长做好消毒、隔离及患者的皮肤护理。注意患者手和口腔的清洁卫生。给患者穿宽松、柔软的内衣。指导患者的营养供给。

3. 用药指导　本病无特效治疗方法,遵医嘱治疗、护理得当后预后较好。

4. 定期检查　如发现患者出现呼吸困难、发绀、头痛、呕吐、意识障碍等征象,提示发生了并发症,应及时去医院住院治疗。

目标检测

参考答案

一、选择题

A1 型题

1. 水痘患者饮食护理的重点是(　　)。

A. 多饮水　　B. 清淡饮食　　C. 半流质饮食
D. 忌油腻、辛辣、热性食物　　E. 可遵医嘱给予静脉补充营养

A2 型题

2. 水痘患儿,发热,体温>38.5℃,欲使用解热镇痛药,但儿童忌用阿司匹林,否则有可能引起(　　)。

A. AIDS　　B. 瑞氏综合征　　C. 灰婴综合征
D. 呼吸窘迫综合征　　E. 上腔静脉综合征

A3 型题

(3~5题共用题干)

患儿,女,3岁。2天前开始发热,体温38℃,伴有咳嗽、流涕、纳差。今晨起床后,腹部出现小水疱,透亮,周围有红晕,疹间肤色正常,体温37.8℃,精神不振,心、肺检查正常。

3. 该患儿可能患(　　)。

A. 麻疹　　B. 水痘　　C. 风疹
D. 伤寒　　E. 猩红热

4. 为明确诊断,最简易的辅助检查是(　　)。

A. 病毒核酸探针检查　　B. 病毒分离培养　　C. 疱疹刮片
D. 血离子　　E. 血常规

5. 一旦确诊水痘，严禁使用(　　)。

A. 抗生素　　B. 抗病毒药物　　C. 炉甘石洗剂

D. 肾上腺皮质激素　　E. 抗过敏药物

二、情景案例

萍萍，女，4 岁，在当地幼儿园上学。1 天前家长发现其发热且出现皮疹，伴明显瘙痒，随即来院就诊。查体：体温 37.7℃，头面部可见丘疹与清亮疱疹混合的皮疹，躯干与四肢少见。临床诊断为“水痘”。

请问：

1. 该患儿的护理诊断有哪些？

2. 治疗期间应尽快停用的药物有哪些？

任务五　狂犬病的护理

案例导学

刘某，女，24 岁。因“恐水、怕光、咽肌痉挛 2 天”入院。患者半个月前被狗咬伤后出现头痛，伤口未做特殊处理。查体：体温 39.2℃，脉搏 113 次/分，呼吸 29 次/分，血压 135/85mmHg。

请问：

1. 为明确诊断，需做哪些检查？

2. 该患者的护理诊断有哪些？

案例解析

狂犬病(rabies)是狂犬病毒所致的急性传染病。本病为人畜共患病，多见于犬、狼、猫等动物，人多因被病兽咬伤而感染。临床表现为特有的恐水、怕风、咽肌痉挛、进行性瘫痪等。因恐水症状比较突出，故本病又名恐水症。我国的狂犬病主要由病犬传播。目前对于狂犬病尚缺乏有效的治疗手段，人患狂犬病后的病死率为 100%，患者一般死于呼吸或循环衰竭，故应加强预防措施。

【病原学与流行病学】

(一)病原学

狂犬病毒属于弹状病毒科狂犬病毒属，为单股 RNA 病毒。狂犬病毒含 5 种蛋白，即糖蛋白(G)、核蛋白(N)、聚合酶(L)、磷蛋白(NS)及基质(M)等。狂犬病毒的糖蛋白可与乙酰胆碱结合，决定了狂犬病毒的噬神经性。狂犬病毒易被紫外线、甲醛、45% ~70% 酒精、氯化汞和苯扎溴铵等灭活。其悬液经 56℃ 30 ~60 分钟或 100℃ 2 分钟即失去活力，但不易被苯酚和来苏水杀灭，在冰冻干燥条件下可保存数年。

(二)流行病学

1. 传染源　主要传染源为携带狂犬病毒的病犬，其次为猫、猪、牛等家畜。某些肉食动物如狐、獾、浣熊等也可传播。

2. 传播途径　主要通过咬伤传播。人被患病动物咬伤后，动物唾液中的病毒通过伤口进入人体而引发疾病，少数患者可因眼结膜被病兽唾液污染而患病。少数患者是在宰杀患病动物时感染。

3. 人群易感性　人对狂犬病毒普遍易感，狩猎者、兽医、饲养动物者感染风险更高。被病犬咬伤而未做预防注射者中有 15% ~30% 发病，被病狼咬伤者有 50% ~60% 发病。其发病与咬伤部位、创伤程度、伤口处理情况及注射疫苗与否有关。

笔记

【发病机制与病理】

(一)发病机制

狂犬病毒进入人体后首先感染肌细胞,于伤口附近肌细胞内少量增殖,再侵入近处的末梢神经。而后病毒沿周围神经的轴索向中枢神经向心性扩散,并不随血液扩散。其主要侵犯脑干和小脑等处的神经元。病毒在灰质内大量复制,沿神经下行到达唾液腺、角膜、鼻黏膜、肺、皮肤等部位。

(二)病理

病理变化主要为急性弥漫性脑脊髓炎,尤以与咬伤部位相当的脊髓背根神经节、大脑海马及延髓、脑桥、小脑等处为重,脑膜通常无病变。脑实质呈充血、水肿及微小出血,镜下可见非特异性炎症改变,如神经细胞空泡形成、透明变性、染色质分解、血管周围单核细胞浸润等。其特征性病变是神经细胞胞质内出现圆形或椭圆形嗜酸性包涵体,称为内氏(Negri)小体,具有诊断意义。

【护理评估】

(一)健康史

注意询问患者有无被犬、猫或其他动物舔、抓、咬伤史;有无与狂犬病患者的密切接触史及狂犬疫苗接种史。

(二)身体评估

狂犬病潜伏期长短不一,多数在3个月以内,潜伏期的长短与年龄(儿童潜伏期较短)、伤口部位(头面部咬伤者发病较早)、伤口深浅(伤口深者潜伏期短)、入侵病毒的数量及毒力等因素有关。其他如清创不彻底、外伤、受寒、过度劳累等,均可能使患者提前发病。典型临床表现可分为以下3期。

1. 前驱期　在兴奋状态出现之前,大多数患者有低热、食欲不振、恶心、头痛、倦怠、周身不适等,酷似“感冒”;继而出现恐惧不安,对声、光、风、痛等较敏感,并有喉咙紧缩感。较有诊断意义的早期症状是伤口及其附近感觉异常,有麻、痒、痛及蚁走感等,此为病毒繁殖时刺激神经元所致。本期持续2~4日。

2. 兴奋期　患者逐渐进入高度兴奋状态,突出表现为极度恐怖、恐水、怕风、发作性咽肌痉挛、呼吸困难、排便困难及多汗流涎等。本期持续1~3日。恐水是狂犬病的特殊症状,典型者见水、饮水、听流水声甚至仅提及饮水时,即可引起严重咽肌痉挛。怕风也是常见症状之一,微风或其他刺激,如光、声、触动等,均可引起咽肌痉挛,严重时尚可引起全身疼痛性抽搐。

3. 麻痹期　痉挛停止,患者逐渐安静,但出现迟缓性瘫痪,尤以肢体软瘫为多见。眼肌、颜面肌肉及咀嚼肌也可受累,表现为斜视、眼球运动失调、下颌下坠、口不能闭、面部缺少表情等,本期持续6~18小时。

狂犬病的整个病程一般不超过6日,偶见超过10日者。此外,尚有以瘫痪为主要表现的“麻痹型”或“静型”,也称哑狂犬病,该型患者无兴奋期及恐水现象,而以高热、头痛、呕吐、咬伤处疼痛起病,继而出现肢体软弱、腹胀、共济失调、肌肉瘫痪、大小便失禁等。患者最终因呼吸肌麻痹与延髓麻痹而死亡。

(三)心理-社会评估

护理人员应评估患者对狂犬病的认知情况;有无被歧视感、孤独感、焦虑等心理反应;患病后对其工作、学习、家庭的影响;患者家庭经济状况,社会支持系统对患者的关心程度;患者对所患疾病的应对能力及对治疗的依从性等。

笔记

(四)实验室及其他检查

1. 血常规 外周血白细胞(12～30)×10^9/L,中性粒细胞>80%。

2. 尿常规 轻度蛋白尿,偶有透明管型。

3. 脑脊液检查 压力可稍增高,细胞数稍增多,一般不超过200×10^6/L,主要为淋巴细胞;蛋白质增高,可达2.0g/L以上;糖及氯化物正常。

4. 病原学检查

(1)病原体分离:患者的唾液及脑脊液常用来分离病毒,唾液的病毒分离阳性率较高。

(2)组织切片及免疫学检查:取患病动物及患者死后的脑组织做切片染色,可检查出内氏小体;或做免疫荧光试验检测病原体。

(3)核酸测定:采用PCR法测定狂犬病毒RNA,唾液、脑脊液或颈后带毛囊的皮肤组织检查的阳性率较高。

(4)抗体检查:用于检测早期的IgM,病后8日,50%的患者血清IgM为阳性,病后15日阳性率几乎100%。血清中和抗体于病后6日可测得,接种疫苗后效价一般不超过1∶1000,而患者可达1∶10000以上。

(五)治疗要点

目前世界范围内尚无特效治疗方法,以对症治疗为主,同时防治各种并发症。让患者卧床休息,防止一切声、光、风等刺激,大静脉插管行高营养疗法,患者的分泌物、排泄物及其污染物,均须严格消毒。

【护理诊断】

1. 有窒息的危险 与疾病损害中枢神经致呼吸肌痉挛有关。
2. 皮肤完整性受损 与患病动物抓伤、咬伤有关。
3. 有受伤的危险 与患者兴奋、狂躁等精神异常有关。
4. 营养失调:低于机体需要量 与吞咽困难、不能进食有关。
5. 恐惧 与疾病可致死有关。
6. 潜在并发症:肺炎、心力衰竭、上消化道出血、急性肾衰竭等。

【护理措施】

(一)隔离措施

将患者安置于单人病房,专人护理,严密接触隔离。医护人员须戴口罩及手套、穿隔离衣,避免被患者咬伤,注意自身防护。患者分泌物及排泄物必须用0.5%碘伏或75%酒精彻底消毒,污染敷料应焚烧。室内空气每日消毒1次。限制探视。

(二)病情观察与疫情报告

1. 病情观察 观察患者有无高度兴奋、恐水、怕风;观察生命体征的变化,有无痉挛发作或弛缓性瘫痪以及意识障碍和精神异常。

2. 疫情报告 狂犬病属乙类传染病,报告单位应在发现病例或疑似病例后24小时内向当地卫生防疫机构报告。

(三)生活护理

1. 休息与活动 嘱患者绝对卧床休息,环境安静,避免声、光、风等刺激。禁止一切活动。指导患者养成床上排便的习惯。

笔记

2. 营养支持 吞咽困难者应暂禁食。痉挛发作缓解期或镇静治疗后，给予鼻饲高热量流质食物，必要时静脉输注营养，维持水、电解质和酸碱平衡。准确记录每日出入量。

（四）对症护理

1. 伤口的护理 及时有效地处理伤口可明显降低狂犬病的发病率。①伤口较浅者，迅速用20%肥皂水或0.1%新洁尔灭反复冲洗至少30分钟，两种溶液不能混用，尽量挤出血液；再用大量清水反复冲洗，局部用70%酒精或2%～5%碘酊反复消毒。②伤口较深者，除彻底清洗消毒外，可用注射器插入伤口灌洗，伤口不可包扎或缝合，以便于引流。③用狂犬病免疫球蛋白或免疫血清，在伤口底部及周围进行局部浸润注射。皮试阳性者行脱敏治疗。④必要时使用破伤风抗毒血清和抗生素预防细菌感染。⑤及时、全程、足量接种狂犬疫苗。

考点提示：狂犬病患者的伤口处理。

2. 惊厥和抽搐的护理 应由经过免疫接种的医护人员完成护理。病房要阴暗、避光，周围不能有噪声、流水声。护理人员不要穿硬底鞋，不要摇动病床，取东西要轻拿轻放。简化医疗、护理操作，并在镇静治疗后进行。对烦躁不安者，应加床挡或适当约束，以防其自伤或伤人。

3. 并发症的护理 及时清除口鼻内分泌物，保证呼吸道通畅，维持自主呼吸；观察呼吸频率和节律变化，警惕呼吸衰竭的发生；备好急救物品，患者一旦发生呼吸衰竭或不能自主呼吸，应配合医生行人工通气治疗。

（五）用药护理

1. 狂犬病免疫球蛋白或免疫血清 注射前先做皮试，阳性者行脱敏治疗。

2. 镇静剂 注意观察患者有无呼吸抑制。

（六）心理护理

本病无特效治疗药物，进展迅速且发病后死亡率100%。患者多有焦虑、恐惧，甚至绝望心理，可能放弃治疗。护理人员应更加关心、爱护患者，以减轻患者的不良情绪，安慰和支持患者家属，共同帮助患者建立治疗的信心。

（七）健康教育

1. 预防宣教 大力宣传狂犬病的危害，要做好以下几点。

（1）管理传染源：加强犬类管理，饲养者应进行登记，做好犬只的预防接种。发现病犬要立即捕杀。对疑似病犬，应设法捕获，并隔离观察10天。如未死亡，则非病犬；如出现症状或死亡，应取脑组织检查，并做好消毒、深埋或焚毁。

（2）切断传播途径：避免接触病兽及野生动物。家养宠物要定期接种狂犬疫苗。

（3）保护易感人群：凡被犬、猫、狼等动物咬、抓伤后，为保证安全，都应注射狂犬疫苗。从注射第一针疫苗算起，约3周产生抗体。

2. 生活指导 向患者及其家属解释兴奋、痉挛、抽搐的病因，避免声、光、风等不良刺激，室内不能放置与水有关的物体，不能洗澡等。

3. 用药指导 目前国内多采用地鼠肾细胞疫苗（PHKCV），轻度咬伤者于0、7、14天各肌内注射2mL，重度咬伤者于0、3、7、14天和30天各肌内注射2mL。该疫苗安全有效，不良反应小。成人必须注射于上臂三角肌，儿童注射于大腿肌肉前外侧区。

4. 定期复查 凡发现任何不适，均应尽快就诊。

笔记

目标检测

参考答案

一、选择题

A1 型题

1. 患者出现恐水、怕风等症状，为了明确是否为狂犬病，可以进行以下检查，但(　　)除外。
   A. 唾液荧光抗体检查　B. 血液中和抗体试验　C. 脑脊液病毒分离
   D. 角膜印片法　E. 泪液病毒分离
2. 内氏小体见于(　　)。
   A. 脊髓灰质炎　B. 流行性乙型脑炎　C. 流行性脑脊髓膜炎
   D. 狂犬病　E. 艾滋病
3. 狂犬病临床可分为(　　)。
   A. 兴奋期，麻痹期，恢复期　B. 前驱期，麻痹期，恢复期　C. 前驱期，兴奋期，恢复期
   D. 前驱期，兴奋期，麻痹期　E. 潜伏期，前驱期，兴奋期
4. 狂犬病患者脑脊液一般不会表现出(　　)。
   A. 压力升高　B. 细胞数稍增多　C. 糖正常
   D. 氯化物增多　E. 蛋白质稍增多
5. 狂犬病最常见的传播途径是(　　)。
   A. 抓伤、咬伤　B. 血液传播　C. 呼吸道传播
   D. 消化道传播　E. 性传播
6. 人在被可疑动物致伤后，应立即开展的暴露后预防性治疗是(　　)。
   A. 立即进行伤口处理　B. 注射抗狂犬病血清　C. 接种狂犬疫苗
   D. 三项措施缺一不可　E. 不需要处理
7. 下列对狂犬病易感性的描述，错误的是(　　)。
   A. 创口深而大者发病率高
   B. 咬伤后清洗伤口者发病机会减少
   C. 冬季衣着厚，受感染机会少
   D. 及时、全程、足量注射狂犬疫苗能阻止发病
   E. 狂犬病免疫血清可中和狂犬病毒
8. 目前狂犬病毒抗原不能从患者的(　　)标本中查出。
   A. 血液　B. 唾液　C. 尿沉渣
   D. 角膜印片　E. 脑脊液
9. 以下对狂犬病的描述，错误的是(　　)。
   A. 狂犬病是自然疫源性疾病
   B. 狂犬病潜伏期变化较大，一般为 1 ~3 个月
   C. “恐水”是本病的特殊症状，每个患者都有
   D. 狂犬病是乙类传染病
   E. 狂犬病无特效治疗方法

二、情景案例

张某，男，38 岁。在家中切菜时不慎切伤手指，后被宠物狗舔舐手部。1 周后患者出现高热，极度兴奋，偶发惊厥、抽搐。

请问：

1. 患者最可能的病因是什么？
2. 疑似狂犬病患者的处理方法是什么？

（刘　麒）

笔记

任务六 流行性腮腺炎的护理

案例导学

小小,女,4岁。右侧耳垂周围肿大3天,剧痛,左侧有类似改变,较轻。查体:体温38.6℃,脉搏96次/分。发育正常,营养尚可。左侧耳垂周围明显肿胀,有压痛。

请问:

1. 为明确诊断,需做哪些检查?
2. 该患儿的护理诊断有哪些?

案例解析

流行性腮腺炎(epidemic parotitis)简称流腮。四季均有流行,以冬春季常见,是儿童和青少年期常见的呼吸道传染病。它是由腮腺炎病毒引起的急性、全身性感染,以腮腺肿痛为主要特征,有时亦可累及其他唾液腺。常见的并发症为病毒性脑膜脑炎、睾丸炎、胰腺炎及卵巢炎。本病为自限性疾病,目前尚缺乏特效药物,抗生素治疗无效。一般预后良好。

【病原学与流行病学】

(一)病原学

腮腺炎病毒与副流感、麻疹、呼吸道合胞病毒等同属于副黏病毒科。腮腺炎病毒为RNA病毒,直径85~300nm,平均140nm。其核衣壳蛋白具有可溶性抗原(S抗原),外层表面含有神经氨酸酶和血凝素糖蛋白(V抗原)。S抗原和V抗原各有其相应的抗体。S抗体无保护性,V抗体有保护作用。

腮腺炎病毒对理化因素敏感,1%来苏水、酒精、0.2%甲醛等可于2~5分钟内将其灭活;暴露于紫外线下迅速死亡。在4℃时其活力可保持2个月,加热至55~60℃ 10~20分钟即失去活力。37℃时可保存24小时,-65℃可存活数月至数年。人类是腮腺炎病毒唯一的天然宿主,但该病毒可在猴、鸡胚羊膜和许多哺乳类动物细胞中增殖。

(二)流行病学

1. 传染源　主要传染源为早期患者和隐性感染者。病程早期可自患者唾液、血液、脑脊液、尿液或甲状腺组织中分离出腮腺炎病毒。本病毒很少变异,各毒株间的抗原性甚为接近。

考点提示:流行性腮腺炎的传染源。

2. 传播途径　主要通过呼吸道飞沫传播,密切接触亦可传染。

3. 人群易感性　人群普遍易感,多见于1~15岁,尤其是5~9岁的儿童。1岁以内婴儿因携带母体的抗体而不发病。

4. 流行特征　本病呈全球性分布,全年均可发病,但以冬春季为主。一般呈散发,在托幼机构、小学等人群聚集及卫生条件不良的场所中易引起暴发流行。感染后可获得持久的免疫力。

【发病机制与病理】

(一)发病机制

腮腺炎病毒侵入口腔黏膜和鼻黏膜后,在上皮组织中大量增生,引起局部炎症和免疫反应,然后进入血液循环,引起第一次病毒血症,经血流累及腮腺及其他组织,并在其中增生。病毒经繁殖后,再次进入血液循环,引起第二次病毒血症,并侵犯上次未受累的一些脏器。

(二)病理

腮腺炎病毒对腮腺有特别的亲合力,故腮腺的非化脓性炎症为主要病变。表现为腺体肿胀、渗出、出血和白细胞浸润。腺体上皮水肿、坏死,腺泡间血管有充血现象。腮腺导管呈卡他性炎症,导管周围及腺体间质中有浆液纤维蛋白性渗出及淋巴细胞浸润,常引起导管堵塞,内压增加,导致腺体肿大。腮腺导管部分阻塞时,唾液中潴留的淀粉酶可经淋巴系统进入血循环,并从尿中排泄,导致血、尿淀粉酶增高。脑组织可发生急性病毒性脑膜脑炎病变,包括神经细胞变性、坏死和炎性浸润。青春期男性患者易并发睾丸炎。睾丸曲精管上皮显著充血,有出血斑点及淋巴细胞浸润。间质可见水肿、浆液纤维蛋白性渗出物。

【护理评估】

(一)健康史

注意询问发病前1~3周有无与腮腺炎患者的密切接触史;有无体温升高、头痛及肌肉酸痛等症状;既往有无类似病史;有无腮腺炎疫苗接种史。

(二)身体评估

1. 症状和体征 潜伏期8~30天,平均18天。起病大多较急,无前驱症状。有发热、畏寒、咽痛、头痛、肌肉酸痛、恶心、呕吐等全身不适感,数小时后腮腺肿痛逐渐明显,体温可达39℃以上。

腮腺肿痛最具特征性。一般以耳垂为中心,向前、后、下发展,状如梨形,边缘不清(附图6);局部皮肤紧张,发热但不发红,触之坚韧有弹性,有轻触痛,张口、咀嚼(尤其进酸性饮食)时刺激唾液分泌,导致疼痛加剧;通常一侧腮腺肿胀后1~4天累及对侧,双侧肿胀者约占75%。颌下腺或舌下腺也可同时被累及。10%~15%的患者仅有颌下腺肿大,舌下腺感染最少见。重症者腮腺周围组织高度水肿,使容貌变形,并出现吞咽困难。腮腺导管开口处早期红肿,挤压腮腺始终无脓性分泌物溢出。咽及软腭肿胀,扁桃体向中线移位。腮腺肿胀大多于2~3天到达高峰,持续4~5天后逐渐消退。体温升高,多为中度发热,5天左右降至正常。总病程10~14天。

考点提示:流行性腮腺炎的特征性表现。

2. 并发症 腮腺炎是全身感染性疾病,引起明显的全身症状,并可累及神经系统、泌尿生殖系统、消化系统。

(1)脑膜脑炎、脑炎:脑膜脑炎是儿童腮腺炎最为常见的并发症,男孩较女孩多见。脑膜脑炎症状可能在腮腺肿大前或同时发生,也可在腮腺肿大后2周内出现。脑电图可有改变但无特异性。一般预后良好。腮腺炎脑炎与其他原因引起的脑炎不易鉴别,以头痛、呕吐、颈强直为常见症状,20%的患儿易发生惊厥。脑脊液中白细胞总数正常或稍增高,以淋巴细胞为主。个别脑炎病例也可留有后遗症。

(2)睾丸炎:是男性患者最常见的并发症,青春期后的男性发病率为14%~35%。早期症状常发生在腮腺肿大1周左右,表现为突发高热、寒战、头痛、恶心、下腹疼痛,患侧睾丸胀痛伴剧烈触痛,阴囊皮肤水肿、发红,鞘膜腔内可见黄色积液。病变大多侵犯一侧,1/3~1/2的病例可发生不同程度的睾丸萎缩。由于病变常为单侧,即使双侧发病也仅部分曲精管受累,故很少导致不育症。常伴发附睾炎。

(3)卵巢炎:占青春期后女性患者的5%~7%。表现为发热、呕吐、下腰部酸痛、下腹部轻压痛、月经周期失调,严重者可扪及肿大的卵巢,伴压痛。迄今尚未见导致不孕的报告。

(4)胰腺炎:轻型及亚临床型较常见,严重者罕见。表现为中上腹疼痛和触痛,伴呕吐、发热、腹胀、腹泻或便秘等。不伴有腮腺肿大时易误诊为胃肠炎。血淀粉酶不宜作为诊断依据,血清脂肪酶超过1.5U/dL(正常为0.2~0.7U/dL)提示最近发生过胰腺炎。

(5)其他:如心肌炎、肾炎、肝炎、乳腺炎、甲状腺炎、血小板减少、关节炎等。眼部并发症有角膜炎、泪腺炎、巩膜炎、虹膜睫状体炎、视盘炎。一般3周内恢复。

(三)心理-社会评估

护理人员应评估患者家属对疾病的认知情况;患者有无因疼痛而产生恐惧、紧张的心理反应;评估家属对患者身心健康的关心程度。

(四)实验室及其他检查

1. 血、尿常规　白细胞正常或稍低,并发肾炎者尿中可出现蛋白、红细胞及白细胞。

2. 血、尿淀粉酶测定　90%的患者血清淀粉酶有轻度和中度增高,有助于诊断。淀粉酶增高程度往往与腮腺肿胀程度成正比。

3. 血清学检查　常用补体结合试验或酶联免疫吸附试验检测补体结合抗体,即S抗体和V抗体,S抗体可作为早期感染证据,6~12个月逐渐下降、消失;V抗体在发病1个月达高峰,6个月后逐渐下降,2年后达低水平并持续存在。恢复期双份血清测定V抗体效价升高4倍以上,有助于诊断。

4. 病毒分离　早期可在唾液、尿液、血液、脑脊液中分离到病毒。

(五)治疗要点

腮腺炎是一种自限性疾病,目前尚无治疗腮腺炎的特效药物,以对症治疗为主。应隔离患者至腮腺肿胀完全消退。注意口腔清洁,饮食以流食或软食为宜,避免进食酸性食物,保证液体摄入量。发病早期可用利巴韦林抗病毒治疗或将六神丸用醋调制后外敷。体温达38.5℃以上者可用解热镇痛药。对并发脑膜脑炎者应给予镇静、降颅压等药物。睾丸胀痛时给予解热镇痛药,局部冷敷,用棉花垫和丁字带托起睾丸,还可用激素。并发胰腺炎时应禁食、补充能量,注意水、电解质平衡。

【护理诊断】

1. 体温过高　与病毒感染有关。
2. 急性疼痛:面部疼痛　与腮腺炎症有关。
3. 营养失调:低于机体需要量　与害怕咀嚼、吞咽时疼痛加重有关。
4. 恐惧　与面部疼痛加重有关。
5. 潜在并发症:脑膜脑炎、睾丸炎、卵巢炎、胰腺炎等。

【护理措施】

(一)隔离措施

发现病例后立即行呼吸道隔离,至腮腺肿大完全消失。密切接触者应医学观察30天。

佩戴口罩

(二)病情观察与疫情报告

1. 病情观察　观察病情变化,如有无高热、头部剧痛、呕吐、颈强直等脑膜脑炎表现;有无腮腺肿大消退后发生睾丸明显肿胀等睾丸炎表现。

2. 疫情报告　流行性腮腺炎属丙类传染病,报告单位应在发现病例或疑似病例后24小时内向当地卫生防疫机构报告。

(三)生活护理

1. 休息与活动　指导患者取半卧位或头高足低位,有利于减轻面部肿胀,缓解疼痛。

2. 营养支持　鼓励患者进食高热量、高蛋白、含丰富维生素的软食,疼痛明显时可少食多餐,增加液体入量,加快毒素排泄。

笔记

3. 口腔护理　加强口腔卫生管理，防治口腔感染。

（四）对症护理

1. 发热的护理　保持室内空气新鲜，定时测量体温。发热时卧床休息，限制活动量，以减少并发症的发生。鼓励患者多饮水，以利于降温。根据具体情况选择合适的降温方法，如头部冷敷、温水浴或使用适量退热剂等。

2. 疼痛的护理　保持口腔清洁，做好口腔护理，饭后用生理盐水或4%硼酸溶液漱口，预防继发化脓性感染。根据患者的咀嚼能力，给予易消化、清淡、有营养的流质、半流质饮食或软食，避免酸、辣、刺激性的食物。按医嘱局部冷敷或用六神丸调醋涂敷于肿痛处，每天1次或2次。

（五）用药护理

急性化脓性腮腺炎的致病菌主要为金黄色葡萄球菌，应尽早应用青霉素或头孢类抗生素。观察用药后病情，及时向医生提供病情变化的动态信息。协助医生从腮腺导管口取脓性分泌物做细菌培养及药敏试验，为选用最敏感的抗生素提供依据。

（六）心理护理

护理人员应对患者的心理及躯体状况做全面细致的评估，掌握患者的心理状态变化，及时给予相应的心理干预，鼓励患者表达自己的情绪。耐心向患者宣教、解释疾病相关知识。治疗、护理及时到位，增加患者的舒适感，减轻疾病对患者造成的痛苦。

（七）健康教育

1. 预防宣教　普及流行性腮腺炎的防治知识，让更多人了解疾病的预防重点。

（1）管理传染源：因患者传染期较长，应对确诊和疑似病例采取隔离措施。

（2）切断传播途径：保持室内空气流通，每天进行空气消毒，限制探视。患者的餐具应及时消毒，衣被应暴晒，正确处理患者的分泌物和排泄物。流行期间易感者应避免出入公共场所。

（3）保护易感人群：①疫苗接种。有资料显示，接种疫苗后小儿预防成功率可达97%，成人可达93%。中和抗体至少可保持数年。儿童应按时完成预防接种，即1.5岁接种第1次，6岁接种第2次。15岁以下儿童均可接种。需要注意的是腮腺炎减毒活疫苗不能用于孕妇、先天性或获得性免疫功能低下者，以及对鸡蛋过敏者。②被动免疫。注射免疫球蛋白可起到预防或减轻症状的作用。

2. 生活指导　鼓励患者进食高热量、高蛋白、富含维生素的半流质饮食或软食，可少食多餐以减轻咀嚼和吞咽时的疼痛。教会患者使用生理盐水漱口，防止口腔感染。发热时应多饮水。疾病流行期间不去公共场所，外出戴口罩。

3. 定期复查　凡发现并发症者，应尽快就诊。

目标检测

参考答案

一、选择题

A1 型题

1. 流行性腮腺炎的临床分期分为（　　）。

A. 前驱期，腮腺肿大期　　B. 前驱期，发热期　　C. 腮腺肿大期，发热期

D. 前驱期，腮腺肿大期，发热期　　E. 发热期，恢复期

2. 以下（　　）不是流行性腮腺炎的并发症。

A. 脑膜炎　　B. 卵巢炎　　C. 胰腺炎

D. 结膜炎　　E. 睾丸炎

3. 不属于流行性腮腺炎传播方式的是（　　）。

A. 说话　　B. 蚊虫叮咬　　C. 咳嗽
D. 喷嚏　　E. 密切接触

4. 对流行性腮腺炎的传染期描述正确的是(　　)。
A. 腮腺肿大前 9 日至肿后 7 日
B. 腮腺肿大前 7 日至肿后 9 日
C. 发热前 9 日至热退后 7 日
D. 发热前 7 日至热退后 9 日
E. 发热前 5 日至热退后 7 日

5. 下列对流行性腮腺炎的易感性，描述错误的是(　　)。
A. 主要侵犯 2 岁以上的儿童
B. 一次感染后可终身免疫
C. 一次感染后免疫时间为数年
D. 正常人群隐性感染率达 30% ~50%
E. 主要感染 1 岁以内婴儿

6. (　　)不是分离流行性腮腺炎病毒的主要标本来源。
A. 血液　　B. 唾液　　C. 大便
D. 尿液　　E. 脑脊液

7. 关于流行性腮腺炎的流行病学，描述错误的是(　　)。
A. 全球均有流行，冬春季为流行高峰
B. 2 岁及以上儿童发病较多
C. 在托幼机构、学校等集体单位易引起暴发
D. 1 岁以下儿童和成人不发病
E. 主要经飞沫传播

8. 以下对腮腺炎病毒的描述错误的是(　　)。
A. 为单股 RNA 病毒　　B. 对低温的抵抗力较弱　　C. 紫外线、福尔马林可使其迅速死亡
D. 56℃ 20 分钟使其灭活　　E. 酒精 2 ~5 分钟使其失去活性

9. 对流行性腮腺炎的描述错误的是(　　)。
A. 一种急性呼吸道传染病　　B. 通过空气飞沫传播　　C. 属丙类传染病
D. 临床表现为腮腺化脓性肿胀　　E. 可累及中枢神经系统

10. (　　)不是对流行性腮腺炎患者进行的实验室检查。
A. 淀粉酶测定　　B. 中和抗体测定　　C. 角膜印片法
D. 脑脊液病毒分离　　E. 血常规

二、情景案例

小华，女，9 岁。因发热，两侧耳垂周围肿胀、疼痛 2 天入院。查体：体温 38.8℃，脉搏 105 次/分，呼吸 18 次/分，血压 105/75mmHg。发育正常，营养尚可，两侧耳垂周围明显肿胀，有压痛。

请问：

1. 为明确诊断，需做哪些检查？
2. 该患儿的护理诊断有哪些？如何进行护理？

任务七 流行性乙型脑炎的护理

案例导学

东东，男，8岁。因“高热伴头痛2天，神志不清半天”入院。查体：体温40.5℃，脉搏110次/分，呼吸28次/分，昏迷状态，心、肺未见异常，肝、脾肋下未触及，克尼格（Kernig）征阴性，巴宾斯基（Babinski）征阳性。外周血白细胞 18×10^9/L，中性粒细胞比例92%。

请问：

1. 该患儿的初步诊断是什么？
2. 该患儿护理诊断有哪些？

案例解析

流行性乙型脑炎（epidemic encephalitis B）简称乙脑，因病原体于1934年在日本发现，故又名日本脑炎。本病主要分布在亚洲，尤其是东南亚地区，经蚊虫传播，多见于夏秋季，好发于儿童。患者急起发病，有高热、意识障碍、惊厥、强直性痉挛和脑膜刺激征等表现，重症患者病后往往留有后遗症。

【病原学与流行病学】

（一）病原学

乙脑病毒属虫媒病毒科黄病毒属，是RNA病毒，呈球形，直径为20～30nm，核心含单股RNA，有衣壳，抗原性稳定。人和动物感染本病毒后，均产生补体结合抗体、中和抗体和血凝抑制抗体。乙脑病毒具有较强的嗜神经性，对温度、乙醚、酸等都很敏感，在蚊虫体内繁殖的适宜温度为25～30℃。该病毒在外界环境中抵抗力不强，56℃ 30分钟或100℃ 2分钟可被灭活。但对低温和干燥的抵抗力很强，用冰冻干燥法在4℃冰箱中可保存数年。

（二）流行病学

1. 传染源　猪（尤其是幼猪）是主要传染源。在流行区，家畜、家禽感染率较高，幼猪的感染率可高达100%。乙脑病毒在人群中流行前的1～2个月，通常是猪乙脑病毒感染的高峰期。人感染后，由于血中病毒数量少，毒血症时间短，因此患者和隐性感染者不作为主要的传染源。

2. 传播途径　主要通过蚊虫叮咬传播。我国主要以三带喙库蚊传播居多。蚊虫可携带病毒过冬，经卵传播，成为乙脑病毒的长期宿主。此外，被感染的候鸟、蠛蠓、蝙蝠也是乙脑病毒的长期储存宿主（附图7）。

3. 人群易感性　人群普遍易感，多见于10岁以内儿童，尤以2～6岁儿童发病率最高。感染后少数人发病，其余大多数表现为隐性感染，患者与隐性感染病例之比为1∶（1000～2000）。感染后可获得持久免疫力。由于疫苗的广泛接种，儿童乙脑的发病率有所下降。

4. 流行特征　在北方地区有明确的季节性，约90%的病例发生在7、8、9月；南方炎热地区全年皆可发病，呈高度散发性。

考点提示：流行性乙型脑炎的主要传染源。

【发病机制与病理】

（一）发病机制

携带乙脑病毒的蚊虫叮咬人体后，病毒先在单核－巨噬细胞系统内繁殖，然后进入血液，引起病

笔记

毒血症。当机体免疫力强时，病毒血症时间短，病毒很快被清除，不侵入中枢神经系统，感染者只表现为轻症或隐性感染，并获得终身免疫力。当机体免疫力差或病毒数量多、毒力强时，病毒可侵入中枢神经系统，引起中枢神经系统广泛性损害。

（二）病理

乙脑主要病变以脑实质广泛性炎症为主，尤其是大脑皮质、中脑、丘脑和大脑基底部最严重。其基本病变为：①血管内皮细胞损害，可见脑膜与脑实质小血管扩张、充血、出血及血栓形成，血管周围套式细胞浸润；②神经细胞变性坏死，液化溶解后形成大小不等的筛状软化灶；③局部胶质细胞增生，形成胶质小结。部分患者脑水肿严重，颅内压升高可进一步导致脑疝。

【护理评估】

（一）健康史

注意询问患者生活环境中有无乙脑流行；有无蚊虫叮咬及预防接种史；有无发热、畏寒、头痛等临床表现，是否伴有烦躁、惊厥等症状；发病时是否处于乙脑流行季节。

（二）身体评估

潜伏期为4～21天，一般为10～14天。典型病例的病程可分4个阶段。

1. 初期　起病急，体温急剧上升至39～40℃，伴头痛、恶心和呕吐，部分患者有嗜睡或精神倦怠，并有轻度颈强直。病程1～3天。

2. 极期　高热、抽搐和呼吸衰竭是极期的严重症状，三者互相影响，形成恶性循环，其中呼吸衰竭是乙脑患者最常见的死亡原因。

（1）持续高热：是乙脑患者必有的症状。体温持续上升，可达40℃以上。体温越高，持续时间越长，提示病情越严重。

（2）意识障碍：初期症状逐渐加重，意识障碍明显，可有嗜睡、谵妄、昏睡或昏迷。神志不清最早可发生在病程第1～2天，但多见于第3～8天。

（3）惊厥或抽搐：是乙脑患者病情严重的表现。重症患者可出现全身抽搐、强直性痉挛或强直性瘫痪，少数也可出现软瘫。频繁抽搐可致发绀，脑缺氧和脑水肿加重，导致呼吸衰竭。

（4）呼吸衰竭：严重者可因脑实质病变（尤其是脑干）、缺氧、脑水肿、脑疝、低血钠症性脑病等病变而出现中枢性呼吸衰竭，表现为呼吸节律不规则、双吸气、叹息样呼吸、呼吸暂停、潮式呼吸等，直至呼吸停止。

（5）颅内病变：伴有颅内压增高和脑水肿时可有剧烈头痛、频繁呕吐、血压升高、视盘水肿等表现。若发生脑疝，除呼吸异常外，可见昏迷加重、瞳孔大小不等、呼吸突然停止等。

（6）神经系统其他表现：多在病程10天内出现。表现为：①浅反射减退或消失，深反射先亢进，后消失；②锥体束征阳性；③脑膜刺激征阳性；④瞳孔对光反应迟钝、消失或瞳孔散大。

考点提示：流行性乙型脑炎极期的严重表现。

3. 恢复期　极期过后体温逐渐下降，神经系统症状逐渐好转。重症患者仍有迟钝、痴呆、失语、吞咽困难、面瘫、四肢强直性痉挛或扭转痉挛等症状，少数患者也可有软瘫。经过积极治疗，大多可在半年内恢复。

4. 后遗症期　少数重症患者半年后仍有精神神经症状，称为后遗症，主要表现为意识障碍、痴呆、失语及肢体瘫痪、癫痫等，予以积极治疗可有不同程度的恢复。癫痫后遗症可持续终生。

5. 并发症　以支气管肺炎最常见，多因分泌物阻塞呼吸道引起。其他常见并发症有尿路感染、败血症等，重症患者还可发生应激性溃疡。

笔记

(三)心理－社会评估

护理人员应评估患者对疾病的认知水平;有无因疾病产生焦虑情绪;了解隔离治疗对患者生活、工作的影响,以及家属对患者的支持、关心程度。

(四)实验室及其他检查

1. 血常规　白细胞总数增高,中性粒细胞比例在80%以上。在少数轻型患者中,血象可在正常范围内。

2. 脑脊液　外观无色透明,压力轻度增高,白细胞增加。病初2～3天以中性粒细胞为主,以后则单核细胞增多。糖正常或偏高,蛋白质常轻度增高,氯化物正常。病初1～3天内,少数病例脑脊液检查可呈阴性。

3. 病毒分离　病程1周内从死亡病例脑组织中可分离到乙脑病毒,也可用免疫荧光法在脑组织中找到病毒抗原。从脑脊液或血清中不易分离出病毒。

(五)治疗要点

目前无特效治疗,以对症治疗为主,防治并发症和后遗症,病房应有防蚊、降温设备,对提高疗效具有重要意义。

1. 一般治疗　注意饮食和营养,高热、昏迷、惊厥患者易失水,故应补足量液体,成人一般每天1500～2000mL,小儿每天50～80mL/kg。输液不宜过多,以防发生脑水肿,加重病情。对昏迷患者宜采用鼻饲。

2. 对症治疗

(1)高热的处理:将室温降至30℃以下。对高热患者可采用物理降温或药物降温,使体温保持在38～39℃(肛温)。避免用过量的退热药,以免因大量出汗而引起虚脱。

(2)惊厥的处理:可使用镇静止痉剂,如地西泮、水合氯醛、苯妥英钠、异戊巴比妥等。应对发生惊厥的原因采取相应的措施:①脑水肿者,应以脱水治疗为主,可用20%甘露醇,在30分钟内静脉滴注完,必要时4～6小时重复使用。同时可合用呋塞米、肾上腺皮质激素等,以防止应用脱水剂后的颅内压反跳。②因呼吸道分泌物堵塞气道致脑细胞缺氧者,则应给予吸氧,保持呼吸道通畅,必要时行气管切开,加压呼吸。③高热者,应以降温治疗为主。

(3)呼吸障碍和呼吸衰竭的处理:深昏迷患者喉部痰鸣音增多而影响呼吸时,可经口腔或鼻腔吸引分泌物,采用体位引流、雾化吸入等,以保持呼吸道通畅。对脑水肿、脑疝而致呼吸衰竭者,可给予脱水剂、肾上腺皮质激素等。对假性延髓麻痹或延脑麻痹而自主呼吸消失者,应立即行气管切开或插管,使用加压人工呼吸器。对存在自主呼吸,但呼吸浅弱者,可使用呼吸兴奋剂,如山梗菜碱、尼可刹米、哌甲酯、回苏林等(可交替使用)。

(4)循环衰竭的处理:因脑水肿、脑疝等脑部病变而引起的循环衰竭,宜用脱水剂降低颅内压。如为心源性心力衰竭,则应加用强心药物,如毛花苷C等。因高热、失水过多造成血容量不足引起的循环衰竭,则应以扩容为主。

3. 肾上腺皮质激素及其他治疗　肾上腺皮质激素有抗炎、退热、降低毛细血管通透性、保护血－脑屏障、减轻脑水肿、抑制免疫复合物形成、保护细胞溶酶体膜等作用,可用于重症和早期确诊的患者。待体温降至38℃,持续2天可逐渐减量,一般不宜超过7天。过早停药可使症状反复,使用时间过长则易产生并发症。在疾病早期可应用广谱抗病毒药物利巴韦林或双嘧达莫治疗,有较好疗效。

【护理诊断】

1. 体温过高　与病毒血症及脑部炎症有关。

2. 意识障碍　与中枢神经系统损害有关。

笔记

3. 有受伤的危险　与惊厥、抽搐、意识障碍有关。

4. 有窒息的危险　与惊厥发作有关。

5. 潜在并发症：呼吸衰竭、继发感染等。

【护理措施】

(一)隔离措施

执行昆虫隔离至体温恢复正常。

(二)病情观察与疫情报告

1. 病情观察　观察患者生命体征变化，尤其是体温和呼吸变化；观察有无意识障碍和烦躁不安，有无惊厥先兆，如口角抽动、指(趾)抽动、两眼呆视、肌张力增高等；有无脑疝表现，如昏迷加重、瞳孔忽大忽小、对光反射消失等；有无肺部感染、尿路感染、肺不张等并发症。准确记录 24 小时出入液量，注意水、电解质平衡。

2. 疫情报告　流行性乙型脑炎属于乙类传染病，报告单位应在发现病例或疑似病例后 24 小时内向当地卫生防疫机构报告。

(三)生活护理

1. 休息与活动　将患者安置在安静、防蚊的房间，防止声、光刺激。患者应卧床休息，意识障碍者需专人看护，防止压疮。做好生活护理和口、鼻、皮肤的清洁护理。集中安排检查、治疗和护理操作，减少不良刺激。

2. 营养支持　按病程不同时期给予不同饮食。早期鼓励患者进食清淡流质饮食；有吞咽困难或昏迷者可给予鼻饲，少量多次、缓慢注入，以免发生反射性呕吐；补充足够的水分，注意补钾。恢复期患者应逐步增加高热量、高蛋白食物，以提高抵抗力，防止继发感染。

(四)对症护理

1. 高热的护理　以物理降温为主，药物降温为辅，降低室温至 30℃以下。保持肛温在 38℃左右。物理降温可选择冰袋冷敷，温水擦浴，4℃冰盐水灌肠等。药物降温可用吲哚美辛栓剂纳肛、安乃近滴鼻。伴惊厥的患者可用冬眠疗法，即使用氯丙嗪和异丙嗪，每次 0.5～1mL/kg 肌内注射，每 4～6 小时 1 次，一般疗程为 3～5 天。伴四肢厥冷者，禁冷敷和擦浴。

2. 惊厥或抽搐的护理　及时发现惊厥先兆，一旦发生惊厥或抽搐，应立即报告医生，并积极协助处理。具体措施：①将患者置于仰卧位，头偏向一侧，保持呼吸道通畅，及时清除口、鼻内分泌物。②将缠有纱布的压舌板置于患者上下臼齿之间，防止咬伤舌头，必要时用舌钳将患者舌头轻轻拉出，以防舌根后坠。③注意患者安全，防止坠床，必要时加床挡或约束带。

3. 呼吸衰竭的护理　评估呼吸衰竭的病因并给予相应护理。①分泌物堵塞呼吸道时，应及时清理呼吸道，加强翻身、拍背、引流等措施。②中枢性呼吸衰竭时，可用呼吸兴奋剂。③脑水肿和颅内压增高时，应给予头部降温、脱水治疗。④适当使用抗生素预防感染。

(五)用药护理

遵医嘱用药，注意观察疗效和不良反应。

1. 镇静解痉药物　严格掌握用药剂量和间隔时间，注意观察患者的呼吸和意识状态。

2. 呼吸兴奋剂　大剂量应用可诱发惊厥。

3. 脱水剂　应在 30 分钟内快速静脉输入，同时严密监测患者的心、肾功能。

(六)心理护理

护理人员应与患者多沟通，努力帮助患者减轻焦虑情绪。对并发症严重者，应鼓励其配合治疗，

笔记

尽早进行功能锻炼。指导家属给予患者更多心理支持。

(七)健康教育

1. 预防宣教 普及乙脑的防治知识,让更多人了解该疾病的预防重点。

(1)管理传染源:及时发现病例,给予有效治疗。加强家畜管理,在乙脑流行季节前对猪进行疫苗接种。

(2)切断传播途径:积极开展防蚊、灭蚊工作,为患者提供防蚊物品。

(3)保护易感人群:疫苗接种可增强抗病能力,是预防乙脑的重要措施,应在流行季节前1~2个月接种。

素质拓展

爱国卫生运动

1952年,全国爱国卫生运动委员会成立,要求各地组织开展灭蝇、灭蚊、灭蚤、灭虱、灭鼠以及杀灭其他病媒昆虫的群众性运动。70多年来,我国爱国卫生工作始终坚持党委领导、政府主导、多部门协作、全社会参与,坚持"大卫生、大健康"理念,坚持预防为主、源头治理,以解决影响人民群众健康的环境卫生突出问题、全面提升全民族文明卫生素质等为重点,已取得了显著成效。

2. 生活指导 指导患者和家属正确认识疾病,了解积极治疗的意义,强调隔离和休息的重要性,保证足够的营养摄入。

3. 定期复查 遗留精神神经症状者,应尽可能使其功能障碍在6个月内恢复,以防形成不可逆性后遗症。

目标检测

参考答案

一、选择题

A1型题

1. 对乙脑早期诊断最有价值的是(　　)。
   A. 特异性IgM抗体,在病后3~4日出现
   B. 血常规检查
   C. 脑脊液检查
   D. 血清学检查
   E. CT检查
2. 乙脑患者最常见的死亡原因是(　　)。
   A. 高热　　B. 惊厥　　C. 呼吸衰竭
   D. 谵妄　　E. 颅内高压
3. 乙脑患者出现脑实质受损症状,证明到了(　　)。
   A. 潜伏期　　B. 前驱期　　C. 极期
   D. 中期　　E. 感染期
4. 乙脑主要传染源及中间宿主是(　　)。
   A. 猪　　B. 蚊虫　　C. 成人
   D. 小儿　　E. 鸡、鸭
5. 患儿体温39~40℃,有头痛、呕吐、嗜睡或浅昏迷及惊厥表现,脑膜刺激征阳性。患儿属于乙脑的(　　)。
   A. 轻型　　B. 中型　　C. 重型

笔记

D. 极重型　　　　　　　　　　　　E. 以上均不正确

二、情景案例

文文，男，8 岁。因“发热、头痛、嗜睡 3 天”入院。体温 40℃，浅昏迷，颈软，双侧瞳孔缩小，膝反射亢进，巴宾斯基征阳性。脑脊液无色透明，细胞数 0.1×10^9/L，中性粒细胞比例 0.80，淋巴细胞比例 0.20，糖 2.8mmol/L，氯化物 119mmol/L，蛋白 0.8g/L。外周血白细胞 15×10^9/L，中性粒细胞比例 0.75，淋巴细胞比例 0.25。

请问：

1. 为明确诊断，需做哪些检查？
2. 该患儿的护理诊断有哪些？如何进行护理？

（姚　西）

任务八　手足口病的护理

案例导学

患儿，女，2 岁。无明显诱因发生口腔溃疡 3 天，有疼痛感。继而手掌、足底出现红色斑丘疹，稍有痒感。查体：体温 37.2℃，脉搏 121 次/分，呼吸 35 次/分，血压 105/75mmHg。手掌、足底可见散在红色斑丘疹，呈对称性分布。

请问：

1. 根据症状和体征分析，患儿可能患何种疾病？由哪种病原体感染引起？
2. 该病主要通过哪些途径传播？
3. 如何防治该病？

案例解析

手足口病（hand foot mouth disease，HFMD）是由肠道病毒（柯萨奇病毒）引起的传染病。多发生于 5 岁以下儿童，表现为发热，手、足、口腔等部位出现小疱疹或小溃疡，多数患儿 1 周左右自愈，少数患儿可发生心肌炎、肺水肿、无菌性脑膜脑炎等并发症。个别重症患儿病情发展快，可导致死亡。目前缺乏特效治疗药物，以对症治疗为主。

【病原学与流行病学】

（一）病原学

引发手足口病的肠道病毒有 20 余种，主要为柯萨奇病毒（Coxsackie virus）A 组 16、4、5、7、9、10 型，B 组 2、5、13 型；埃可病毒（ECHO virus）和肠道病毒 71 型（EV71），其中以 EV71 及柯萨奇病毒 A16 型（Cox A16）最为常见。

Cox A16 是手足口病的主要病原之一，可感染儿童和成人，所致的手足口病多为自限性，病程平均为 7 天，大部分患者病情较轻。世界卫生组织（WHO）曾对 1967 至 1970 年的肠道病毒感染进行回顾分析，发现几乎一半以上的皮肤、黏膜感染与 Cox A16 病毒相关。

EV71 是近年来手足口病的主要病原体之一，主要感染儿童，大多为 5 岁以下的幼儿。EV71 在引起手足口病的同时可发生更严重的中枢神经系统疾病，包括急性运动神经疾病和脑干脑炎。

（二）流行病学

1. 传染源　人是肠道病毒的唯一宿主，患者和隐性感染者是该病的传染源。

2. 传播途径　主要通过粪 - 口途径传播、呼吸道传播，亦可通过密切接触传播。病毒还可污染生活用品及食物、水源而引起流行。

3. 人群易感性 人群普遍易感，以3岁以下幼儿发病率最高。

4. 流行特征 无明显地域性。该病多发生在夏秋季，由于传染性强，传播途径复杂，可在短时间内造成较大流行。以幼儿园、小学等儿童聚集场所发病多见，亦可发生家庭聚集现象。

考点提示：手足口病的传播途径。

【发病机制与病理】

（一）发病机制

病毒经呼吸道和胃肠道进入人体，先寄生在咽部和小肠，再转移至附近淋巴组织内增殖，然后释放入血形成第一次病毒血症。病毒经血液循环侵入网状内皮组织、深层淋巴结、肝、脾及骨髓等处繁殖并再次释放入血，引起第二次病毒血症。病毒可随血液扩散至脑膜、心、肺等处进一步繁殖，引起免疫炎症反应，使相应部位发生病变和功能障碍。病情严重者可因呼吸、循环衰竭而死亡。

（二）病理

手足口病患儿的临床特征为口腔溃疡性损伤和皮肤斑丘疹。光镜下可见皮内水疱，疱内含有中性粒细胞和嗜酸性粒细胞碎片，水疱周围上皮有细胞间和细胞内水肿；电镜下可见上皮细胞内嗜酸性包涵体。

【护理评估】

（一）健康史

询问患者有无与手足口病患者的密切接触史，周围有无相似病例；有无接触被病毒污染的食物和水源。

（二）身体评估

本病潜伏期一般为3～7天。

1. 一般表现 急性起病，1～2天后进入出疹期，表现为发热、咽痛、厌食、口腔黏膜出现散在疱疹或溃疡，以舌、颊黏膜及硬腭等处为多，也可波及软腭、牙龈、扁桃体和咽部。手、足、臀部、臂部、腿部可见斑丘疹和疱疹，疱疹周围可有红晕，疱内液体较少。手及足部较多，掌、背面均有（附图8）。皮疹数少则几个，多则几十个。10天左右进入恢复期，皮疹消退，消退后不留痕迹，无色素沉着。部分病例仅表现为皮疹或疱疹性咽峡炎。多数可以自愈，预后良好。部分病例皮疹表现不典型，如单一部位出疹或仅表现为斑丘疹。

2. 重症表现 少数病例（尤其是小于3岁者）病情进展迅速，在发病1～5天出现脑膜炎、脑炎（以脑干脑炎最为凶险）、脑脊髓炎、肺水肿、循环障碍等，极少数病例病情危重，可导致死亡，存活病例可留有后遗症。

（1）神经系统表现：精神差、嗜睡、惊厥、头痛、呕吐、谵妄，甚至昏迷；肢体抖动、肌阵挛、眼球震颤、共济失调、眼球运动障碍；无力或急性弛缓性麻痹。查体可见脑膜刺激征阳性，腱反射减弱或消失，巴宾斯基征阳性。合并有中枢神经系统症状者以2岁以内患儿多见。

（2）呼吸系统表现：出现呼吸浅促、呼吸困难或节律改变，口唇发绀，咳嗽，咳白色、粉红色或血性泡沫样痰液，肺部可闻及湿啰音或痰鸣音，提示并发了肺水肿。

（3）循环系统表现：出现面色苍灰、皮肤花斑、四肢发凉、指（趾）发绀，出冷汗，毛细血管再充盈时间延长；心率增快或减慢，脉搏浅速或减弱，甚至消失；血压升高或下降等，提示并发了心肌炎。

（三）心理－社会评估

护理人员应评估患儿家属对住院隔离的认识情况；患儿有无焦虑、恐惧等不良心理反应；患儿家

笔记

属对手足口病的认知程度,以及对患儿的支持状况。

(四)实验室及其他检查

1. 血常规　白细胞总数和中性粒细胞多正常,淋巴细胞和单核细胞增多。

2. 血清学检查　特异性 IgM 抗体阳性,或恢复期 IgG 抗体升高 4 倍以上有诊断意义。

3. 病毒分离　从咽拭子或咽喉部洗液、肛拭子或粪便、脑脊液或疱疹液中可分离到病毒,但病毒分离需 2~4 周才能得到结果。

(五)治疗要点

1. 一般治疗　至少卧床休息 1 周,多饮水,进食清淡、易消化食物,避免接触过冷、过热、辛辣刺激性饮食。

2. 对症治疗

(1)发热的处理:体温低于 38.5℃时无须处理,鼓励患儿多饮水。体温较高时可采取物理降温,必要时给予解热镇痛药。

(2)口腔疱疹的处理:注意口腔清洁卫生,预防细菌感染,养成漱口习惯,有溃疡者可涂碘甘油、冰硼酸等。

(3)手、足疱疹的处理:保持衣服、床铺清洁、干燥,避免患者因皮肤瘙痒而搔抓致破损。

(4)降低颅内压:发生神经系统症状时,应给予脱水剂。

3. 抗病毒治疗

(1)利巴韦林:10~15mg/(kg·d),分 4 次口服,一般疗程为 5~7 天。

(2)阿昔洛韦:5~10 mg/(kg·d),分 3 次口服,一般疗程为 5 天。

(3)注意事项:通常在发病前 24~48 小时使用抗病毒药最有效,而往往确诊手足口病时已经过了此阶段,因此目前不提倡使用抗病毒药物。

【护理诊断】

1. 皮肤完整性受损　与皮疹和继发感染有关。

2. 体温过高　与病毒血症有关。

3. 营养失调:低于机体需要量　与口腔疱疹疼痛、摄入不足有关。

4. 潜在并发症:心肌炎、肺水肿等。

【护理措施】

(一)隔离措施

从发病开始执行呼吸道、消化道、接触隔离至少 10 天。

(二)病情观察与疫情报告

1. 病情观察　观察患儿有无高热、头部剧痛、呕吐、嗜睡等症状,警惕并发症的发生。

2. 疫情报告　手足口病属于丙类传染病,报告单位应在发现病例或疑似病例后 24 小时内向当地卫生防疫机构报告。

(三)生活护理

1. 休息与活动　卧床休息,减少体力消耗。

2. 营养支持　患儿因发热、口腔疱疹疼痛而不愿进食,应给予清淡、易消化的半流质饮食,禁食刺激性食物。鼓励患儿多喝温水,对因拒绝饮食造成脱水的患儿,应及时补液,纠正水、电解质紊乱。

(四)对症护理

1. 发热的护理　低热时无须处理,鼓励患儿多饮水。体温≤38.5℃时,可给予物理降温。体温 >

笔记

38.5℃时，可给予小剂量布洛芬。

2. 皮疹的护理 保证患者衣物、被褥柔软、平整。剪短患儿的指甲，幼儿自制能力差，必要时包裹其双手，以免抓破皮疹。疱疹破裂时，可涂以抗生素软膏。

（五）用药护理

遵医嘱用药，注意观察疗效和不良反应。

1. 阿昔洛韦 尚未见明显不良反应。

2. 利巴韦林 可有出汗、食欲减退、低血糖等不良反应。

3. 脱水剂 在 30 分钟内快速静脉输入，严密监测患儿的心、肾功能。

（六）心理护理

应尽力分散患儿的注意力，消除患儿恐惧心理，鼓励患儿配合治疗。教会家长做好口腔及皮肤护理。注意补充营养，以增强机体抵抗力。

（七）健康教育

1. 预防宣教 普及手足口病的防治知识，让更多人了解疾病的预防重点。

（1）管理传染源：及时发现病例，进行消化道、呼吸道、接触隔离并给予有效治疗。

（2）切断传播途径：患儿的生活用品要彻底消毒，衣服、被褥暴晒，玩具、餐具应浸泡、煮沸消毒。

（3）保护易感人群：目前已有针对 EV71 的疫苗。在疾病流行期间，应避免去人群拥挤、空气不流通的公共场所。

2. 生活指导 室内要定时通风，保持空气新鲜。

3. 定期复查 患儿出院后仍需在家观察 1 周，若出现皮疹复发、恶心、呕吐、发热等，应及时就医。

目标检测

参考答案

一、选择题

A1 型题

1. 关于手足口病的表现，下列描述错误的是（　　）。
   A. 常伴口腔疼痛　　B. 可伴发热　　C. 皮疹表现为斑丘疹或疱疹
   D. 皮疹向心性分布　　E. 急性起病

2. 临床诊断为手足口病后，应于（　　）内进行网络直报。
   A. 6 小时　　B. 12 小时　　C. 24 小时
   D. 48 小时　　E. 2 小时

3. （　　）不是手足口病的传染源。
   A. 患者　　B. 隐性感染者　　C. 健康携带者
   D. 牲畜　　E. 轻型散发病例

4. 下列病毒中不能引起手足口病的是（　　）。
   A. 小 RNA 病毒　　B. 肠道病毒属　　C. 埃可病毒
   D. 痢疾杆菌　　E. 柯萨奇病毒

5. 手足口病重症病例出现的肺水肿属于（　　）。
   A. 心源性肺水肿　　B. 肾源性水肿　　C. 神经源性水肿
   D. 肝源性水肿　　E. 黏液性水肿

6. 手足口病属于我国《传染病防治法》中的（　　）传染病。
   A. 甲类　　B. 乙类　　C. 丙类
   D. 其他　　E. 特殊类型

笔记

二、情景案例

小祥，男，5 岁。因“发热、腹痛、腹泻 4 天，伴全身皮疹 2 天”入院。查体：体温 39.5℃，脉搏 115 次/分，呼吸 27 次/分，血压 110/80mmHg。急性病容，精神差，全身可见淡红色皮疹，咽后壁有较多疱疹。

请问：

1. 为明确诊断，需做哪些检查？
2. 该患儿的护理诊断有哪些？如何进行护理？

任务九　流行性感冒病毒感染的护理

案例导学

肖某，男，35 岁，养鸡场职工。因“畏寒、发热 3 天，乏力、呼吸困难 1 天”入院。体温 39.1℃，脉搏 108 次/分，呼吸 28 次/分，血压 120/85mmHg。神志清楚，呼吸急促，口唇、指甲发绀。

请问：

1. 为明确诊断，需做哪些检查？
2. 该患者的护理诊断有哪些？

案例解析

一、流行性感冒

流行性感冒（influenza）简称流感，是由流感病毒（influenza virus）引起的急性呼吸道传染病。临床表现主要为高热、乏力、头痛、全身肌肉酸痛等中毒症状，而呼吸道症状则较轻微。病程大多为自限性，但在老年人和慢性病患者中可引起急性呼吸窘迫综合征（ARDS）等严重并发症而导致死亡。流感病毒易发生变异，传染性高，多次引起全球的暴发流行。

【病原学与流行病学】

（一）病原学

流感病毒属于正黏病毒科，是一种负链 RNA 病毒，呈球形或丝状，直径 80～120nm。病毒结构由外向内可分为 3 层：包膜层、基质蛋白、核心层。包膜含有血凝素（hemagglutinin，HA）和神经氨酸酶（neuraminidase，NA）两种重要的糖蛋白，均具有抗原性；膜蛋白有型特异性；核心层为病毒核衣壳，具有特异性。根据病毒核蛋白和基质蛋白的特性，分为甲、乙、丙、丁 4 型。流感病毒的显著特征使其易发生抗原变异，其中甲型流感尤甚。

流感病毒对紫外线及酒精、碘伏、碘酊等常用消毒剂均很敏感。不耐热，56℃ 30 分钟或 100℃ 1 分钟即可将其灭活，但对干燥及低温有相当强的耐受力，能在真空干燥条件下或 -20℃ 以下长期存活。

（二）流行病学

1. 传染源　主要为流感患者和隐性感染者。从潜伏期末至急性期均有传染性，发病 3 天内传染性最强。病毒在人呼吸道分泌物中一般持续排毒 3～7 天，婴幼儿、儿童、免疫功能缺陷及危重患者的排毒时间可超过 1 周。

2. 传播途径　主要通过打喷嚏、咳嗽等飞沫传播，也可通过接触被污染的手、日常用具等间接接触传播。

3. 人群易感性 人群普遍易感,感染后获得对同型病毒的免疫力,但持续时间短,各型及亚型之间无交叉免疫,可反复发病。

4. 流行特征 甲型和乙型流感病毒每年呈季节性流行,流行高峰多发生在冬春季,一般持续 3 ~ 4 周,发病率高但病死率低。流感在人群传播的速度与广度与人口密度有关。其中甲型流感病毒变异性极强,可引起全球大流行;乙型流感病毒变异较少,以局部流行为主;丙型流感病毒抗原非常稳定,多为散发感染;丁型流感病毒主要感染牛,目前尚不清楚是否会感染人。

【发病机制与病理】

(一)发病机制

流感病毒经呼吸道侵入后,病毒表面的血凝素与呼吸道表面纤毛柱状上皮细胞的特殊受体结合而进入细胞,在细胞内复制出大量新的子代病毒并感染其他细胞,被感染的宿主细胞则发生变性、坏死、溶解或脱落,产生炎症反应,导致患者出现发热、头痛、肌痛等全身症状。单纯流感主要损害呼吸道黏膜,一般不破坏呼吸道基底膜,不引起病毒血症。严重者可诱发细胞因子风暴,导致脓毒症,从而引起 ARDS、休克、脑病及多器官功能不全等多种并发症。

(二)病理

病理表现为呼吸道纤毛上皮细胞呈簇状脱落、上皮细胞化生、固有层黏膜细胞充血、水肿伴单核细胞浸润等变化。重症病例可出现肺炎改变,危重者可合并弥漫性肺泡损害。合并脑病时,可见脑组织弥漫性充血、水肿、坏死,急性坏死性脑病表现为以丘脑为主的对称性坏死性病变;合并心脏损害时,可见间质出血、淋巴细胞浸润、心肌细胞肿胀坏死等心肌炎表现。

【护理评估】

(一)健康史

询问患者的起病情况、起病以来的诊疗情况,以及是否接触过流感患者。

(二)身体评估

潜伏期一般为 2 ~4 天,最短 1 天,最长 7 天。

1. 单纯型流感 突然起病,以发热、头痛、肌痛、全身不适为主要症状,体温可达 39 ~40℃,但体征较轻,可伴流涕、咽痛、干咳等症状。查体可见结膜充血,肺部听诊可闻及干啰音。病程 4 ~7 天,咳嗽和乏力可持续数周。

2. 肺炎型流感 多发生于老年人、婴幼儿及慢性心、肺疾病患者和免疫力低下者。病初症状与典型流感相似,1 ~2 天后病情迅速加重,出现高热、咳嗽、呼吸困难及发绀。查体:双肺布满干、湿啰音,但无肺实变体征。痰细菌培养阴性,抗生素治疗无效。患者可因呼吸、循环衰竭在 5 ~10 天内死亡。

3. 其他类型 流感流行期间,患者除流感的症状、体征外,还伴其他肺外表现,特殊类型主要有以下几种:①胃肠型,伴呕吐、腹泻等消化道症状;②脑膜脑炎型,表现为意识障碍、脑膜刺激征阳性等神经系统症状;③心肌炎型和心包炎型,分别为病变累及心肌、心包所致;④肌炎型,以横纹肌溶解为主要表现,本型仅见于儿童。

(三)心理 - 社会评估

护理人员应评估患者及其家属对流感的认知程度,是否出现紧张、焦虑、恐惧等心理反应;患者对住院隔离治疗的认识及适应情况;患者家庭经济情况及社会支持系统对患者的关心程度。

(四)实验室及其他检查

1. 血常规 白细胞总数正常或减少,淋巴细胞相对增加,此血象往往持续 10 ~15 天。合并细菌感染时，白细胞和中性粒细胞增多。

2. 病毒分离　在发病的第2～3天，可从鼻咽部、气管分泌物中分离培养出流感病毒。上呼吸道标本应在发病3天内留取，下呼吸道标本可随时留取。

3. 血清学检查　IgG抗体水平恢复期比急性期有4倍以上升高有诊断意义。IgM抗体检测敏感性和特异性较低。

4. 免疫荧光法检测抗原　起病3天内，鼻黏膜压片染色可找到包涵体，免疫荧光检测抗原可呈阳性。抗原检测速度快，但敏感性低于核酸检测。病毒抗原检测阳性支持诊断，但阴性不能排除诊断。

5. 核酸检测　敏感性和特异性很高，且能区分病毒类型和亚型。

（五）治疗要点

目前缺乏特异性治疗手段，以对症、支持治疗为主。

1. 一般治疗　患者应卧床休息、多饮水，饮食应当易于消化和富有营养。高热与中毒症状重者应给予吸氧和液体补充。

2. 对症治疗　包括解热镇痛、止咳、祛痰及支持治疗。但儿童患者应避免应用阿司匹林，以免诱发致命的瑞氏综合征。

3. 抗病毒治疗　重症或有重症流感高危因素的流感样病例，应当尽早给予经验性抗流感病毒治疗。发病48小时内进行抗病毒治疗可减少并发症、降低病死率、缩短住院时间；发病时间超过48小时的重症患者依然可从抗病毒治疗中获益。

金刚烷胺和金刚乙胺有抑制甲型流感病毒的作用，但目前已发现流感病毒对其基本耐药，故现在临床上已很少使用。流感病毒对神经氨酸酶抑制剂（如奥司他韦、扎那米韦）较敏感。

【护理诊断】

1. 体温过高　与病毒感染有关。
2. 疼痛　与病毒感染有关。
3. 气体交换受损　与病毒性肺炎有关。

【护理措施】

（一）隔离措施

采取呼吸道隔离，时长为1周或热退后2天，有接触史的易感者应隔离观察7天。

（二）病情观察及疫情报告

1. 病情观察　监测生命体征，如发现患者有胸闷、咳嗽、气促、咯血、咳痰、发绀等肺炎症状，应协助其取半卧位并立即给予吸氧，同时报告医生及时处理。高热者，应给予物理或药物降温。

2. 疫情报告　流感属于丙类传染病，应于24小时内上报当地卫生防疫机构。

（三）生活护理

1. 休息与活动　嘱发热期患者卧床休息。

2. 饮食护理　嘱患者多饮水，给予易消化、营养丰富、富含维生素的流质或半流质饮食。胃肠型流感患者吐泻严重时可适当补液，并帮助患者做好生活护理。

（四）对症护理

对高热者可采用物理降温，如温水擦浴、冰袋冷敷、冰盐水灌肠等。持续高热物理降温效果不明显时，可按医嘱采用药物降温。呕吐剧烈时，应予以适当补液；咳嗽、咳痰严重时，给予止咳、祛痰药；根据缺氧程度采用适当的方式进行氧疗；如无继发细菌感染的依据，无须使用抗生素。

(五)用药护理

1. 退热剂 儿童忌服含乙酰水杨酸成分的药物,以避免发生瑞氏综合征。

2. 离子通道阻滞剂 金刚烷胺可进入胎盘和乳汁,因此孕妇禁用,哺乳期妇女慎用,精神病、脑动脉硬化、癫痫患者也应慎用。

3. 神经氨酸酶抑制剂 奥司他韦主要的不良反应为消化道不适,包括恶心、呕吐、腹泻、腹痛等,其次是呼吸系统的不良反应,肝、肾功能减退者应减少剂量,孕妇可在医生指导下使用。1 岁以下儿童不推荐使用。

(六)心理护理

患者在发病期间可有不同程度的焦虑,护理人员应耐心作好安慰、解释工作,使其积极配合治疗和护理。

(七)健康教育

1. 预防宣教

(1)管理传染源:对流感患者应早发现、早诊断、早隔离、早报告、早治疗。隔离时间为 1 周或热退后 2 天。

(2)切断传播途径:流行期在公共场所及室内应加强通风与环境消毒,可选用漂白粉或其他消毒液喷洒消毒。

(3)保护易感人群:避免与患者密切接触,注意个人卫生。对易感人群及尚未发病者,可给予疫苗及药物预防。疫苗接种是预防流感的基本措施。奥司他韦可用于甲型、乙型流感的预防。

2. 生活指导 注意尽量避免带儿童到拥挤的公共场所。体质虚弱者应做好自我保护,流行季节外出时戴口罩。

3. 用药指导 指导患者及其家属积极配合治疗和护理,教会患者及其家属呼吸道隔离、消毒的方法,告知其遵医嘱按时、按量、按疗程坚持服药的重要性,以防并发症的发生。

二、人感染高致病性禽流感

人感染高致病性禽流感,简称人禽流感,是人类在接触该病毒感染的病(死)禽或暴露于病毒污染环境后发生的人类急性呼吸道传染性疾病。临床上常见的症状主要为高热、咳嗽、呼吸困难等,病情严重时可出现毒血症、感染性休克、多脏器功能衰竭及瑞氏综合征等并发症而致人死亡。

【病原学与流行病学】

(一)病原学

禽流感病毒,属于 RNA 病毒的正黏病毒科甲型流感病毒属,病毒结构与其他甲型流感病毒类似。甲型流感病毒呈多形性,其中球形直径 80 ~ 120nm,有囊膜。基因组为分节段单股负链 RNA。根据对禽致病性的强弱,禽流感病毒可分为高致病性、低致病性和非致病性。由于禽流感病毒的血凝素结构等特点,一般感染禽类,当病毒在复制过程中发生基因重配,致使结构改变而获得感染人的能力。全球已发现能直接感染人的禽流感病毒亚型有 H5N1、H7N1、H7N2、H7N3、H7N7、H9N2 和 H7N9。其中,高致病性 H5N1 亚型和 H7N9 亚型尤为引人关注,它们不仅造成了人类的伤亡,还重创了家禽养殖业。据统计,这两型感染后病死率分别为 52.7% 和 40%。研究表明,原本为低致病性的禽流感病毒株 H5N2、H9N2,可经 6 ~ 9 个月禽间流行迅速变异成高致病性毒株 H5N1。

(二)流行病学

禽流感一般发生在冬春季,不会造成人与人之间传播。

1. 传染源 传染源主要为患禽流感或携带禽流感病毒的鸡、鸭、鹅等家禽。其他禽类、野禽或猪

笔记

也有可能成为传染源。患者是否为人禽流感的传染源尚待进一步确定。

2. 传播途径　主要通过呼吸道传播，也可通过密切接触感染的禽类及其分泌物、排泄物，以及病毒污染的水而被感染。研究认为，人感染H5N1亚型禽流感的主要传播途径是密切接触病(死)禽，高危行为包括宰杀、拔毛和加工被感染禽类。人感染H7N9亚型的主要传播途径是直接接触禽类或其排泄物污染的物品、环境而感染。

考点提示：禽流感的传播途径。

3. 人群易感性　人群普遍易感，12岁以下儿童发病率较高，病情较重。各类与家禽或禽制品密切接触的从业人员和习惯生食禽类或蛋类的人群为高危人群。

4. 流行特征　呈散发性，无明显地域性。H5N1亚型变异迅速，人体对该毒株缺乏免疫力。

【发病机制与病理】

(一) 发病机制

H5N1亚型具有高致病性。禽流感病毒可触发免疫风暴，人一旦感染了H5N1禽流感病毒，支气管和肺泡上皮的促炎细胞因子和趋化因子水平明显增高，可引起反应性嗜血细胞综合征，导致各器官严重的病理损伤。

(二) 病理

病理改变以肺部最明显，可见肺泡和支气管黏膜损伤严重、肺实质出血和坏死。

【护理评估】

(一) 健康史

注意询问患者发病前1周内是否参与饲养、运输、宰杀、加工家禽；是否食用过禽类，尤其是病死家禽；有无接触家禽排泄物；有无接触确诊或疑似病例。

(二) 身体评估

潜伏期1～7天，一般约为3天。

感染H9N2亚型的患者通常仅有轻微的上呼吸道感染症状。感染H7N7亚型的患者常表现为结膜炎。感染H7N9亚型的患者易出现咽喉部肿胀、头痛及发热等呼吸道感染症状。重症患者一般为H5N1亚型病毒感染，急性起病，早期酷似普通流感，主要症状为发热，体温大多在39℃以上，热程1～7天，多为3～4天。可伴有流涕、鼻塞、咳嗽、咽痛、头痛、肌肉酸痛和全身不适。常在发病1～5天后出现呼吸急促及明显的肺炎表现。重症患者病情进展迅速，发病1周内出现呼吸窘迫、肺部实变体征，随即发展为呼吸衰竭，大多数病例即使接受辅助通气治疗，最终仍然死亡。此外，还可出现肺出血、胸腔积液、全血细胞减少、肾衰竭、败血症、感染性休克及瑞氏综合征等并发症。

(三) 心理－社会评估

护理人员应评估患者对禽流感和住院隔离治疗的认知情况；患病对其生活、家庭产生的影响；患者对治疗的依从性，以及其家庭对患者的支持状况。

(四) 实验室及其他检查

1. 血常规　外周血白细胞总数一般正常或降低，重症患者多有白细胞总数及淋巴细胞下降。

2. 病毒抗原及基因检测　取患者呼吸道标本，采用免疫荧光法或酶联免疫法，检测甲型流感病毒核蛋白抗原及禽流感病毒H亚型抗原。还可采用反转录聚合酶链反应(RT－PCR)法检测相应核酸。

3. 病毒分离　从患者呼吸道标本(如鼻咽分泌物、口腔含漱液、气管吸出物或呼吸道上皮细胞)中分离禽流感病毒。

笔记

4. 血清学检查　采集发病初期和恢复期双份血清，采用血凝抑制试验、补体结合试验或酶联免疫吸附试验检测禽流感病毒抗体，恢复期效价升高4倍以上，可作为回顾性诊断的参考指标。

(五)治疗要点

1. 隔离治疗　对人感染高致病性禽流感的患者应当及时进行隔离治疗，避免将疾病传染给他人，导致疫情扩散。对于出现发热、咳嗽、咳痰等症状的患者，应当及时使用退热药和止咳药，否则可能会引起其他并发症，如肺炎。

2. 抗病毒治疗　应在发病48小时内使用抗流感病毒药物。

(1)神经氨酸酶抑制剂：奥司他韦为新型抗流感病毒药物，对禽流感病毒H5N1亚型和H9N2亚型有抑制作用。

(2)离子通道M2阻滞剂：金刚烷胺可抑制禽流感病毒的复制，早期应用可能有助于阻止病情发展，减轻症状，改善预后。

3. 对症治疗　人感染高致病性禽流感患者出现呼吸困难时，应采取吸氧治疗。还可应用解热药和止咳、祛痰药等。

4. 加强支持治疗和预防并发症　嘱患者注意休息、多饮水、增加营养。密切观察、监测并预防并发症。应在明确继发细菌感染时使用抗菌药物。

5. 预后　感染H5N1亚型的患者预后较差，病死率超过50%，感染H7N9者病死率约30%。患者年龄超过60岁、存在基础性疾病(如高血压、糖尿病、肥胖、肿瘤)的患者及孕妇等，若治疗延迟，出现并发症(如休克、ARDS或MODS等)将影响本病预后。

【护理诊断】

1. 体温过高　与禽流感病毒感染有关。
2. 疼痛：头痛、咽痛、肌肉酸痛　与病毒血症有关。
3. 潜在并发症：ARDS、休克等。

【护理措施】

(一)隔离措施

对疑似病例、临床确诊病例应进行隔离治疗。当患者体温正常、临床症状消失、X线胸片显示病灶明显吸收，便可解除隔离。12岁以下患者应隔离满21天。

考点提示：人感染高致病性禽流感的隔离期。

(二)病情观察与疫情报告

1. 病情观察　观察患者的生命体征及上呼吸道、消化道症状等，对重症患者应监测有无多脏器功能衰竭表现，警惕并发症的发生。

2. 疫情报告　人禽流感属于乙类传染病，但可按甲类传染病管理，报告单位应在发现病例后2小时内向当地卫生防疫机构报告。

(三)生活护理

1. 休息与活动　嘱患者卧床休息，严重者应绝对卧床休息，由专人看护。

2. 营养支持　给予易消化、营养丰富的半流质饮食。

(四)对症护理

1. 发热的护理　嘱患者注意休息，保持室内空气新鲜，温、湿度适宜。高热时可采取物理降温或给予药物降温。

笔记

2. 呼吸衰竭的护理　保持呼吸道通畅，合理吸氧或行机械通气治疗。

（五）用药护理

遵医嘱用药，注意观察疗效和不良反应。

（六）心理护理

时刻关注患者的情绪变化，帮助患者建立信心，取得患者的配合。

（七）健康教育

1. 预防宣教　普及人禽流感的防治知识，让更多人了解该疾病的预防重点。

（1）管理传染源：加强禽类疾病的监测，一旦发现禽流感疫情，立即封锁疫区，将疫点周围半径3km范围划为疫区，捕杀疫区内的全部家禽，并对疫区半径5km范围内的易感禽类进行紧急强制性疫苗接种。此外，应加强对密切接触禽类人员的检疫。

（2）切断传播途径：发生禽流感疫情后，要及时关闭、彻底消毒禽类养殖场、市售禽类摊档及屠宰场，销毁或深埋死禽及禽类排泄物、污染物。彻底消毒患者排泄物及用于患者的医疗用品、诊室。检测患者标本和禽流感病毒分离时应严格按照生物安全标准进行操作，做好个人防护。保持病房内空气清新、流通；做好手卫生，杜绝院内感染。

（3）保护易感人群：目前尚无人用的H5N1禽流感疫苗。对密切接触者，可以尝试使用抗流感病毒药物或行中医辨证施治。

2. 生活指导　避免密切接触家禽尤其是病死家禽，不生食家禽肉类及蛋类。勤洗手，养成良好的卫生习惯。

目标检测

参考答案

一、选择题

A1 型题

1. 医疗机构在接诊不明原因肺炎病例及人禽流感医学观察病例、疑似病例时，应于（　　）内向当地防疫机构报告疫情。

A. 2 小时　　B. 12 小时　　C. 24 小时
D. 48 小时　　E. 6 小时

2. 人禽流感患者的密切接触者需医学观察（　　）。

A. 3 小时　　B. 7 小时　　C. 10 小时
D. 14 小时　　E. 24 小时

3. 医护人员发现"不明原因肺炎病例"时，应主动询问流行病学史，包括（　　）。

A. 病死禽的接触史
B. 野生动物的接触史
C. 是否从事高危职业史（禽类从业人员、实验室工作人员、医护人员等）
D. 周围有无其他类似病例
E. 以上都是

4. 聚集性不明原因肺炎病例的定义中，"有流行病学相关性"是指病例发病前曾经（　　）。

A. 共同居住、生活、工作
B. 暴露于同一环境
C. 有过密切接触
D. 疾病控制专业人员认为有流行病学相关性的其他情况
E. 以上都是

笔记

5. 下列不属于人禽流感暴露危险因素的是（ ）。
 A. 直接接触禽类，尤其是病死禽（如宰杀病死禽）
 B. 暴露于禽流感病毒（H5N1）污染的环境和活禽宰杀市场等，或从事饲养、贩卖、屠宰、加工家禽工作及禽病防治工作
 C. 与人禽流感患者直接接触
 D. 从事禽流感病毒检测科研相关工作或可能暴露于禽流感病毒或潜在感染性材料
 E. 采取严格的个人防护措施，诊治、护理人禽流感疑似、确诊病例

二、情景案例

赵某，男，48 岁，饭店员工。因“高热、畏寒、乏力 2 天”入院。查体：体温 39.5℃，脉搏 113 次/分，呼吸 25 次/分，血压 115/85mmHg。神志清楚，呼吸急促，口唇发绀。血常规：白细胞 4.5 × 10^9/L，中性粒细胞比例 82%；血气分析：血氧分压（PaO_2）50mmHg，血二氧化碳分压（$PaCO_2$）35mmHg。

请问：

1. 为明确诊断，需做哪些检查？
2. 该患者的护理诊断有哪些？如何进行护理？

（姚展妮）

任务十 严重急性呼吸综合征的护理

案例导学

张某，男，42 岁。因“发热、干咳 4 天”入院。查体：体温 39.7℃，脉搏 112 次/分，呼吸 27 次/分，血压 105/70mmHg。入院后给予抗生素治疗，肺部病变加重，表现为胸闷、气促、呼吸困难，以活动后明显。胸部 X 线片显示多肺叶片状浸润性阴影。

请问：

1. 为明确诊断，需做哪些检查？
2. 该患者的护理诊断有哪些？

案例解析

严重急性呼吸综合征（sever acute respiratory syndrome，SARS），又称传染性非典型肺炎，是由 SARS 冠状病毒（SARS - CoV）感染引起的一种具有明显传染性、可累及多个脏器系统的烈性传染病。主要通过短距离飞沫、接触患者呼吸道分泌物及密切接触传播。临床上以起病急、发热、干咳、少痰、气促等症状为主要表现，并迅速发展至呼吸窘迫。外周血白细胞数正常或降低，胸部 X 线片呈弥漫性间质性病变表现。

【病原学与流行病学】

（一）病原学

2003 年 3 月，香港大学首先从 SARS 患者鼻咽标本中分离培养出一种冠状病毒，并证实是引起 SARS 的病原体，命名为 SARS 冠状病毒（SARS - CoV）。SARS - CoV 是单股正链 RNA 病毒。电镜下病毒颗粒直径 80 ~ 220nm，包膜上有排列间隔较宽的刺突，使病毒外形呈日冕状（附图 9）。

SARS - CoV 对外界抵抗力和稳定性要强于其他人类冠状病毒，在干燥塑料表面可存活 4 天，在尿液中、腹泻患者粪便中可存活至少 4 天。SARS - CoV 对温度敏感，- 80℃保存稳定性差，4℃时可存活

笔记

21 天，37℃时可存活 4 天，56℃ 90 分钟或 75℃ 30 分钟可灭活病毒。紫外线、来苏水、0.1% 过氧乙酸等都可在短时间内将其杀死。

(二)流行病学

1. 传染源　患者是最主要的传染源。急性期患者体内病毒含量高，症状明显，经呼吸道分泌物排出病毒。少数患者有腹泻，可通过粪便排出病毒。潜伏期患者传染性低或不传染，未发现慢性患者。有研究显示，从果子狸等野生动物体内可分离出与 SARS－CoV 基因高度同源的冠状病毒；也有研究表明，从中华菊头蝠体内亦检出冠状病毒，与 SARS－CoV 基因相似性高于其他动物。

2. 传播途径　主要通过近距离飞沫传播，也可通过密切接触和消化道传播。

3. 人群易感性　人群普遍易感，患病后可获得部分免疫力。

4. 流行特征　国内病例主要集中在东部及南部人口密集省市，如北京、广东等。医护人员和患者家属是高危人群。

考点提示：传染性非典型肺炎的传播途径。

【发病机制与病理】

(一)发病机制

目前发病机制尚不清楚。疾病早期可出现病毒血症。SARS－CoV 直接侵犯肺组织和淋巴细胞。患者起病后，淋巴细胞减少，$CD4^+$T 细胞和 $CD8^+$T 细胞数量均明显下降。

(二)病理

病理改变以肺部最明显，可见两肺肿胀，镜下呈弥漫性肺泡损伤、透明膜形成和肺水肿。起病 3 周后，镜下可见出血和小血管微血栓、散在小叶性肺炎等。

【护理评估】

(一)健康史

注意询问患者有无密切接触确诊或疑似病例，周围有无类似病例。

(二)身体评估

潜伏期 1～16 天，常见为 3～5 天。

患者起病急，以发热为首发症状，可有畏寒，体温常超过 38℃，呈不规则热或弛张热、稽留热等，持续 1～2 周；伴有头痛、肌肉酸痛、全身乏力和腹泻。起病 3～7 天后出现干咳、少痰，偶有痰中带血丝，肺部体征不明显。病情于 10～14 天达到高峰，发热、乏力等感染中毒症状加重，并出现频繁咳嗽、气促和呼吸困难，略有活动则气喘、心悸，被迫卧床休息。这个时期易发生呼吸道的继发感染。

病程 2～3 周后，发热渐退，其他症状与体征减轻乃至消失。肺部炎症的吸收和恢复则较为缓慢，体温正常后仍需 2 周左右才能完全恢复正常。轻症患者临床症状轻，重症患者易出现呼吸窘迫综合征。儿童患者的病情较成人轻。有少数患者不以发热为首发症状，尤其是有近期手术史或有基础疾病的患者。

(三)心理－社会评估

护理人员应评估患者对疾病和住院隔离的认知情况；患病对其生活、家庭产生的影响；患者对治疗的依从性，其家庭对患者的支持状况，以及患者对所患疾病的应对能力。

(四)实验室及其他检查

1. 细胞培养分离病毒　将患者标本接种到细胞中进行培养，分离出病毒后，以反转录聚合酶链反应(RT－PCR)法来鉴定是否为 SARS 病毒。

笔记

2. 分子生物学检测　用 RT－PCR 法检测患者的大便、呼吸道分泌物、血液等标本中的 SARS－CoV RNA。

3. 血清学检测　国内已建立间接荧光抗体法和酶联免疫吸附试验来检测血清中 SARS 病毒特异性抗体。IgG 型抗体在起病后第 1 周检出率低，第 2 周末检出率在 80% 以上，第 3 周末在 95% 以上，且效价持续升高，在病后第 3 个月仍能保持很高的滴度。

4. 血液生化检查　可发现几种酶有不同程度的升高，如丙氨酸转氨酶（ALT）、乳酸脱氢酶（LDH）及其同工酶等。血气分析可发现血氧饱和度降低。

5. 血常规　病程初期到中期白细胞数通常正常或下降，淋巴细胞则常见减少，部分病例血小板亦减少。T 细胞亚群中 $CD3^+$T 细胞、$CD4^+$T 细胞及 $CD8^+$ T 细胞均显著减少。

6. 影像学检查　起病初期常呈单一病灶，短期内病灶迅速增多，常累及双肺或单肺多叶。部分患者进展迅速，呈大片状阴影。对于胸片无异常而临床又怀疑为本病的患者，1～2 天内要复查胸部 X 线检查。胸部 CT 检查常见磨玻璃样改变。本病肺部阴影吸收、消散较慢；阴影改变与临床症状、体征有时可不一致。绝大部分患者在起病早期即有胸部 X 线片异常，多呈斑片状或网状改变。

（五）治疗要点

1. 一般治疗

（1）卧床休息，减少体力消耗。

（2）咳嗽剧烈时给予镇咳药，有痰时加用祛痰药。

（3）发热超过 38.5℃时，可使用解热镇痛药（注意儿童禁用阿司匹林）；或给予冰敷、擦浴等物理降温。

（4）有心、肝、肾等器官功能损害时应该做相应的处理。

2. 氧疗　出现气促时应给予持续鼻导管或面罩吸氧。

（1）鼻导管吸氧：最常用、简单的方法，适用于低浓度吸氧且患者易于接受。

（2）面罩吸氧：面罩上有调节装置，可调节罩内氧浓度，无须湿化。

（3）气管插管或切开：经插管或切开处射流给氧，效果好，且有利于呼吸道分泌物的排出，保持气道通畅。

（4）呼吸机给氧：是最佳的氧疗途径和方法，常用于重症患者的抢救。

3. 肾上腺皮质激素　当出现以下指征之一时可使用肾上腺皮质激素。

（1）有严重中毒症状，高热持续 3 天不退。

（2）48 小时内肺部阴影面积扩大超过 50%。

（3）有急性肺损伤或出现急性呼吸窘迫综合征（ARDS）。

4. 抗菌药物　为防治细菌感染，应使用广谱抗生素，可选用大环内酯类（如阿奇霉素等）、氟喹诺酮类、β－内酰胺类、四环素类等，如果痰培养或临床提示有耐甲氧西林金黄色葡萄球菌感染或耐青霉素肺炎链球菌感染，可选用去甲万古霉素等。

5. 抗病毒药物　至今尚无针对 SARS－CoV 的特效药物，治疗时可选择试用其他抗病毒药物。

6. 重症病例的处理

（1）加强对患者的动态监护：尽可能收入重症监护病房。

（2）使用无创正压机械通气（NPPV）。

（3）NPPV 治疗后，若氧饱和度改善不满意，应及时进行有创正压机械通气治疗。

（4）对出现 ARDS 的病例，宜直接应用有创正压机械通气治疗；出现休克或多器官功能障碍综合征（MODS）时，应给予相应支持治疗。

【护理诊断】

1. 体温过高　与病毒血症、肺炎有关。

笔记

2. 气体交换受损　与肺泡内透明膜形成、肺水肿有关。

3. 活动无耐力　与 SARS 病毒感染有关。

4. 潜在并发症：急性呼吸衰竭、MODS、继发感染等。

【护理措施】

(一)隔离措施

对疑似病例和确诊病例严格执行呼吸道隔离，实施迅速、就地、全封闭隔离；住院患者必须戴口罩，禁止患者间接触；不设陪护，不能探视。

(二)病情观察与疫情报告

1. 病情观察　严密观察患者生命体征、呼吸状态，尤其要注意有无气促、胸闷等呼吸困难征象，一旦发现异常立即上报，并做好抢救准备。

2. 疫情报告　对所有疑似、确诊、住院、死亡的病例，报告单位应在发现病例后 2 小时内向当地卫生防疫机构报告。

(三)生活护理

1. 休息与活动　嘱患者卧床休息，保证足够的睡眠，病情好转后可适当增加活动，不宜劳累。

2. 营养支持　给患者创造良好的进餐环境，给予高热量、高蛋白、易消化流质或半流质饮食，鼓励患者多饮水，维持水、电解质平衡。

(四)对症护理

1. 发热的护理　每隔 2～4 小时测体温，做好记录。持续高热时可用冰袋等物理降温。

2. MODS 的护理　患者出现呼吸衰竭、休克等多器官功能衰竭时，应做好相关护理。如持续面罩吸氧，直到病情缓解；患者发生休克时，应给予相应的抗休克护理。

(五)用药护理

遵医嘱用药，注意观察疗效和不良反应。掌握肾上腺皮质激素用药指征。

(六)心理护理

应帮助患者克服恐惧，建立战胜疾病信心，使其认识到积极配合治疗的重要性，鼓励患者保持良好的心态，克服心理障碍。

(七)健康教育

1. 预防宣教　普及 SARS 的防治知识，让更多人了解该疾病的预防重点。

(1)管理传染源：①隔离治疗患者。临床确诊病例和疑似病例应在指定的医院按呼吸道传染病分别进行隔离观察和治疗。②隔离观察密切接触者。医学观察病例和密切接触者，如条件许可应在指定地点接受隔离观察，为期 14 天。在家中接受隔离观察时应注意通风，避免与家人密切接触，并由卫生防疫部门负责医学观察，每天测量体温。

(2)切断传播途径：①社区综合性预防，减少大型群众性集会或活动，保证公共场所通风换气；排除住宅建筑污水排放系统淤阻隐患。②保持良好的个人卫生习惯，不随地吐痰，避免在人前打喷嚏、咳嗽、清洁鼻腔；勤洗手；出入人多或相对密闭的场所应注意戴口罩。③医院应设立发热门诊，建立本病患者的专用通道。

(3)保护易感人群：保持乐观、稳定的心态，均衡饮食，多饮水，注意保暖。良好的生活习惯有助于提高人体对 SARS 的抵抗能力。

2. 生活指导　保证足够的睡眠和适量的运动，避免劳累，均衡膳食。

考点提示：传染性非典型肺炎的健康教育。

笔记

目标检测

参考答案

一、选择题

A1 型题

1. 关于 SARS 患者的外周血象及淋巴细胞检测,下列说法不正确的是(　　)。
   A. 白细胞总数偏低
   B. 常有淋巴细胞计数减少
   C. $CD4^+$、$CD8^+$ T 细胞计数均降低
   D. 血小板减少
   E. 白细胞总数正常
2. 关于 SARS 的主要传播途径,说法正确的是(　　)。
   A. 近距离呼吸道飞沫传播是最重要的传播途径
   B. 粪 - 口传播是最主要的传播途径
   C. 易感者的手直接或间接接触污染物质不传播 SARS 病毒
   D. 同室居住者不易被感染
   E. 血液传播
3. 对于疑似 SARS 者正确的处理方法是(　　)。
   A. 进入正常诊疗程序
   B. 安排医学隔离观察,可采用居家隔离观察并随诊的形式
   C. 留院观察,收入单人观察室,需家属陪护
   D. 留院观察,收入单人观察室,为避免交叉感染,不允许家属陪护
   E. 在指定地点隔离观察
4. 下列不属于无创通气禁忌证的是(　　)。
   A. 气道分泌物多和排痰障碍　B. 气胸或纵隔气肿　C. 血压明显降低
   D. 休克纠正后　E. 意识障碍
5. 下列关于 SARS 的临床表现,描述不正确的是(　　)。
   A. 常以发热为首发和主要症状
   B. 严重者明显呼吸窘迫但肺部体征不明显
   C. 氧疗及呼吸支持很重要
   D. 大量、长期激素治疗对减轻中毒症状有效
   E. 对症治疗为本病的重要治疗手段
6. 传染性非典型肺炎(SARS)的病原体为(　　)。
   A. 冠状病毒 OC43
   B. SARS 冠状病毒 SARS - CoV
   C. 冠状病毒 229E
   D. 呼吸道合胞病毒(RSV)
   E. 柯萨奇病毒
7. 医疗机构及其医护人员发现 SARS 患者或疑似患者时,应于(　　)内向当地疾病控制机构报告。
   A. 2 小时　B. 6 小时　C. 12 小时
   D. 24 小时　E. 48 小时

二、情景案例

李某,女,25 岁。因"发热伴全身乏力、咳嗽、肌肉酸痛、气促 1 天"入院。查体:体温 38.6℃,肺部体征不明显。胸部 X 线片显示两肺片状浸润性阴影。

请问:

1. 为明确诊断,需做哪些检查?
2. 该患者的护理诊断有哪些? 如何进行护理?

笔记

任务十一　肾综合征出血热的护理

案例导学

杨某，女，40岁。因"发热、头痛、眼眶痛3天，腰痛1天"入院。查体：体温39.5℃，脉搏110次/分，呼吸31次/分，血压80/45mmHg。神志清楚，精神萎靡，结膜充血、水肿，肾区叩痛(+)。

请问：

1. 为明确诊断，需做哪些检查？
2. 该患者的护理诊断有哪些？

案例解析

肾综合征出血热(hemorrhagic fever with renal syndrome，HFRS)，也称流行性出血热(epidemic hemorrhagic fever，EHF)，是由汉坦病毒引起的，以啮齿类动物为主要传染源的一种多宿主性自然疫源性疾病。本病的主要病理变化是全身小血管广泛性损害，患者以发热、出血、肾损害为主要表现。该病在世界各地广泛流行，我国是世界上HFRS疫情最严重的国家之一。在国内，主要分布在东北、华东、中南、西南等区域。近年常暴发家鼠型出血热，主要在春夏季出现；而野鼠型出血热则主要在秋季丰收时出现。

【病原学与流行病学】

(一)病原学

汉坦病毒归属布尼亚病毒科，是一种有包膜、分节段的负链RNA病毒，基因组包括L、M、S 3个片段，分别编码L聚合酶蛋白、G1和G2糖蛋白、核蛋白。汉坦病毒抵抗力不强。病毒易被紫外线及γ射线灭活，对酸、热的抵抗力弱，对脂溶剂敏感，乙醚、苯酚、丙酮、氯仿等均能将其灭活。自然情况下，该病毒仅引起人类疾病。

(二)流行病学

1. 传染源　主要是小型啮齿动物、包括野鼠及家鼠，城市以褐家鼠为主，农村以黑线姬鼠为主。

2. 传播途径　病毒由宿主动物的血液、唾液、尿、粪排出，以气溶胶的方式传播。鼠向人的直接传播是人类感染的重要途径。

3. 人群易感性　人群普遍易感，隐性感染率较低，一般青壮年发病率高，病后可获得持久免疫力。

4. 流行特征　四季均可以发病，有明显的高峰季节，11月至次年1月为黑线姬鼠传播的大高峰期，5～7月为小高峰期，3～5月为家鼠传播的高峰期。

【发病机制与病理】

(一)发病机制

发病机制目前尚不清楚。病毒血症期，患者有相应的中毒症状。人体感染汉坦病毒后引起免疫应答，早期血清补体下降，血液中出现特异性免疫复合物，是引起血管和肾损害的直接因素。

(二)病理

病理改变以全身小血管和毛细血管广泛受损为主，可引起多脏器病变。血管基础病变为小血管

笔记

内皮细胞肿胀、变性、坏死。毛细血管扩张和充血，管腔内有微血栓形成。

【护理评估】

（一）健康史

注意询问患者有无疫区旅居史，有无被感染动物咬伤或抓伤史，有无接种疫苗史等。

（二）身体评估

出血热潜伏期一般为 2～3 周。典型临床经过分为 5 期：发热期、低血压休克期、少尿期、多尿期及恢复期。

1. 发热期　主要表现为感染性病毒血症和全身毛细血管损害引起的症状。

起病急，有发热(38℃～40℃)、“三痛(头痛、腰痛、眼眶痛)”，以及恶心、呕吐、胸闷、腹痛、腹泻、全身关节痛等症状；皮肤黏膜“三红(颜面部、颈部和上胸部发红)”，眼结膜充血，重者似酒醉貌；口腔黏膜、胸背、腋下出现大小不等的出血点或瘀斑，或呈条索状、抓痕样。

考点提示：肾综合征出血热患者“三痛”“三红”表现。

2. 低血压休克期　发热 4～6 天，体温开始下降时或退热后不久，患者出现血压降低，重者发生低血容量性休克。

3. 少尿期　此期患者 24 小时尿量少于 400mL，少尿期与低血压休克期常无明显界限。

4. 多尿期　肾脏组织损害逐渐修复，但由于肾小管重吸收功能尚未完全恢复，以致尿量显著增多。发生在病程第 8～12 天，持续 7～14 天，每天尿量可达 4000～6000mL，极易造成脱水及电解质紊乱。

5. 恢复期　随着肾功能逐渐恢复，尿量减至 2000mL 以下，即进入恢复期。

（三）心理－社会评估

护理人员应评估患者对疾病知识和住院隔离的认知情况；患病对其生活、家庭产生的影响；患者对治疗的依从性，其家庭对患者的支持状况，以及患者对所患疾病的应对能力。

（四）实验室及其他检查

1. 常规检查

(1)血常规：早期白细胞总数正常或偏低，病程第 3～4 日后逐渐升高，可达(15～30)$\times 10^9$/L，少数重症患者可达(50～100)$\times 10^9$/L。异型淋巴细胞于病程第 1～2 天出现，且逐日增多，一般为 10%～20%，部分达 30% 以上。血小板明显减少，低血压休克期及少尿期最低，并有异型、巨核血小板出现，多尿后期开始恢复。红细胞和血红蛋白在发热期开始上升，低血压休克期明显上升，至少尿期下降，其动态变化可作为判断血液浓缩与血液稀释的重要指标。

(2)尿常规：显著的尿蛋白是本病的重要特点，也是肾损害的早期表现。病程第 2 天可出现尿蛋白，第 4～6 天尿蛋白常达(+++)或(++++)，突然出现的大量尿蛋白对诊断很有帮助。

2. 血液生化检查

(1)尿素氮及肌酐：在低血压休克期轻、中度增高。少尿期至多尿期达高峰，以后逐渐下降，升高程度及幅度与病情成正比。

(2)电解质：血钾在发热期、低血压休克期可降低，少尿期上升，易发生高血钾，多尿期又降低。少尿期亦有呈低血钾者。血钠及氯在全病程均降低，以休克及少尿期最显著。血钙在全病程中亦降低。

(3)二氧化碳结合力：发热后期开始下降，低血压休克期下降明显，多尿期逐渐恢复正常。

3. 凝血功能检查　凝血因子大量消耗，血小板下降，凝血酶原和部分凝血活酶时间延长，纤维蛋白原降低。如发生继发性纤溶亢进，表现为凝血酶原时间延长，纤维蛋白降解物增加及优球蛋白溶解时间缩短，血浆鱼精蛋白副凝试验阳性。

4. 特异性抗原、抗体和病原学检查　早期常用免疫荧光试验、酶联免疫吸附试验、胶体金法检测血清、尿沉渣细胞中的特异性抗原。检测血清特异性抗体 IgM 1∶20 以上、IgG 1∶40 为阳性，恢复期血清特异性抗体 IgG 比急性期升高 4 倍以上有诊断意义。RT－PCR 法检测血清中病毒 RNA，可用于早期诊断。

（五）治疗要点

“三早一就”为本病的治疗原则，即早发现、早诊断、早治疗和就近治疗。以综合治疗为主，早期应用抗病毒治疗，针对各期病理生理变化进行对症治疗。

考点提示：治疗原则“三早一就”的内容。

1. 发热期

（1）控制感染：发病 4 天内可用利巴韦林抗病毒，每日 1g。加入 10% 葡萄糖溶液中静脉滴注，连用 3～5 天。亦可用 α－干扰素肌内注射。

（2）改善中毒症状：高热时以物理降温为主，忌用强力发汗退热药，以防大量出汗而进一步丧失血容量。中毒症状重时，可给予地塞米松 5～10mg 静脉滴注。呕吐频繁时，可给予甲氧氯普胺 10mg 肌内注射。

（3）减轻外渗：患者应卧床休息，给予维生素 C 等药物降低血管通透性。每日静脉补充平衡盐溶液 1000mL 左右，发热后期可适当给予低分子右旋糖酐及甘露醇，以提高胶体渗透压、减轻外渗和组织水肿，防止休克和肾功能不全。

（4）预防 DIC：病程中常有 DIC 发生，适当给予低分子右旋糖酐或丹参注射液静脉滴注，以降低血液黏滞性。如发热晚期试管法凝血时间在 3 分钟以内，或激活部分凝血活酶时间在 34 秒以内，为高凝状态，给予小剂量肝素抗凝，一般剂量为 0.5～1mg/kg，每 6～12 小时 1 次，缓慢静脉注射，有助于防止 DIC 发展。再次用药前应做凝血功能检测。

2. 低血压休克期

（1）补充血容量：宜早期、快速和适量。力争在 4 小时内稳定血压。扩容液体以晶体液、胶体液结合为原则，晶体液以平衡盐液为主，切忌单纯输注葡萄糖，胶体液可用低分子右旋糖酐、20% 甘露醇、血浆或白蛋白等。由于本期存在血液浓缩，故不宜输注全血。扩容期间应密切注意血压变化，血压正常后输液仍需维持 24 小时以上。老年人或原有心肺疾病者，输液时需注意心、肺功能，掌握输液速度和液体量。

（2）维持酸碱平衡：发生代谢性酸中毒时，可用 5% 碳酸氢钠溶液静脉滴注，根据二氧化碳结合力分次补充，避免盲目纠酸。5% 碳酸氢钠溶液渗透压为血浆的 4 倍，不但能纠正酸中毒，还可扩容。

（3）强心剂的应用：血容量基本补足，心率在 140 次/分以上时，可静脉给予毛花苷 C。

（4）血管活性药与肾上腺皮质激素的应用：经补液、纠正酸中毒后血压仍不稳定者，可应用血管活性药物（如间羟胺、多巴胺等）静脉滴注。同时可加用地塞米松 10～20mg 静脉滴注。

3. 少尿期

（1）稳定内环境：①控制氮质血症，给予高糖、高维生素、低蛋白饮食。不能进食者每日静脉滴注葡萄糖不少于 200g，并加入适量胰岛素，以减轻体内蛋白质分解，控制氮质血症。②维持水、电解质平衡，少尿早期需与休克所致的肾前性少尿相鉴别。若尿比重 >1.20，尿钠 <40mmol/L，尿尿素氮与血尿素氮之比 >10∶1，应考虑肾前性少尿。可快速输注电解质溶液 500～1000mL，或用 20% 甘露醇 100～125mL 静脉注射。观察 3 小时尿量，若小于 100mL，则为肾实质损害所致少尿（高血容量时不宜做此利尿实验）。若为肾性少尿，应控制输液量，可按前日尿量和吐泻量加 500～700mL 作为补液量。根据血钾及心电图变化，限制或适量补充钾盐。

(2)促进利尿：常用的利尿药为呋塞米，从小量开始，逐渐加大剂量至每次 100 ~ 300mg，静脉滴注，4 ~ 6 小时可重复 1 次。亦可用血管扩张剂，如酚妥拉明或山莨菪碱静脉注射。

(3)导泻和放血疗法：可用硫酸镁、甘露醇、大黄等药物口服导泻。少尿伴高血容量综合征致心力衰竭及肺水肿时，可以放血 300 ~ 400mL，放血疗法目前很少应用。

(4)透析治疗：对于明显氮质血症、高血容量综合征或高血钾患者，可给予血液透析或腹膜透析。

4. 多尿期　移行阶段和多尿早期治疗原则与少尿期相同。多尿后期主要是维持水、电解质平衡。补液要适量，过多可使多尿期延长，过少可导致水、电解质失衡而引起二次肾功能衰竭。饮食上给予半流食和含钾食物。水分补充以口服为主，不能进食者可予以静脉滴注。本病患者因免疫功能下降，易继发感染。感染发生后应及时治疗，忌用对肾脏有毒性的抗菌药物。

5. 恢复期　补充营养，休息 1 ~ 3 个月，定期复查肾功能、血压及垂体功能。

6. 并发症治疗

(1)消化道出血：尽快明确病因。如处于 DIC 低凝血期时，应补充凝血因子和血小板。DIC 继发纤溶亢进时，可注射 6 - 氨基己酸或氨甲苯酸。肝素类物质增高时可用鱼精蛋白或甲苯胺蓝。尿毒症所致出血者则需透析治疗。局部治疗可试用云南白药、去甲肾上腺素 4 ~ 5mg 加水 100ml 口服，或凝血酶 4000U 加生理盐水口服。

(2)心力衰竭、肺水肿：应停止或控制输液，给予吸氧，取半卧位。并给予毛花苷 C 强心、地西泮镇静，以及扩血管药物。若为少尿或无尿阶段，应透析治疗。

(3)急性呼吸窘迫综合征(ARDS)：可应用大剂量肾上腺皮质激素注射，及时应用呼吸机进行人工终末正压机械通气辅助呼吸。

(4)中枢神经系统并发症：出现抽搐时，可给予地西泮或异戊巴比妥等镇静剂；发生脑水肿或颅内高压时，可用甘露醇静脉滴注。

本病的病死率与病情轻重、治疗是否及时、措施是否恰当有关。近年来通过早期诊断和治疗措施的改进，病死率已明显下降。

【护理诊断】

1. 体温过高　与病毒血症有关。
2. 组织灌注量改变　与广泛小血管损伤、DIC 致有效血容量不足有关。
3. 体液过多　与肾损害有关。
4. 潜在并发症：急性肾衰竭、肺水肿、继发感染等。

【护理措施】

(一)隔离措施

严格限制探视，减少交叉感染的机会。

(二)病情观察与疫情报告

1. 病情观察　严密观察患者的生命体征、意识状态和尿量变化，一旦发现休克征象立即上报，并做好抢救准备。

2. 疫情报告　该病属于乙类传染病，报告单位应在发现病例后 24 小时内向当地卫生防疫机构报告。

(三)生活护理

1. 休息与活动　早期必须绝对卧床休息，不能随意搬动患者。恢复期可逐渐增加活动量。

2. 营养支持　给予高热量、易消化流质或半流质饮食，鼓励患者发热时多饮水。少尿时需严格控

笔记

制水、钠摄入，多尿期要注意维持水、电解质平衡。

（四）对症护理

1. 发热的护理　随时注意体温变化，予以详细记录。体温过高时按高热常规护理。忌用强力发汗的退热药，以免造成低血容量性休克。

2. 少尿的护理　严格限制水、钠摄入，密切监测肾功能，遵医嘱给予利尿或透析治疗。准确记录24小时出入量，第二天入液量相当于前一天尿量加500～700mL。发生氮质血症时，应减少蛋白质摄入，至氮质血症消失后才可逐渐增加蛋白质摄入。

3. 多尿的护理　鼓励患者增加高钾食物的摄入，不能饮食者，以静脉输液保证水、电解质平衡，避免脱水。因患者免疫力下降，易发生呼吸道和泌尿系统感染，需注意预防。忌用肾毒性药物。

4. 恢复期的护理　在多尿期后，尿量逐渐减少至2000mL以下，患者食欲和精神状态已恢复。但有少数患者仍存在肾功能不全、垂体功能减退等后遗症，应多注意休息，至少在2～3个月内限制活动，使机体尽快恢复正常。

（五）用药护理

遵医嘱用药，注意观察疗效和不良反应。注意观察外周循环状况，及时发现血压降低或休克，尽早对症治疗。

（六）心理护理

患者常因起病急、病情严重而产生焦虑、恐惧等不良心理，应帮助患者建立治病信心，使其认识到积极配合治疗的重要性，鼓励患者保持良好的心态。

（七）健康教育

1. 预防宣教　普及出血热的防治知识，让更多人了解该疾病的预防重点。

（1）管理传染源：关键在于防鼠、灭鼠。

（2）切断传播途径：保持环境卫生清洁，保证食物安全，不被鼠类污染。医护人员在疫区工作时应加强个人防护。做动物实验时避免被鼠咬伤。

（3）保护易感人群：可对重点人群接种汉坦病毒灭活疫苗，88%～94%的接种者可产生中和抗体，但维持时间较短，为3～6个月。

2. 生活指导　告知患者在出院后仍然要坚持休息1～3个月，有利于肾功能恢复。

目标检测

参考答案

一、选择题

A1型题

1. 肾综合征出血热主要临床表现为（　　）。
   A. 发热，休克，充血，出血，急性重型肝炎
   B. 发热，休克，充血，出血，急性肾功能衰竭
   C. 脉缓，肝脾肿大，玫瑰疹，高热，寒战，意识障碍，颈强直
   D. 发热，休克，充血，出血，全身浅表淋巴结肿大
   E. 高热，寒战，呼吸困难

2. 肾综合征出血热的“三痛”是指（　　）。
   A. 头痛，眼眶痛，骨关节疼痛　B. 头痛，腰痛，眼眶痛　C. 腹痛，骨关节痛，肌痛
   D. 头痛，眼眶痛，肌痛　E. 头痛，腰痛，关节痛

3. 肾综合征出血热病程分为 5 期,即(　　)。
A. 发热期,低血压休克期,少尿期,多尿期,恢复期
B. 发热期,低血压休克期,昏迷期,多尿期,恢复期
C. 发热期,出血期,少尿期,多尿期,恢复期
D. 发热期,出血期,低血压休克期,少尿期,多尿期
E. 发热期,出血期,低血压休克期,昏迷期,多尿期
4. 肾综合征出血热的病原体是(　　)。
A. 细菌　　B. 病毒　　C. 支原体
D. 螺旋体　　E. 真菌
5. 肾综合征出血热患者的辅助检查可能出现的情况为(　　)。
A. 白细胞计数升高,病情越重白细胞计数越高
B. 早期出现蛋白尿及尿中膜状物,尿沉渣可见巨大的融合细胞
C. 血肌酐,尿素氮升高
D. 血小板减少
E. 以上全是
6. 下列不能确诊肾综合征出血热的是(　　)。
A. 疑似病例 + 血清特异性抗体 IgM 阳性
B. 血清特异性抗体 IgG 滴度为 1∶40 及以上
C. 恢复期特异性抗体 IgG 滴度比急性期有 4 及以上升高
D. EHF 病毒抗原阳性
E. 患者血液分离出病毒
7. 关于肾综合征出血热病毒,下列描述错误的是 (　　)。
A. 属于汉坦病毒属
B. 对外界抵抗力弱,一般化学方法及物理消毒方法均可使其灭活
C. 传染源主要为啮齿类动物
D. 本病全年均可发病,无明显季节性
E. 通过皮肤伤口传播、呼吸道传播、消化道传播
8. 肾综合征出血热可能的传播途径为(　　)。
A. 动物源性传播,虫媒传播,垂直传播
B. 动物源性传播,虫媒传播,生活密切接触传播
C. 动物源性传播,生活密切接触传播,血液体液传播
D. 动物源性传播,垂直传播,生活密切接触传播
E. 动物源性传播,垂直传播,血液传播

二、情景案例

吴某,男,27 岁,农民。因“发热、头痛、腰痛、口鼻出血 5 天”入院。20 天前参加秋收(当地鼠害比较严重),5 天前突发高热、寒战、头痛、全身酸痛,尤以肾区疼痛为甚。查体:血压 97/60mmHg,体温 38.8℃。面色潮红,呈醉酒貌。睑结膜、咽部、颊黏膜充血、水肿并点状出血。全身皮肤散在瘀点、瘀斑,肾区叩痛(+)。

血常规:白细胞 23×10^9/L,中性粒细胞比例 0.85,核左移,红细胞 200×10^{12}/L,血红蛋白 7g/dL。尿常规:尿蛋白(+++),镜下红细胞 10 个/高倍视野,可见各种管型。

请问:

1. 为明确诊断,需做哪些检查?
2. 该患者的护理诊断有哪些? 如何进行护理?

(吴惠珍　曹文生)

笔记

项目三　细菌感染性疾病的护理

课件　　思维导图

学习目标

素质目标：具备爱岗敬业、无私奉献的精神，不断提高职业素养。

知识目标：掌握伤寒、细菌性痢疾、流行性脑脊髓膜炎、霍乱、猩红热、结核病等传染病的流行病学特点及护理评估。熟悉以上疾病的护理诊断及护理措施。了解以上疾病的病原学特点及发病机制。

能力目标：能应用护理程序对患者进行个性化护理并做好健康宣教。

任务一　伤寒的护理

案例导学

李某，男，36岁。因"发热5天"入院。患者于5天前开始出现发热，体温高达39℃，为持续性发热，无畏寒，曾在诊所按"感冒"用头孢氨苄治疗2天，症状未见好转，体温升高达40℃，来我院就诊。查体：体温39.4℃，脉搏78次/分，呼吸20次/分，血压90/60mmHg。神志清楚，表情淡漠，皮肤、巩膜无黄染，腹部可见2个淡红色斑疹，直径约3mm，压之褪色，无瘙痒。心、肺未见异常，腹平软，无压痛及反跳痛，肝肋下1cm，质软，边缘钝，有轻压痛，脾肋下未触及，肝区无叩击痛，腹水征阴性，肠鸣音正常。实验室检查：①血常规，白细胞6.9×10^9/L，中性粒细胞比例0.60，淋巴细胞比例0.40，嗜酸粒性细胞0.005×10^9/L；②肝功能：丙氨酸转氨酶206U/L，天冬氨酸转氨酶113U/L；③乙肝病毒标志物阴性。

请问：

1. 该患者最可能的诊断是什么？还需要做哪些检查？
2. 主要护理诊断有哪些？

案例解析

伤寒（typhoid fever）是由伤寒沙门菌（Salmonella typhi）引起的急性肠道传染病。患者以持续发热、表情淡漠、相对缓脉、玫瑰疹、肝脾大及白细胞减少等为主要特征。主要病理改变为菌血症和毒血症所致的全身单核－巨噬细胞系统增生性反应。以回肠下段淋巴组织肿胀坏死和溃疡形成等病变最明显。肠出血和肠穿孔是本病的严重并发症。自抗生素广泛应用以来，本病病死率明显降低。患者以学龄期儿童和青年居多。伤寒属于乙类传染病，需严格管理，要求于发现后24小时内上报当地卫生防疫机构。

笔记

知识链接

副伤寒

副伤寒(paratyphoid fever)是由甲、乙、丙型副伤寒沙门菌引起的一组急性细菌性传染病。根据病原体不同副伤寒分为副伤寒甲、副伤寒乙、副伤寒丙。副伤寒流行病学特点与伤寒相似,发病率较伤寒低。我国成人以副伤寒甲多见,儿童以副伤寒乙较常见。副伤寒甲、乙患者肠道病变表浅,范围较广,可波及结肠。潜伏期较短,一般为8~10天。起病常有腹痛、腹泻、呕吐等症状,2~3天后减轻,接着体温升高,出现与伤寒相似的症状。副伤寒丙以毒脓血症型多见。副伤寒的治疗方法与伤寒基本相同。副伤寒属于乙类传染病,需严格管理。

【病原学与流行病学】

(一)病原学

伤寒沙门菌又称伤寒杆菌,属于肠道杆菌沙门菌属中的D组,革兰染色阴性,有鞭毛,能运动,无荚膜,无芽孢。在含有胆汁的培养基中生长旺盛。不产生外毒素,菌体裂解时释放的内毒素是致病的重要因素。伤寒杆菌含有菌体O抗原、鞭毛H抗原和表面Vi抗原,可刺激机体产生特异性、非保护性抗体。O抗原、H抗原的抗原性较强,可用血清凝集实验(肥达试验)检测出相应抗体,具有诊断意义。Vi抗原的抗原性较弱,诊断价值不大,但其能干扰血清的杀菌效能,阻止吞噬,增强细菌的侵袭力,是伤寒杆菌毒力的重要因素。伤寒杆菌被人体清除后,Vi抗体随即消失,因此检测Vi抗体有助于判断是否为带菌者。伤寒杆菌在自然界中生活能力强,耐低温,在水中可存活2~3周,在粪便中存活1~2个月,冰冻环境可存活数月。对阳光、热、干燥抵抗力差,阳光直射数小时或煮沸后即刻被杀灭。对一般化学消毒剂敏感,5%苯酚5分钟可将其杀灭。

(二)流行病学

1. 传染源 患者及带菌者为传染源,带菌者有以下几种。①潜伏期带菌者:伤寒患者在潜伏期末即可从粪便排菌;②暂时带菌者:发病2~4周的患者排菌量最多,传染性最强,至恢复期或病愈后排菌停止;③慢性带菌者:指恢复期排菌3个月以上者;④健康带菌者:指没有伤寒病史,但不断排出伤寒杆菌者。原有胆石症或慢性胆囊炎等胆道系统疾病的患者易成为慢性带菌者,少数患者可终身排菌。慢性带菌者不易被发现,是引起伤寒不断传播或流行的主要传染源,有重要的流行病学意义。在流行地区,病患周围常有健康带菌者,他们在伤寒的传播中也起着重要作用。

2. 传播途径 主要通过粪-口途径传播。水和食物污染是暴发流行的主要原因。也可通过日常生活密切接触(如接触污染的手和日常用物等)、苍蝇和蟑螂等虫媒传播。

3. 人群易感性 人群普遍易感,学龄期儿童及青年多见,无明显性别差异。病后可获得持久免疫力,第二次发病者少见,仅有约2%的患者再次发病。

4. 流行特征 世界各地均有分布,以热带、亚热带地区多见。发展中国家,尤其在居住环境拥挤、供水系统和卫生条件较差的地区,仍是一种常见的消化道传染病。四季均可发病,夏秋季节多见,以散发为主,部分地区偶见暴发流行。目前我国的伤寒病例已大大减少,且呈逐年下降趋势。

【发病机制和病理】

(一)发病机制

伤寒杆菌进入机体是否致病,取决于三个要素:细菌数量、致病力及宿主抵抗力。胃酸pH低于2.0时,伤寒杆菌立即被杀灭,不引起发病,只有伤寒杆菌摄入量大时才能引发伤寒。胃酸分泌减少、口服碱性药物、胃动力异常、肠道菌群失调等胃肠道非特异性免疫力异常时，有利于伤寒杆菌在肠道定植。伤寒杆菌随污染的水或食物进入消化道后，未被胃酸杀死的细菌进入小肠入侵肠黏膜，经淋巴管进入肠道淋巴组织及肠系膜淋巴结继续繁殖，再通过淋巴系统进入血液循环，引起第一次菌血症，此阶段为潜伏期，感染者无症状。伤寒杆菌被单核－巨噬细胞系统吞噬，在其中繁殖后再次进入血流，引起第二次菌血症，并播散入肝、脾、胆囊、肾、骨髓、皮肤等组织器官内大量繁殖，同时释放大量内毒素，引起发热、全身不适、皮肤玫瑰疹和肝脾大等临床表现。此阶段为疾病初期，相当于病程第1～2周，血培养常为阳性。在病程第2～3周，细菌随胆汁排入肠道，经肠黏膜再度入侵肠壁淋巴组织，使原已致敏的淋巴组织产生严重的炎症反应，导致坏死、溃疡形成，此时临床表现达到极期。如坏死或溃疡累及血管，可引起肠出血；溃疡穿透小肠肌层及浆膜层可引起肠穿孔。至病程第4周，人体免疫力进一步加强，在血流及脏器中的细菌逐渐被消灭，肠壁溃疡逐渐愈合，病情缓解，进入恢复期。症状消失后，若患者胆囊内长期存在病原菌则成为慢性带菌者。

（二）病理

伤寒的病理特点是全身性单核－巨噬细胞系统的增生性反应，回肠下段集合淋巴结与孤立淋巴滤泡的病变最具特征性。病程第1周，淋巴组织增生、肿胀（髓样肿胀期）；第2周，肿大的淋巴组织和淋巴滤泡坏死（坏死期）；第3周，坏死组织脱落，形成溃疡（溃疡期）。若波及病灶血管可引起肠出血，若侵入肌层与浆膜层可导致肠穿孔；第4周后，溃疡逐渐愈合，不留瘢痕（愈合期）。肠道的病变范围与病情的严重程度不一定成正比，有的患者有严重的感染中毒症状，但肠道病变较轻微，而有的患者病情较轻，但可突然发生肠出血或肠穿孔。

【护理评估】

（一）健康史

（1）流行病学特点：评估是否于夏秋季节发病，当地是否有伤寒暴发流行；是否到过疫区；患者的饮食、饮水、个人卫生及生活环境情况，有无接触过污染的水源或食物等；有无与伤寒患者的接触史；既往有无伤寒病史，是否接种过伤寒疫苗等。

（2）患病及治疗经过：询问患者的起病经过、起病时间、主要症状及特点、病情的进展情况；目前一般状况，食欲与摄入量情况；有无便秘或腹泻、便血，有无腹胀、腹痛及其部位、性质、程度；诊疗经过、服药情况及效果。

（二）身体评估

1. 典型伤寒的临床表现 潜伏期3～60天，一般为7～14天。食物引起的暴发流行，潜伏期可短至48小时；水源引起的暴发流行，潜伏期可长达30天。典型伤寒的自然病程为4～5周，临床经过分为4期。由于预防接种的普及，目前典型病例已少见。

（1）初期：病程第1周。发热是最早出现的症状，体温呈阶梯状上升，于3～7天内达39～40℃，同时可伴有全身疲乏、头痛、四肢酸痛、食欲减退、腹痛、腹泻或便秘等症状。右下腹可有轻度压痛。

（2）极期：病程第2～3周，出现伤寒特征性表现，肠出血、肠穿孔等并发症多在本期出现。①高热：多呈稽留热，少数为弛张热或不规则热，如未进行有效的抗菌治疗，可持续2周左右。②消化系统症状：约半数患者出现右下腹隐痛、腹胀、腹部不适，多有便秘，严重者可有中毒性肠麻痹。少数患者有腹泻，右下腹可有深压痛，可出现黄疸。③神经系统症状：由内毒素作用于中枢神经系统所致，患者有精神恍惚、表情淡漠、呆滞、反应迟钝（伤寒面容），耳鸣、听力减退，严重者可出现谵妄、昏迷、脑膜刺激征阳性等中毒性脑病表现。神经系统中毒症状与疾病的严重程度成正比。随病情改善、体温下降而逐渐恢复。④循环系统症状：约75%的患者有相对缓脉。相对缓脉指脉搏与发热不成比例上升，即体温每增高1℃，每分钟脉搏增加少于15～20次。并发心肌炎时，相对缓脉不明显。重症患者可出现脉搏细速、血压下降、循环衰竭表现。⑤肝脾大：多数患者于病程1周末出现肝脾大，质软，有压痛。患者出现黄疸或肝功能明显异常时，提示并发中毒性肝炎。⑥玫瑰疹：于病程7~14天出现，主要分布于胸、腹及肩背部，四肢少见，直径2~4mm，为淡红色的斑丘疹，压之褪色，多在10个以下，2~4天内消退，对诊断有意义。

(3)缓解期：病程第3~4周。体温逐渐下降，临床症状逐渐减轻，肿大的肝、脾开始回缩。由于本期患者食欲好转，但肠道溃疡尚未完全愈合，如饮食不当，此期仍可出现肠出血和肠穿孔，需警惕。

(4)恢复期：病程第4~5周。体温恢复正常，神经系统和消化系统症状消失，肝、脾恢复正常。体弱、原有慢性疾患或出现并发症者，病程往往较长。

考点提示：伤寒的典型特征包括稽留热、表情淡漠、相对缓脉、玫瑰疹、肝脾大、白细胞减少。

2. 其他临床类型

(1)轻型：多见于儿童、发病初期使用有效抗菌药物、曾接受过伤寒疫苗接种的患者。临床特征不典型，全身感染中毒症状轻，病程短，1~3周即可恢复正常。

(2)暴发型：急性起病，感染中毒症状严重，高热或体温不升，常并发中毒性脑病、心肌炎、肠麻痹、中毒性肝炎或休克等。

(3)迁延型：常见于原有消化系统基础疾病的患者，如慢性乙型肝炎、胆道结石或慢性血吸虫病等。起病初期的表现与典型伤寒相似，但由于机体抵抗力低下，发热持续时间可延长至5周以上或数月之久，发热呈弛张热或间歇热，肝脾肿大明显。

(4)逍遥型：初期症状不明显，患者能正常工作和生活，部分患者以肠穿孔或肠出血为首发症状。

3. 复发和再燃　少数患者热退后1~3周，临床症状再现，血培养再度阳性，称为复发。原因是抗菌治疗不彻底，病灶内的细菌未被完全消灭，当机体免疫力低下时，伤寒杆菌再度繁殖，侵入血循环，复发症状较轻，病程较短，并发症较少。部分患者在缓解期体温开始下降但未达到正常时，体温又再次上升，持续5~7天才恢复正常，血培养为阳性，称为再燃，可能与菌血症未被完全控制有关。

4. 并发症

(1)肠出血：伤寒最常见的肠道并发症，多见于病程第2~3周，发生率为2%~15%。大便隐血或大量血便均可见到，症状依出血量不同而异。出血量少可无症状。大出血时，体温骤降后很快回升，脉搏增快，伴头晕、面色苍白、烦躁、出冷汗、血压下降等失血性休克表现。

(2)肠穿孔：伤寒最严重的并发症，多见于病程2~3周，好发于回肠末段，常表现为右下腹突然疼痛，伴有恶心、呕吐、脉搏细速、体温和血压下降等表现，但不久后体温又迅速上升，腹痛持续存在并加重，出现腹膜炎征象，重者可出现感染性休克。血常规白细胞升高。腹部X线片可见膈下游离气体。

(3)其他：在伤寒病程中还可发生中毒性肝炎、中毒性心肌炎、支气管炎和肺炎、急性胆囊炎、血栓性静脉炎等。近年来，溶血性尿毒综合征发病率有增加趋势。

(三)心理－社会评估

伤寒具有传染性，需要隔离，且隔离时间较长，患者易出现无助、困惑、孤独、悲观、抑郁、焦虑、恐惧等不良心理反应。因此要及时评估患者对隔离和治疗的适应情况，患病对其家庭、生活、工作的影响，以及社会支持系统的作用。

(四)实验室及其他检查

1. 血常规　白细胞计数多为$(3\sim5)\times10^9/L$，中性粒细胞减少，嗜酸性粒细胞减少或消失。随病情好转逐渐恢复正常，复发时可再度减少或消失，对伤寒的诊断与病情评估有一定参考价值。

2. 病原学检查　①血培养：是本病最常用的确诊方法。病程第1~2周阳性率最高，可达80%~

笔记

90%，以后逐渐下降，再燃和复发时可再度呈阳性。采集血培养应注意：血量要达到10mL；尽量在用抗生素之前、体温上升阶段采血；已用抗生素治疗者，可取血凝块做培养，以避免血清中抗生素的干扰；最好用含胆汁的培养基进行血培养。②骨髓培养与涂片：由于骨髓中吞噬细胞丰富，故其阳性率较血培养高，可达80%～95%，且持续时间长。对已用抗生素治疗、血培养阴性的患者尤为适用。③粪便培养：第3～4周阳性率最高，可达75%；粪便培养阳性不能作为伤寒的确诊依据，需排除带菌者的可能。④尿培养：早期常为阴性，第3～4周阳性率较高，可达25%。

3. 肥达试验（Widal test） 又称伤寒血清凝集反应，对伤寒有辅助诊断价值。病程7～10天出现阳性反应，第3～4周阳性率最高，可达70%～90%，持续数月。O抗体凝集效价≥1∶80，H抗体效价≥1∶160为阳性，有诊断意义。Vi抗体的检测用于慢性带菌者的调查，持续高水平Vi抗体，效价在1∶40以上有意义。

（五）治疗要点

治疗原则为病原治疗的同时进行对症治疗，积极防治并发症。

1. 病原治疗 病原治疗是关键，常用以下抗生素。

（1）第三代喹诺酮类：是目前治疗伤寒的首选药物，具有抗菌谱广，杀菌作用强，细菌对其产生突变耐药的发生率低，体内分布广，组织、体液中药物浓度高，以及口服制剂使用方便等优点。但因其影响骨骼发育，孕妇、儿童、哺乳期妇女慎用。常用药物有左旋氧氟沙星、氧氟沙星、诺氟沙星及环丙沙星等。用法：左旋氧氟沙星，每次0.2～0.4g，口服，每天2次或3次，疗程14天。氧氟沙星，每次0.2g，口服，每天3次，疗程14天；对重症或有并发症的患者，每次0.2g，静脉滴注，每天2次，症状控制后改为口服，疗程14天。诺氟沙星最为常用，其在体内分布广，对并发胆囊炎者疗效好。诺氟沙星可单独使用，也可与阿米卡星联合使用，用于治疗多重耐药菌株引起的伤寒。用法为成人每次0.2～0.4g，口服，每天3次或4次，连服2～3周。

（2）第三代头孢菌素：具有抗菌活性强、在胆汁中浓度高、不良反应少等优点，是儿童和孕妇的首选药物。常用药有头孢噻肟、头孢哌酮、头孢他啶、头孢曲松等。用法：头孢噻肟，成人每次2g，静脉滴注，每天2次；儿童每次50mg/kg，静脉滴注，每天2次，疗程14天。

（3）氯霉素：适用于对氯霉素敏感的多重耐药伤寒杆菌。用法：成人每天1.5～2g，分3次或4次口服或静脉滴注，热退后药量减半，再用10～14天，总疗程为2～3周。

（4）其他：还可选用氨苄西林、复方磺胺甲基异噁唑等。

2. 对症治疗

（1）严重毒血症状：出现谵妄、昏迷或休克的高危患者，可在适量、有效抗生素治疗的同时，加用肾上腺皮质激素。可用地塞米松5mg，静脉滴注，每天1次，或氢化可的松50～100mg，静脉滴注，每天1次。疗程一般为3天。

（2）发热：高热时可进行物理降温，使用冰袋冷敷和（或）温水擦浴。发汗退热剂（如阿司匹林）有时可引起低血压，应慎用。

（3）便秘：可使用生理盐水300～500mL低压灌肠。无效时改用50%甘油60mL或液状石蜡100mL灌肠。禁用高压灌肠和泻剂。

（4）腹胀：饮食应减少豆、奶等易产气的食物。使用松节油涂擦腹部，或肛管排气以缓解症状。禁用新斯的明等促进肠蠕动的药物。

（5）腹泻：应选择低糖、低脂肪的食物。酌情给予黄连素0.3g，口服，每天3次，一般不使用阿片制剂，以免引起肠蠕动减弱。

3. 慢性带菌者的治疗 可选择氧氟沙星，每次0.2g，口服，每天2次；或环丙沙星，每次0.5g，口服，每天2次，疗程4～6周。氨苄西林，每天4～6g，静脉滴注；或阿莫西林，每次0.5g，口服，每天4

次,疗程4~6周。

4. 并发症的治疗

(1)肠出血:禁食,绝对卧床休息,注射镇静剂及止血剂。大出血时,酌情多次输新鲜全血,注意水、电解质平衡。大出血经内科积极治疗无效时,可考虑手术处理。

(2)肠穿孔:①局限性穿孔时应禁食,给予胃肠减压,对原发病给予有效的抗菌药物治疗,同时加强控制腹膜炎症,如联合氨基糖苷类、第三代头孢菌素或碳青霉烯类药物,警惕感染性休克的发生;②肠穿孔并发腹膜炎时,应及时进行手术治疗,同时加用足量、有效的抗菌药物控制腹膜炎。

【护理诊断】

1. 体温过高　与伤寒杆菌感染、释放大量内毒素有关。

2. 营养失调:低于机体需要量　与高热、消耗过多、食欲减退、腹胀、腹泻有关。

3. 腹泻　与内毒素释放致肠道功能紊乱有关。

4. 便秘　与中毒性肠麻痹、低血钾、长期卧床有关。

5. 潜在并发症:肠出血、肠穿孔。

【护理措施】

(一)隔离措施

执行消化道隔离至症状消失后15天,或症状消失后5天起连续2次粪培养阴性。密切接触者应医学观察2周,若出现发热应立即隔离。隔离期间注意做好患者的心理护理。出院前做好终末消毒,患者的大便、尿、便器、食具、衣物等应消毒处理。

(二)病情观察与疫情报告

1. 病情观察　①密切观察患者的生命体征、面色及意识状态的变化,尤其要注意发热的程度、热型、持续时间,观察体温下降后是否有再度升高的情况;注意有无相对缓脉。②观察有无玫瑰疹,皮疹的部位、数量、颜色、大小、压之是否褪色等。③观察有无腹胀、便秘及腹泻等消化道症状;有无便血、血压下降、脉搏增快、出冷汗等肠出血的表现。④有无腹部疼痛、压痛、反跳痛和腹肌紧张等肠穿孔症状和体征。如有异常,立即报告医生并配合处理。

2. 疫情报告　对疑似、确诊、住院、出院、死亡的伤寒病例应分别进行传染病报告,专册登记和统计。

(三)生活护理

1. 休息　发热期间的患者应绝对卧床休息至热退后1周,恢复期无并发症者可逐渐增加活动量,避免剧烈活动,预防肠出血及肠穿孔的发生。

2. 饮食　极期时,给予高热量、高蛋白、高维生素、清淡、易消化的流质饮食,少量多餐,避免过饱。鼓励患者少量多次饮水,摄入量不足者,给予静脉补液。大量肠出血时应禁食,静脉补充营养。缓解期可给予易消化的高热量、无渣或少渣的流质或半流质饮食,避免刺激性和产气食物。注意观察进食后胃肠道反应。恢复期患者食欲好转,可逐渐过渡到正常饮食,但切忌暴饮暴食或进食生冷、粗糙及不易消化的食物。

3. 日常卫生　养成良好的卫生习惯,饭前便后洗手,避免饮用生水,避免进食未煮熟的肉类及不洁食物。腹泻的患者注意保持其肛周皮肤的清洁、干燥。

(四)对症护理

1. 发热的护理　密切观察患者的体温及热型的变化,采取有效的降温措施,尤其在体温下降后,

笔记

应警惕复发、再燃导致体温再次上升。对高热者给予物理降温,擦浴时避免在腹部加压用力,以免肠出血或肠穿孔。慎用退热药,以免引起虚脱。保证液体的入量,充足的水分可使尿量增加,利于伤寒杆菌内毒素的排出。加强皮肤护理,出汗后及时用温水擦拭,更换内衣,保持皮肤清洁、干燥。

2. 便秘的护理　嘱便秘患者排便时切忌过度用力,以免诱发肠穿孔。禁用肥皂水灌肠,忌用泻药。必要时可用开塞露或生理盐水低压灌肠。嘱患者多饮水,规律排便,病情允许的情况下适当活动,促进胃肠蠕动。患者进入恢复期后应逐渐增加富含纤维素的食物,如新鲜水果和蔬菜等,以缓解便秘。

3. 腹胀的护理　给予低糖、低脂饮食,禁食豆浆、牛奶,糖等产气食物。使用松节油涂擦腹部,或肛管排气。禁用新斯的明等促进肠蠕动的药物,以免诱发肠出血或肠穿孔。

4. 腹泻的护理　给予低糖、低脂、少渣的食物。不吃生冷食物,注意补充水和电解质。便后用温水清洗肛周,注意肛周皮肤的清洁卫生。

5. 肠出血、肠穿孔的护理

(1)避免诱因:常见诱因包括病程中过早、过多下床活动,过量饮食,饮食中含固体及纤维较多,用力排便,腹胀、腹泻,治疗性灌肠或用药不当等。

(2)观察并发症的征象:密切监测生命体征,及早识别肠道并发症。血压下降、脉搏增快、体温下降、出冷汗、肠蠕动增快、便血提示可能发生肠出血。少量出血时,大便隐血试验阳性或大便呈深褐色;中等量出血时,大便呈柏油样;大量出血时呈血便,严重时患者呈休克状态。患者突发右下腹剧痛,伴有恶心、呕吐、面色苍白、体温和血压下降、腹肌紧张等,提示有肠穿孔的可能。发现异常时,及时通知医生并配合处理。部分患者可能以急腹症为首发表现,应注意识别。

(3)护理:肠出血患者应绝对卧床休息,保持安静,必要时给予镇静剂。出血时应禁食,遵医嘱静脉输液,给予止血药物,严禁灌肠治疗。肠穿孔时给予胃肠减压,积极做好术前准备。

(五)用药护理

喹诺酮类药物常见的不良反应有胃肠道反应、头痛、头晕、皮疹等,还可影响骨骼发育,故儿童、孕妇、哺乳期妇女应慎用。氯霉素有骨髓抑制作用,使用时注意监测血象变化。使用头孢菌素时需警惕发生过敏反应。

(六)心理护理

做好消毒隔离的解释工作,关心患者,积极给患者进行心理疏导,消除抑郁、悲观、孤独、焦虑及恐惧等心理。加强对患者及其家属的健康宣教,在精神上给予安慰和支持,鼓励患者积极配合治疗与护理。

(七)健康指导

1. 预防宣教　从管理传染源、切断传播途径、保护易感人群等方面宣传伤寒的防治知识。加强饮食行业的卫生管理。饮食、供水、保育等行业人员要定期检查身体,一旦发现带菌者,应及时隔离治疗,调离上述工作岗位。

(1)管理传染源:①早发现、早报告、早诊断。发现伤寒患者后,按有关规定登记,于 24 小时内上报。②早隔离。采取消化道隔离至症状消失 5 天起连续粪培养 2 次阴性,或症状消失后 15 天。③早治疗。遵医嘱及时对伤寒患者、带菌者进行治疗。④其他注意事项。对疫区内持续发热的疑似患者,应尽快明确诊断;对与伤寒患者有过密切接触的人员(如患者的家庭成员、陪伴者等)要进行医学观察,观察期限为最后接触之日起 2 周,医学观察的主要内容包括早期症状及体温测量等。对已有症状者应做血、粪培养,以便早期确诊,及时隔离治疗。

(2)切断传播途径:开展预防伤寒的宣传教育,加强公共卫生管理和水源的保护,加强粪便管理。注意个人卫生,避免"病从口入"。对病房和临时隔离治疗场所中被污染的卫生间、地面、食具、衣物等

笔记

进行彻底消毒。患者的排泄物可用漂白粉消毒处理。

(3)保护易感人群:对高危人群定期普查、普治,并接种伤寒菌苗。与带菌者一起生活或进入疫区前,要采取预防接种或应急性预防用药。易感人群可采用伤寒、副伤寒甲乙三联菌苗进行预防接种,共皮下注射3次,间隔7~10天,免疫期为1年,每年可加强1次。亦可口服伤寒Ty21a活疫苗,于第1、3、5、7天各口服1剂。重点人群亦可注射伤寒Vi菌苗,注射后90%的人可产生抗体,完全保护率为60%~70%。应急性预防服药可用复方新诺明,每天2片,服用3~5天。

2. 生活指导 教育患者养成良好的卫生与饮食习惯,坚持饭前便后洗手,不饮生水,不吃不洁食物等。病愈后对居所内的卫生间、地面、食具、衣物、用品等实施消毒。对可能污染的物品可使用煮沸、焚烧、日晒、消毒液浸泡等方法消毒。

3. 定期复查 伤寒的恢复过程很慢,痊愈后仍需定期检查粪便,以防成为慢性带菌者。病情好转后若再次出现发热、腹痛、便血等症状,应及时就医。大便或尿液培养呈阳性,持续1年或1年以上者,不可从事饮食服务行业,且仍需用抗生素治疗。

目标检测

参考答案

一、选择题

A2 型题

1. 患者,男,28岁,诊断为伤寒,持续高热5天,每天8:00体温39.0℃,次日4:00体温39.6℃左右,此热型符合(　　)。

A. 稽留热　　B. 弛张热　　C. 间歇热
D. 波状热　　E. 不规则热

A3 型题

(2、3题共用题干)

患者,女,59岁。持续高热3天,每隔4小时测一次体温,持续39.1℃以上,最高达40℃,经检查后诊断为伤寒。

2. 该患者的热型是(　　)。

A. 弛张热　　B. 稽留热　　C. 间歇热
D. 不规则热　　E. 波状热

3. 护理该患者,正确的措施是(　　)。

A. 每天测量体温4次
B. 体温超过39.2℃,给予酒精擦浴
C. 药物降温1小时后复测体温
D. 鼓励患者多饮水、多运动
E. 如有寒战,应注意保暖

二、情景案例

吴某,男,21岁。暑假期间外出打工,当地有伤寒散发病例,住集体宿舍,卫生条件较差。5天前开始发热,伴有乏力、食欲减退、腹胀,自认为是感冒,未予重视,当地医院给予抗生素治疗,效果不佳。遂前来我院就诊。查体:体温39.5℃,脉搏75次/分,呼吸23次/分,血压95/65mmHg。神志清楚,表情淡漠,反应迟钝,皮肤、巩膜无黄染,心、肺未发现异常,腹平软,无压痛及反跳痛,肝肋下1cm,脾肋下1.5cm,肝区无叩击痛,腹水征阴性,肠鸣音正常。血常规:白细胞6.0×10^9/L,中性粒细胞比例0.60,淋巴细胞比例0.34;血培养伤寒杆菌阳性。初步诊断为伤寒。吴某知道自己患了伤寒,情绪低落,担心病情会影响自己的学业。2天后,他的工友小吴也出现了同样症状。

请问:

1. 如何对与患者密切接触的工友进行隔离观察?
2. 目前患者主要有哪些护理诊断?如何护理?

笔记

任务二　细菌性痢疾的护理

案例导学

王某，女，35岁。近两天出现乏力、食欲不振、腹痛、腹泻，初为稀便，后呈黏液脓血便，每日大便10余次，每次量少，伴里急后重。发病前2天曾在食堂聚餐。查体：体温39.5℃，脉搏90次/分，血压110/68mmHg。神志清楚，心、肺无异常，左下腹部有压痛，肠鸣音亢进。血常规：白细胞13.5×10^9/L，中性粒细胞比例0.9。粪常规：外观为黏液脓血便，镜检见白细胞（++）、脓细胞（+++）、红细胞（++）。

请问：

1. 该患者可能患了什么病？还需要做什么检查方可确诊？
2. 针对该患者的临床表现应如何对症护理？

案例解析

细菌性痢疾（bacillary dysentery）简称菌痢，是由志贺菌（痢疾杆菌）引起的急性肠道传染病，又称志贺菌病。以乙状结肠、直肠的炎症与溃疡为主要病变，以发热、腹痛、腹泻、里急后重、黏液脓血便为主要临床表现。轻者仅有腹痛、腹泻，严重者可有感染性休克和（或）中毒性脑病，预后凶险。慢性者病情迁延，治疗困难。

【病原学与流行病学】

（一）病原学

痢疾杆菌，属于肠杆菌科志贺菌属，革兰染色阴性，无鞭毛及荚膜，不形成芽孢，有菌毛。按其抗原结构和生化反应不同，分为4群：A群痢疾志贺菌、B群福氏志贺菌、C群鲍氏志贺菌、D群宋氏志贺菌，共47个血清型。痢疾志贺菌毒力最强，可引起严重症状；福氏志贺菌感染易转为慢性；宋氏志贺菌感染引起的症状较轻。我国流行菌株以B群福氏志贺菌为主，其次为D群宋氏志贺菌。各菌群及血清型之间无交叉免疫。各型痢疾杆菌都可以产生内毒素，引起全身毒血症状，是痢疾杆菌的主要致病物质。痢疾志贺菌还可以产生外毒素（神经毒素、细胞毒素、肠毒素），具有神经毒、选择性细胞毒和肠毒样作用，引起更为严重的临床表现。

痢疾杆菌在体外生存能力强，温度越低存活时间越长。在适宜的温度下能大量繁殖。痢疾杆菌主要存在于患者和带菌者的粪便中，一般在粪便中数小时内即死亡，在水果、蔬菜及污染物中能生存10～20天，蝇肠内可存活9～19天，在37℃水中可存活20天，在阴暗潮湿及冰冻条件下能存活34天。其对理化因素抵抗力较低，不耐高温，日光直接照射下30分钟、加热60℃ 10分钟、煮沸2分钟可将其杀死；对一般化学消毒剂及酸敏感，在1%苯酚中15～30分钟死亡。

（二）流行病学

1. 传染源　包括急、慢性患者及带菌者。急性菌痢患者早期排菌量大、传染性强；而慢性患者、非典型患者、带菌者易被漏诊和误诊，是重要的传染源。

2. 传播途径　主要经消化道传播。痢疾杆菌随患者粪便排出体外后，通过污染水、食物、手等感染人，苍蝇等也可携带菌体污染食物。以污染的手为媒介的传播是散发病例的主要传播途径。

3. 人群易感性　人群普遍易感，学龄前儿童发病率最高，其次为青壮年。学龄前儿童感染多与不良卫生习惯有关，青壮年感染多与接触病原的机会多有关。病后可获得一定的免疫力，但短暂而不稳定，且不同群、型之间无交叉免疫，故易重复感染。

4. 流行特征 感染者主要集中在温带和亚热带国家，多见于卫生条件较差地区。在我国各地区均有发病，但发病率呈逐年下降趋势。终年散发，夏秋季多见，与平均气温、降水量、温湿度、苍蝇密度及饮食习惯有关。

【发病机制与病理】

（一）发病机制

痢疾杆菌侵入人体后是否发病取决于细菌数量、致病力和人体抵抗力。痢疾杆菌经口进入消化道后，大部分被胃酸杀死，少部分进入下消化道的痢疾杆菌也受正常菌群的拮抗作用及肠黏膜表面分泌的特异性 IgA 的阻断作用而不能致病。但当细菌致病力强或人体抵抗力弱时，少量（10～100 个）即可引起发病。痢疾杆菌有较强致病性，其致病力主要是侵袭力和内毒素，只有能够黏附并能侵入结肠黏膜上皮细胞，在细胞内增殖的痢疾杆菌才能引起发病。痢疾杆菌经口进入，穿过胃酸屏障后，侵入乙状结肠与直肠黏膜上皮细胞和固有层中繁殖，引起黏膜的炎症反应和固有层小血管循环障碍，导致上皮细胞变性、坏死，坏死的上皮细胞脱落，形成浅表溃疡，分泌黏液和脓性分泌物。因病变部位有大量的吞噬细胞，且该菌极少侵入黏膜下层，故一般不侵入血流引起菌血症或败血症。

痢疾杆菌释放内毒素，可增高肠壁通透性，增加毒素吸收，引起发热和毒血症状。中毒性菌痢的发病与内毒素作用于肾上腺髓质，刺激交感神经系统和网状内皮系统释放各种血管活性物质，引起急性微循环障碍有关。内毒素可损伤血管壁，引起 DIC，加重微循环障碍，导致重要内脏器官功能衰竭。还可引起脑血管痉挛，导致脑缺血、缺氧。昏迷、抽搐和呼吸衰竭是中毒性菌痢患者死亡的主要原因。其外毒素可引起肠黏膜细胞坏死，导致水样腹泻及神经系统症状。

（二）病理

细菌性痢疾的病理变化主要发生于乙状结肠和直肠，严重者可以波及整个结肠及回肠末端。

急性菌痢的基本病理变化是肠黏膜弥漫性纤维蛋白渗出性炎症。早期可见点状出血，病变进一步发展，肠黏膜上皮形成浅表坏死，表面有大量的脓性黏液渗出物。渗出物中有大量纤维素，与坏死组织、炎症细胞、红细胞及痢疾杆菌一起形成特征性的假膜。1 周左右，假膜开始脱落，形成大小不等、形状不一的“地图状”溃疡。肠道严重感染可引起肠系膜淋巴结肿大，肝、肾等实质脏器损伤。

慢性菌痢者肠黏膜可有轻度充血和水肿，黏膜苍白增厚或呈颗粒状，血管纹理不清，溃疡修复过程中呈凹陷性疤痕，周围黏膜呈息肉状，但肠壁因瘢痕组织收缩而肠腔狭窄者少见。

中毒型菌痢者肠道病变轻，全身病变重，主要病理变化为大脑及脑干水肿、神经细胞变性。

【护理评估】

（一）健康史

1. 流行病学特点 询问是否于夏秋季节发病；是否为散发，当地是否有菌痢集中发病的情况；发病前是否饮用不洁生水、井水或摄入不洁饮食；评估患者的个人卫生及生活环境。

2. 患病及治疗经过 询问患者的起病经过，是否为突发起病，摄食生水或不洁食物与起病时间的关系；主要症状及其特点、病情的进展情况，有无突然出现意识淡漠、面色苍白、皮肤湿冷、呼吸困难等表现；评估患者的食欲与摄入量；有无黏液脓血便、腹胀、里急后重等；了解患病后的诊治经过及效果。

（二）身体评估

细菌性痢疾的潜伏期为数小时至 7 天，多数为 1～3 天。潜伏期的长短和临床症状的轻重主要取决于患者的年龄、抵抗力、感染细菌的数量、菌群的毒力。其中，痢疾志贺菌感染者的病情一般较重；

笔记

宋氏贺菌感染者的病情较轻，非典型病例多；福氏志贺菌感染者的病情介于两者之间，但排菌时间长，易转变为慢性。根据病程长短和病情轻重可分为下列临床类型。

1. 急性菌痢　根据毒血症状及肠道症状的轻重程度分为普通型、轻型、重型和中毒型。

(1)普通型(典型)：患者起病急，有畏寒、寒战、高热，体温可达39℃以上，伴有头痛、乏力、食欲减退等全身毒血症状。早期有恶心、呕吐，继而出现阵发性腹痛、腹泻和里急后重感，每天排便十余次至数十次，初为稀便或水样便，1~2天后转为黏液脓血便，粪便量少。左下腹有压痛，肠鸣音亢进。发热一般于2~3天后自行消退。腹泻常持续1~2周，之后缓解或自愈，少数转为慢性。

(2)轻型(非典型)：患者全身毒血症状轻微，可无发热或低热。腹痛不显著，腹泻次数每日不超过10次，大便呈糊状或水样，含少量黏液，无脓血，里急后重感也不明显。1周左右可自愈，少数可转为慢性。

(3)重型：多见于老年、体弱、营养不良者。患者急起发热，腹痛、腹泻、里急后重明显，腹泻每天30次以上，为稀水脓血便，偶尔排出片状假膜，甚至大便失禁。后期出现严重腹胀及中毒性肠麻痹，常伴呕吐，严重失水可引起周围循环衰竭。部分以中毒性休克为突出表现者，体温不升，常有酸中毒和水、电解质平衡紊乱，少数患者可出现心、肾功能不全。

(4)中毒型(危重型)：多见于2~7岁的儿童，起病急骤，发展迅速，中毒症状重，体温高达40℃以上，以严重毒血症、休克和(或)中毒性脑病为主要临床表现，而肠道症状较轻。开始时无腹痛及腹泻等症状，发病24小时内可出现痢疾样粪便。根据临床表现分为以下3型。

1)休克型：即周围循环衰竭型，成人较为常见，以感染中毒性休克为主要表现。患者面色灰白、口唇及肢端青紫、四肢厥冷、心率增快、脉搏细速、血压下降、脉压小、少尿甚至无尿，伴不同程度的意识障碍及心、肾功能不全。

2)脑型：即呼吸衰竭型，是最为严重的类型。患者表现为烦躁不安、剧烈头痛、反复呕吐、惊厥、昏迷、瞳孔大小不等、对光反射消失等，严重者出现中枢性呼吸衰竭，表现为呼吸节律不齐、深浅不匀，双吸气或叹息样呼吸，直至呼吸停止。

3)混合型：为以上两型的综合表现，患者常先出现惊厥，未能及时抢救则迅速发展为呼吸衰竭和循环衰竭。病死率很高(90%以上)，最为凶险。

2. 慢性菌痢　指菌痢反复发作或迁延不愈超过2个月。菌痢慢性化的主要原因是急性菌痢因症状轻未能诊治，典型病例治疗不及时或治疗不当，或经正规治疗但因菌株耐药而转成慢性；亦与感染的细菌菌型有关，如福氏志贺菌易导致慢性感染。机体抵抗力低下、营养不良、原有胃肠道慢性疾病(如慢性胆囊炎、慢性胃炎等)、分泌型IgA缺乏导致抵抗力下降者也易转成慢性。根据临床表现，慢性菌痢可分为3型。

(1)慢性迁延型：此型最多见，急性菌痢发作后，病情迁延不愈，患者反复腹痛、腹泻、黏液脓血便，伴有乏力、营养不良及贫血等症状。常有左下腹压痛，可扪及增粗的乙状结肠。此型患者长期间歇排菌，是重要的传染源。

(2)急性发作型：此型患者有菌痢病史，急性期后症状已不明显。各种诱因(如进食生冷食物、受凉、过度劳累等)诱发急性发作，出现腹痛、腹泻、里急后重感和脓血便等急性菌痢的症状，发热常不明显，表现较急性期轻。

(3)慢性隐匿型：较少见，此型患者1年内有急性菌痢史，近期无明显腹痛、腹泻等临床症状，但大便培养有痢疾杆菌，结肠镜检可见肠黏膜有炎症甚至溃疡等病变。

考点提示：菌痢三联征为腹痛及腹泻、黏液脓血便、里急后重。

3. 并发症

(1)败血症：发病率0.4%~7.5%，多发生于营养不良儿童，症状重，病死率高。严重者可出现溶血性贫血、感染性休克、溶血性尿毒综合征、肾功能衰竭及 DIC。

(2)关节炎:急性期或恢复期偶尔并发大关节的渗出性关节炎,由变态反应所致,激素治疗有效。

(3)莱特尔(Reiter)综合征:常发生于痢疾消退后 1 ~ 3 周,表现为尿道炎、结膜炎和关节炎三联征。

(4)神经系统后遗症:极少数儿童患脑型中毒型菌痢后可有耳聋、失语及肢体瘫痪等症状。

(三)心理 – 社会状况

菌痢起病急,部分患者迅速发展为休克或中枢性呼吸衰竭,易引起患者及其家属恐慌。因此,需要评估患者及其家属有无困惑、焦虑、恐惧等心理反应,对隔离治疗的认识及适应情况;患病后对其家庭、工作等产生的影响,以及社会支持系统的作用。

(四)实验室及其他检查

1. 血常规 急性患者白细胞总数增高,多在$(10 \sim 20) \times 10^9$L,以中性粒细胞增高为主。慢性患者有轻度贫血。

2. 粪便检查 粪便外观多为黏液脓血便,粪质少或无,不臭。镜检有大量白细胞(≥15 个/高倍视野)、脓细胞、少量红细胞,若见巨噬细胞将有助于诊断。

3. 病原学检查

(1)大便培养:取新鲜粪便的脓血部分,尽早、多次、在抗生素应用之前送检。大便培养出痢疾杆菌是确诊菌痢最可靠、最直接的证据,有利于抗菌药物的选用。

(2)特异性核酸检测:可直接检测出粪便中痢疾杆菌的核酸。具有灵敏度高、特异性强、快速简便、对标本要求低等优点。

(3)抗原检测:采用免疫学方法检测痢疾杆菌抗原,对菌痢的早期诊断有一定意义。但由于粪便中抗原成分复杂,易出现假阳性。

考点提示:粪便培养痢疾杆菌阳性是确诊最可靠、最直接的证据。

(五)治疗要点

1. 急性菌痢

(1)一般治疗:按消化道隔离至临床症状消失,粪便培养连续 3 次阴性。毒血症状重者应卧床休息。以少渣、易消化的流质或半流质饮食为宜,忌食生冷、油腻及刺激性食物。注意水、电解质及酸碱平衡,脱水轻且不呕吐者可口服补液。对不能进食者应给予静脉补液。

(2)抗菌治疗:根据药物敏感试验或粪便培养结果选择抗生素。以口服抗生素为主,不能口服时可静脉滴注。抗生素治疗的疗程一般为 3 ~5 天。

常用药物:①喹诺酮类,抗菌谱广,口服吸收好,不良反应小,耐药菌株相对较少,是治疗菌痢的首选药物,其中首选环丙沙星。儿童、孕妇及哺乳期妇女不宜使用。②其他 WHO 推荐的二线用药,如头孢曲松和匹美西林,可应用于任何年龄组,对多重耐药菌株有效。阿奇霉素也可用于成人治疗。③黄连素,因其有减少肠道分泌的作用,故可与抗生素同时使用,每次 0.1 ~0.3g,每天 3 次,疗程为 7 天。

考点提示:喹诺酮类是治疗细菌性痢疾最理想的药物,首选环丙沙星。

(3)对症治疗:高热时,可用物理降温或小量退热剂;腹痛剧烈时,可使用解痉药物,如阿托品、山莨菪碱、颠茄合剂等;毒血症症状严重时,可酌情小剂量应用肾上腺皮质激素。早期禁用止泻药。

2. 中毒型菌痢 应采取综合急救措施,力争早期治疗。

(1)一般治疗:同普通型。

(2)抗菌治疗:药物选择基本同急性菌痢。可采用环丙沙星、左旋氧氟沙星等喹诺酮类或第三代头孢菌素类抗生素静脉滴注,亦可两类药物联合应用。病情好转后改为口服,剂量和疗程同急性菌痢。

(3)对症治疗

1)高热:应用物理降温或药物降温。对高热伴惊厥者可用地西泮、水合氯醛、苯巴比妥;对躁动不安或反复惊厥者可用亚冬眠疗法。

2)休克型:①快速静脉滴注低分子右旋糖酐及葡萄糖盐水扩充血容量。②同时予以5%碳酸氢钠纠正酸中毒。③在扩充血容量的基础上可应用血管扩张剂(如山莨菪碱、酚妥拉明),解除微血管痉挛,如血压仍不回升可加用升压药物多巴胺,以增加重要脏器的血流灌注,保护重要脏器的功能。④可酌情短期应用肾上腺皮质激素。⑤有心力衰竭者可用毛花苷C。⑥有早期DIC表现者可给予肝素抗凝治疗。

3)脑型:①脑水肿时,可给予20%甘露醇降颅压,每次1~2g/kg,快速静脉滴注,每4~6小时注射1次。亦可应用肾上腺皮质激素。②及时应用血管扩张剂(如山莨菪碱、阿托品等)改善脑血管痉挛。③保持呼吸道通畅,给予吸氧,如出现呼吸节律异常应及时使用呼吸兴奋剂(如洛贝林等),必要时行气管插管或气管切开。

3. 慢性菌痢　以全身及局部治疗相结合为原则。

(1)一般治疗:注意增强身体素质,如生活规律、适当锻炼、加强营养等;忌食难消化、油腻及刺激性食物,积极治疗并存的消化道慢性疾病或肠道寄生虫病。

(2)病原治疗:根据药物敏感试验结果选用有效抗菌药物,常联用2种不同类型的抗菌药物,疗程延长至10~14天,重复1~3个疗程。亦可采用药物保留灌肠疗法,可选用0.5%卡那霉素、0.3%黄连素或5%大蒜素,每次100~200mL,每晚1次,10~14天为一疗程,灌肠液中添加小剂量肾上腺皮质激素可提高疗效。

(3)对症治疗:对肠功能紊乱者可用镇静、解痉药物。慢性菌痢易致肠道菌群失调,可应用乳酸杆菌或双歧杆菌等微生物制剂进行调节。

【护理诊断】

1. 体温过高　与痢疾杆菌释放内毒素影响体温中枢有关。
2. 排便异常:腹泻　与肠道炎症、广泛浅表性溃疡形成,导致肠蠕动增强、肠痉挛有关。
3. 组织灌注量改变　与痢疾杆菌内毒素导致微循环障碍有关。
4. 疼痛:腹痛　与细胞毒素作用于肠壁自主神经,引起肠痉挛有关。
5. 有体液不足的危险　与高热、腹泻、摄入不足有关。
6. 潜在并发症:败血症、关节炎、神经系统后遗症等。

【护理措施】

(一)隔离措施

应隔离至症状消失后1周或连续3次粪便培养阴性。为患者提供专用的食具、用品及便盆,对粪便、呕吐物及污染物要严格消毒。

考点提示:菌痢患者应按消化道隔离至临床症状消失后1周,或粪便培养连续3次阴性。

(二)病情观察与疫情报告

1. 病情观察　监测患者的生命体征、神志、瞳孔,尤其是体温和血压的变化;观察排便次数、性状及量等,注意腹痛、黏液脓血便、里急后重的程度;记录24小时出入量,注意有无水、电解质及酸碱平

笔记

衡紊乱;注意有无休克、脑水肿及脑疝等表现。

2. 疫情报告　细菌性痢疾属于乙类传染病,要求于发现后24小时内上报当地卫生防疫机构。

(三)生活护理

1. 休息　急性期患者应卧床休息,频繁恶心、呕吐、腹泻伴发热、虚弱无力时,应协助患者床边排便,以减少体力消耗。中毒型菌痢患者应绝对卧床休息,由专人护理,取平卧位或休克体位。

2. 营养　严重腹泻伴呕吐时应暂时禁食,遵医嘱静脉补充营养,使肠道得到充分的休息;能进食者给予高热量、高维生素、高蛋白、少渣的流质或半流质饮食,少量多餐,饮用适量淡盐水,禁食生冷、油腻、多渣、刺激性食物。病情好转后逐渐恢复正常饮食。

3. 日常卫生　注意个人及环境卫生。重点是饮食、饮水卫生,做到"四要三不要",即要彻底消灭苍蝇、要饭前便后洗手、生吃蔬果要烫洗、得了菌痢要报告及治疗,不要喝生水、不要吃变质食物、不要随地大小便。其中"饭前便后洗手"是预防细菌性痢疾最重要的措施。

(四)对症护理

1. 发热的护理　高热时给予物理降温,如温水擦浴,头置冰帽,头部或大动脉走行处用冰袋冷敷等,严重者遵医嘱用退热药。发热时可用冰盐水低压灌肠,以达到降温和清理肠道的目的。严密监测体温变化,同时及时识别惊厥的前兆。当高热患者出现双目发直、口角抽动、双上肢伸直或下肢不自主抽动时,提示将发生惊厥,应立即报告医生,及时给予止惊、镇静、降温等措施。若物理降温或一般药物降温效果不好,可遵医嘱给予人工冬眠疗法。

2. 腹泻的护理　腹泻频繁者应卧床休息,必要时按医嘱应用镇静剂,腹泻症状不重者可适当活动;予以高蛋白、高热量、少渣、易消化的流质或半流质饮食,少量多餐,忌食生冷、辛辣刺激性饮食,腹泻好转后逐渐增加饮食量。及时补充水分及电解质,发生脱水时应予以补液。腹泻伴里急后重者,嘱其排便时不要过度用力,以免脱肛,由于大便次数增多,肛周皮肤容易破溃,每次便后用卫生纸轻轻擦拭,再用温水清洗,涂上凡士林油膏或抗生素软膏。

3. 腹痛及其他护理　应注意腹部的保暖,腹部放热水袋能减轻腹痛。对休克者予以补液、保暖,并给予吸氧。对惊厥者应注意保护其安全,防止跌伤或舌咬伤,避免声光刺激,保持病房安静。

4. 中毒型菌痢的抢救

(1)抗休克护理:有休克征象的患者应绝对卧床休息,由专人监护,取休克体位或平卧位,保暖,立即建立两条静脉通路,记录24小时出入量,及时检查电解质及肾功能,并根据检查结果决定输液种类、数量和速度,以防水、电解质紊乱和酸碱失衡。遵医嘱予以扩容、纠正酸中毒等抗休克治疗。扩容时应根据血压、尿量随时调整输液速度。在快速扩容阶段,应观察心率、呼吸,注意患者有无烦躁、呼吸困难、咳粉红色泡沫痰,防止补液不当造成肺水肿。应用血管活性药物时,应维持适当的浓度和速度,注意观察药物的疗效和不良反应。

抗休克治疗有效的指征:患者面色转红、发绀消失、肢端转暖、心率减慢;血压逐渐上升,收缩压维持在80mmHg以上,脉压 >30mmHg,脉搏 <100次/分,且充盈有力,尿量 >30mL/h。

(2)中枢性呼吸衰竭的护理:中毒性菌痢所致呼吸衰竭多为中枢性呼吸衰竭,如不及时治疗将导致患者死亡。当患者出现呼吸深浅不一、节律不齐、叹息样呼吸、瞳孔大小不等、对光反应迟钝或消失时,提示有中枢性呼吸衰竭的可能。此时应加大氧流量,保持呼吸道通畅,遵医嘱给予脱水剂及呼吸兴奋剂,做好气管插管及人工呼吸的准备。降温能够降低脑组织的耗氧量,防止脑水肿及呼吸衰竭的发生。

5. 采集粪便培养标本　在使用抗生素前采集新鲜粪便标本的脓血部分立即送检,为提高阳性率

笔记

可以多次采集标本送检。注意粪便标本不能与尿液相混，必要时取肛门拭子或用冰盐水灌肠采集粪便标本。

（五）用药护理

应用喹诺酮类药物时应观察患者有无头痛、皮疹、胃肠道反应、过敏及粒细胞减少等不良反应；喹诺酮类药物影响骨骼发育，故孕妇、儿童及哺乳期妇女禁用。阿托品可引起口干、心动过速、尿潴留、视物模糊等，用药时应予以注意。

（六）心理护理

应向患者及其家属解释疾病的特点、隔离的意义和预后。向患者解释腹痛、腹泻、里急后重等发生的原因。介绍主要治疗措施及效果，多与患者沟通，鼓励患者积极配合治疗，争取早日康复，消除其焦虑、恐惧的心理，保持情绪稳定。

（七）健康教育

1. 预防宣教 从管理传染源、切断传播途径、保护易感人群等方面宣传细菌性痢疾的防治知识。

（1）管理传染源：①确诊本病后要在 24 小时内上报当地卫生防疫机构。②对确诊患者执行消化道隔离至症状消失后 1 周或连续 3 次粪便培养阴性。③遵医嘱尽早进行抗菌治疗。④根据我国有关规定，饮食行业、水源管理、托幼人员应定期做大便培养，发现痢疾杆菌阳性者，暂调离原岗位，给予彻底治疗；慢性菌痢患者和带菌者未治疗前一律不得从事上述行业。

（2）切断传播途径：开展预防细菌性痢疾的宣传教育，加强公共卫生的管理。注意个人卫生，饭前便后洗手，不吃不洁的食物，不喝生水。

（3）保护易感人群：加强易感人群的管理，尤其是婴幼儿和老人，以及有聚集特征的人群，如学生、工人。在痢疾流行期间，易感者可口服多价痢疾减毒活疫苗，免疫期可维持 6～12 个月，对同型志贺菌保护率约为 80%，但与其他菌型间无交叉免疫。流行期间，食用大蒜、马齿苋、白头翁等也有一定预防效果。

2. 生活指导 向患者及其家属讲解本病的流行病学特点，指出消化道隔离及治疗的重要性。指导其生活规律、注意休息、劳逸结合；注意饮食，避免生冷、油腻、刺激性食物，恢复期仍应避免多渣饮食。慢性菌痢患者可因进食生冷食物、暴饮暴食、过度紧张、劳累、受凉、情绪波动等诱发急性发作。平日应加强体育锻炼，保持生活规律，复发时及时治疗。

3. 用药指导 告知患者遵医嘱按时、按量、按疗程服药，争取在急性期彻底治愈，防止转变成慢性细菌性痢疾。注意观察有无药物的不良反应。

4. 定期复查 慢性菌痢患者要定期做粪便培养，以监测病情。

知识链接

菌痢的防控措施

菌痢极易在有集体就餐、生活的单位发生，如学校、工地。通过污染的水源和食物引起暴发流行。菌痢疫情暴发后，需及时查找原因，进行有效防控。具体防控措施：①发现患者或疑似者，及时向附近的防疫机构或者医疗机构报告。②对暴发流行期间的所有病例、病原携带者进行隔离治疗和有效管理。③暂时停用可疑水源，并对水源进行消毒，供应安全的饮用水，加强水源管理。④加强食品安全管理。⑤对食堂、卫生间等公共区域进行重点消毒及日常保洁，开展灭蝇、灭蟑、灭鼠活动。⑥对易感人群开展日常生活卫生知识的普及教育。

笔记

目标检测

参考答案

一、选择题

A2 型题

1. 患儿,3 岁,以突发高热、进行性呼吸困难入院,怀疑为中毒性痢疾。为尽快检出痢疾杆菌,护士留取大便正确的做法是(　　)。
A. 多次采集标本,集中送检
B. 开塞露灌肠后取便
C. 患儿无大便时,口服泻剂留取粪便
D. 如标本难以采集,可取其隔日大便送检
E. 冰盐水灌肠取便
2. 患儿,4 岁,确诊为细菌性痢疾,为预防传播,护士告诉家长隔离时间为(　　)。
A. 临床症状好转　B. 临床症状消失　C. 连续 3 次大便培养阴性
D. 2 次大便培养阴性　E. 1 次大便培养阴性
3. 患者,男,7 岁。被诊断为细菌性痢疾,经治疗症状已消失,家长询问何时可以上学,正确的指导是(　　)。
A. 目前即可　B. 临床症状消失后 3 天　C. 1 次大便培养阴性
D. 连续 2 次大便培养阴性　E. 连续 3 次大便培养阴性
4. 患者,男,36 岁。患慢性菌痢,其病变部位位于乙状结肠,对其保留灌肠宜采取(　　)。
A. 头低脚高位　B. 头高脚低位　C. 左侧卧位
D. 右侧卧位　E. 屈膝位
5. 患者,女,50 岁。诊断为细菌性痢疾。护士测量口腔温度时得知其 5 分钟前饮用过开水,为此应(　　)。
A. 暂停测一次　B. 改测直肠温度　C. 参照上次测量值记录
D. 嘱其冷开水漱口后再测　E. 告知患者 30 分钟后再测量口腔温度
6. 患儿,3 岁,患急性菌痢,经治疗本已好转。其父母觉得小儿虚弱,要求输血。碍于情面,医生同意了。护士为了快点交班,提议静脉推注输血。输血过程中患儿突发心脏骤停而死亡。此案例中医护人员的伦理过错是(　　)。
A. 无知,无原则,违背了有利患者的原则
B. 无知,无原则,违背了人道主义原则
C. 曲解家属自主权,违反操作规程,违背了行善原则
D. 曲解家属自主权,违反操作规程,违背了不伤害患者原则
E. 曲解家属自主权,违反操作规程,违背了人道主义原则
7. 患儿,女,5 岁。因高热、腹泻、进行性呼吸困难入院,考虑为中毒型细菌性痢疾。护士在为患儿留取粪便时应注意(　　)。
A. 在抗菌治疗后采集标本
B. 选择有黏液脓血的粪便送检
C. 留取部分成形粪便送检
D. 可多次采集标本,集中送检
E. 患儿无大便时,用导泻剂后留取标本

A3 型题

(8、9 题共用题干)

患儿,男,3 岁。高热 2 小时,体温 40℃,呕吐 1 次,面色苍白,四肢湿冷,神志不清。曾有不洁饮食史。

8. 该患儿最可能的诊断是(　　)。
A. 流行性乙型脑炎　B. 中毒型细菌性痢疾　C. 病毒性脑炎
D. 结核性脑膜炎　E. 败血症

笔记

9. 为进一步确诊，应立即进行的检查是(　　)。

A. 胸片　　B. 血常规　　C. 脑脊液检查

D. 粪便检查　　E. 血培养

(10、11 题共用题干)

患者，男，24 岁。因严重腹泻 3 天入院。入院诊断为急性细菌性痢疾。护士为其安排住院后，遵医嘱给予灌肠治疗。

10. 护士为其安排床位时应(　　)。

A. 将其安排在急救室　　B. 将其安排在危重病房　　C. 将其安排在隔离病房

D. 将其安排在普通病房　　E. 按其需求安排病房

11. 灌肠时采取的体位是(　　)。

A. 仰卧位　　B. 左侧卧位　　C. 右侧卧位

D. 俯卧位　　E. 膝胸卧位

二、情景案例

王某，男，35 岁，工人，住集体宿舍，于食堂就餐。因“发热、腹泻 2 天”入院。患者有气无力地说：“从前天早晨开始就感觉全身不舒服，没有力气，感觉自己可能发热了，因家中无体温计，所以没有测量体温，而且开始腹泻，初为稀便，以后大便就带有脓血了，量不多，腹部一阵一阵地痛，今天呕吐两次，不想吃饭。”

查体：体温 39℃，血压 110/70mmHg，左下腹压痛，肠鸣音亢进。血常规：白细胞 20×10^9/L，中性粒细胞比例 0.85。粪常规：外观为脓血便，镜检红细胞、白细胞满视野。

请问：

1. 该患者的护理诊断有哪些？如何进行护理？
2. 针对患者的室友应采取哪些预防措施？

（刘红霞）

任务三　流行性脑脊髓膜炎的护理

案例导学

冬冬，男，7 岁。因“高热、头痛、呕吐 2 天”入院。患儿 2 天前突发高热，体温波动在 39.0～39.5℃，伴寒战、剧烈头痛、呕吐，呈喷射性，呕吐物为胃内容物。查体：体温 39.2℃，脉搏 100 次/分，呼吸 20 次/分，血压 100/75mmHg。急性病容，神志清楚，皮肤可见 1～2mm 大小的鲜红色瘀斑，咽充血，布鲁辛斯基征(+)，颈强直(+)，巴宾斯基征(-)。所在学校有类似患者。医生初步考虑为流行性脑脊髓膜炎。

请问：

1. 为明确诊断，该患儿需做什么辅助检查？
2. 为防止病情恶化，观察病情时需要注意哪些方面？

案例解析

流行性脑脊髓膜炎(epidemic cerebrospinal meningitis)简称流脑，是由脑膜炎奈瑟菌引起的化脓性脑膜炎。按病情可分为普通型、暴发型、轻型、慢性型。临床主要表现为突起高热、剧烈头痛、频繁呕吐，皮肤黏膜瘀点、瘀斑及脑膜刺激征，严重者可有败血症、休克及脑实质损害，脑脊液呈化脓性改变。部分患者呈暴发起病，可危及生命。我国自 1985 年开展 A 群流脑疫苗接种后，发病率持续下降，未再出现全国性的大流行。但近年来，B 群和 C 群感染有增多趋势。本病儿童发病率高。

【病原学与流行病学】

（一）病原学

脑膜炎奈瑟菌（又称脑膜炎球菌）属奈瑟菌属，为革兰阴性双球菌，呈肾形，凹面相对，成双排列。有荚膜，无芽孢，不活动。在巧克力培养基或血琼脂培养基及卵黄培养基上生长良好，在普通培养基上则不易生长。根据表面特异性荚膜多糖抗原的不同，可将脑膜炎球菌分为13个亚群，其中A、B、C三群最常见。人是脑膜炎球菌唯一的天然宿主。该菌对干燥、湿热、寒冷、阳光、一般消毒剂及紫外线均敏感，通常可在患者鼻咽部、血液、脑脊液、皮肤瘀斑中发现，也可从带菌者鼻咽部分离出来。

（二）流行病学

1. 传染源　患者和带菌者是本病的传染源，流行期间人群带菌率可达50%以上，感染后细菌寄生于正常人鼻咽部，因无临床症状而不易被发现，故带菌者作为传染源的意义更重要。

2. 传播途径　本病可经呼吸道直接传播，2岁以下的婴幼儿也可经同睡、怀抱、哺乳、亲吻等密切接触传播。

3. 人群易感性　人群普遍易感，隐性感染率高。发病年龄常在5岁以下，尤其多见于6个月～2岁的婴幼儿。人感染后产生持久免疫力，各群间有交叉免疫，但不持久。

4. 流行特征　本病呈世界性分布，在温带地区可出现地方性流行，发病高峰在冬春季节。我国流行菌群以A群为主，占97.3%，B、C群次之。

【发病机制与病理】

（一）发病机制

病原菌侵入鼻咽部后，是否发病及病情的轻重主要取决于细菌与机体之间的相互作用。本病致病的主要因素为细菌释放的内毒素，可引起全身的施瓦茨曼反应，激活补体，使血清炎性介质大量增加，产生微循环障碍和休克。

知识链接

施瓦茨曼反应

施瓦茨曼（Shwartzman）反应是一种非特异性的细胞免疫反应，于1928年由施瓦茨曼发现。他以革兰氏阴性菌苗为家兔做皮内注射。24小时后再用同种或异种菌苗为同一动物做静脉注射，数小时后在原皮内菌苗注射处出现红肿、溃疡等炎症反应。

（二）病理

败血症期主要病变为血管内皮受损，血管壁炎症、坏死及血栓形成，血管周围出血，皮肤黏膜、肺、心、胃肠道及肾上腺皮质都可有出血。脑膜脑炎期的病变主要在软脑膜和蛛网膜，表现为血管充血、出血、炎症及水肿，同时大量纤维蛋白、中性粒细胞和血浆外渗，导致脑脊液浑浊。化脓性炎症的直接侵袭及炎症后粘连可导致颅底部脑神经损害。暴发型中脑膜脑炎型的病变主要是脑实质组织坏死、充血、出血和水肿。

【护理评估】

（一）健康史

询问患者是否有与类似患者的密切接触史，当地有无流脑流行，是否有流脑疫苗接种史等。

笔记

(二)身体评估

本病潜伏期一般为2~3天,最短1天,最长10天。根据病情和病程可分为下列类型。

1. 普通型　最常见,占全部病例的90%以上。

(1)前驱期(上呼吸道感染期):患者主要表现为低热、咽痛、咳嗽或全身不适等非特异性上呼吸道感染症状,持续1~2天。

(2)败血症期:此期起病急,患者突发寒战、高热,体温迅速上升到40℃以上,伴头痛、精神萎靡、全身乏力、关节疼痛、食欲不振等全身中毒症状。婴幼儿常表现为哭闹、拒食、烦躁不安、皮肤感觉过敏和惊厥。70%~90%的患者于发病后数小时出现皮肤、四肢、眼结膜或软腭黏膜瘀点或瘀斑(附图10),大小1~2mm至1~2cm,鲜红色,随后变成紫红色,严重者发展至全身皮肤,并迅速融合成大片皮下出血,中央因血栓形成而呈紫黑色坏死或大疱,是本期特征性表现。多于1~2天发展至脑膜炎期。

考点提示:流脑患儿皮疹的特点。

(3)脑膜炎期:除败血症期的高热及全身中毒症状仍持续存在外,患者还出现明显的中枢神经系统症状,如剧烈头痛、频繁喷射性呕吐、烦躁不安,脑膜刺激征阳性。部分婴幼儿因囟门未闭,脑膜刺激征可能缺如,而表现为前囟隆起,张力增大。本期经有效治疗后多于2~5天内进入恢复期。

(4)恢复期:经治疗后患者体温逐渐降至正常,意识及精神状态明显好转,瘀点和瘀斑消失。神经系统检查也渐恢复正常,一般在1~3周内痊愈。

2. 暴发型　多见于儿童,起病急,病情凶险。可分为以下3型。

(1)休克型:循环衰竭为本型重要特征。患者突起寒战、高热,严重者可出现体温不升,伴头痛、呕吐,短期内出现全身皮肤及黏膜广泛瘀点、瘀斑,并迅速融合成大片伴中央坏死。随后出现面色苍白、四肢厥冷、皮肤呈花斑状、口唇及指(趾)发绀、脉搏细速,如抢救不及时可导致病情急剧恶化。

(2)脑膜脑炎型:以脑膜及脑实质损害的临床表现为主要特征。患者除高热、瘀斑外,还有剧烈头痛、频繁呕吐、反复惊厥、意识障碍,甚至可迅速昏迷。部分患者可发展为脑疝。

(3)混合型:即休克型和脑膜脑炎型同时出现,是本病最严重的类型,病死率极高。

3. 轻型　多发生于流行后期,病变轻微。临床表现可有发热、头痛、咽痛等上呼吸道感染症状,但脑脊液检查多正常,咽拭子培养可见脑膜炎奈瑟菌生长。

4. 慢性型　不多见,成人患者居多,病程迁延数周至数月。表现为间歇性畏寒、发热,每次发热持续12小时后缓解,隔1~4天后再次发作。每次发作后可出现皮疹或瘀点。常伴有关节痛、脾大、血白细胞增多,血培养可为阳性。

(三)心理-社会评估

护理人员应评估患者及其家属对流脑的认知程度;是否有紧张、焦虑、恐惧等心理反应;患者对住院隔离治疗的认识及适应情况;患者家庭经济情况及社会支持系统对患者的关心程度。

(四)实验室及其他检查

1. 血常规　白细胞总数明显增高,一般为$(10\sim20)\times10^9/L$,中性粒细胞在80%以上,有DIC者血小板明显减少。

2. 脑脊液检查　是明确诊断的重要方法。典型改变为脑脊液压力升高、外观浑浊或呈脓样;白细胞数明显升高,达$1000\times10^6/L$以上,以多核细胞增高为主;蛋白含量增高、氯化物及糖含量明显降低。

3. 细菌学检查　细菌学检查阳性即可确诊。

(1)涂片:皮肤瘀点涂片检查简便、迅速,阳性率为50%~70%。脑脊液沉淀涂片检查,阳性率为

60% ~80%。

(2)细菌培养:取瘀斑组织液、血液或脑脊液做细菌培养,但应在抗菌药物使用前进行检查。如有脑膜炎奈瑟菌生长,应做药物敏感试验。

4. 血清免疫学检测　对流免疫电泳法、乳胶凝集试验、反向间接血凝试验、ELISA 法等常用于脑膜炎奈瑟菌抗原检测,有助于早期诊断,阳性率在 90% 以上。

5. 其他　如脑膜炎奈瑟菌 DNA 特异性片段检测等。

(五)治疗要点

1. 普通型　治疗以抗菌和对症处理为主。

(1)抗菌治疗:①青霉素 G 以其高效、毒性低、价廉的优势而常作为首选抗菌药物,但其不易透过血 - 脑屏障,须大剂量使用才能达到有效治疗浓度,疗程 5 ~7 天。②第三代头孢菌素对脑膜炎球菌抗菌活性强,易透过血 - 脑屏障,且毒性低,疗程 7 天。③氯霉素也可透过血 - 脑屏障,疗程 5 ~7 天。

(2)对症处理:高热者,给予物理降温或退热剂。脑水肿引起的惊厥,以脱水治疗为主,可给予 20% 甘露醇快速静脉滴注,间隔 4 ~6 小时 1 次。如为脑实质病变引起的惊厥,则地西泮为首选药物,肌内注射或静脉滴注。此外,还可用水合氯醛、苯巴比妥钠等。

2. 暴发型

(1)休克型的治疗:除尽早使用有效抗菌药物外,应快速纠正休克,短期应用肾上腺皮质激素,保护重要脏器功能并进行抗 DIC 治疗。

(2)脑膜脑炎型的治疗:减轻脑水肿,防治脑疝及呼吸衰竭是本型流脑的治疗重点。可应用甘露醇降低颅内压,还可应用白蛋白、甘油果糖、肾上腺皮质激素等药物治疗。

(3)混合型的治疗 :应积极抗休克,同时注重脑水肿的治疗。

【护理诊断】

1. 体温过高　与脑膜炎球菌感染有关。
2. 急性疼痛:头痛　与脑膜炎症、脑水肿、颅内压增高有关。
3. 外周组织灌注不足　与脑膜炎球菌内毒素引起微循环障碍有关。
4. 皮肤完整性受损　与皮疹与皮肤血管受损有关。
5. 潜在并发症:休克、脑水肿、脑疝、呼吸衰竭　与脑膜炎球菌感染有关。
6. 急性意识障碍　与脑膜炎症、脑水肿、颅内压增高有关。

【护理措施】

(一)隔离措施

早期发现患者要就地隔离治疗,一般隔离至体温正常、症状消失后 3 天,且不少于发病后 7 天。密切接触者应医学观察 7 天。

考点提示:流脑密切接触者的隔离时间。

(二)病情观察及疫情报告

1. 病情观察　流脑患者在住院 24 小时内可从普通型转为暴发型,病情急剧恶化,故应密切观察生命体征,以早期发现循环衰竭及呼吸衰竭;观察意识障碍是否加重,皮疹是否继续增加、融合、破溃;观察瞳孔大小、形状变化;有无抽搐先兆及表现等。

2. 疫情报告　流脑属于乙类传染病,发现患者后应于 24 小时内上报当地卫生防疫机构。

(三)生活护理

1. 休息　嘱患者卧床休息,病房内保持空气流通、舒适、安静。

笔记

2. 营养　给予高热量、高蛋白、高维生素、易消化的流食或半流食。鼓励患者少量多次饮水，每天保证入量2000～3000mL。对频繁呕吐不能进食及意识障碍者，应按医嘱给予静脉输液，注意维持水、电解质平衡。

（四）对症护理

1. 发热的护理　对高热及惊厥者应用物理降温及镇静剂（如地西泮静脉注射，或10%水合氯醛保留灌肠），必要时可用亚冬眠疗法。

2. 头痛的护理　患者头痛较重时可按医嘱给予止痛药或进行脱水治疗。

3. 呕吐的护理　呕吐时患者应取侧卧位，呕吐后及时清洗口腔，并更换脏污的衣服、被褥；呕吐频繁时可给予镇静剂或脱水剂，并观察有无水、电解质紊乱表现。

4. 皮疹的护理　流脑患者可出现大片瘀斑，甚至皮肤坏死。因此应注意皮肤护理。

（1）注意保护有大片瘀斑的皮肤，定时进行皮肤消毒，翻身时应避免拖、拉、拽等动作，防止皮肤擦伤，并防止大小便浸渍，可使用保护性措施，如海绵垫、气垫等。

（2）皮疹发生破溃后应注意及时处理。破溃面积小者可涂以甲紫或抗生素软膏，大面积者用消毒纱布包扎，防止继发感染，如有感染应定时换药。

（3）患者应穿着宽松、柔软的内衣勤换洗。被褥应保持干燥、清洁、平整。

（4）病房应保持整洁、定时通风、定时空气消毒。

5. 循环衰竭的护理　患者应卧床休息，避免剧烈运动。适当控制每天进食总量，给予低盐饮食，以减轻胃肠道负担。严格按医嘱服药，不得随便改变药物的用法和用量。

6. 惊厥、意识障碍的护理　惊厥发作时，将患者衣领解开，将其头部偏向一侧，上下臼齿之间放置牙垫，防止舌咬伤。牙关紧闭时，不要用力撬开，以避免损伤牙齿。床边放置床挡，防止坠床，同时将床上硬物移开。患者发作时应就地抢救，移开可能伤害患者的物品，勿强力按压或牵拉患者肢体，以免骨折或脱臼。同时遵医嘱使用镇静剂。

7. 呼吸衰竭的护理　保持呼吸道通畅，及时吸痰，加强翻身、拍背以引流排痰，痰液黏稠时可雾化吸入α-糜蛋白酶以稀释痰液。同时给予氧气吸入，若患者出现呼吸停止，要立即配合医生行气管切开或气管插管。

（五）药物护理

1. 抗生素　应用青霉素应注意给药剂量、间隔时间、疗程及有无过敏反应。应用磺胺类药物应注意其对肾脏的损害（尿中可出现磺胺结晶，严重者可出现血尿），需观察尿量、尿液性状，每天检查尿常规，并鼓励患者多饮水，或给予口服（静脉）碱性药物。应用氯霉素应注意观察有无皮疹、胃肠道反应，定期查血常规。

2. 脱水剂　应用脱水剂治疗时应注意按规定时间输入（250mL液体应在20～30分钟内注射完毕）并准确记录出入量，注意观察有无水、电解质紊乱表现及心功能状态。

3. 抗凝治疗　应用肝素进行抗凝治疗时应注意用法、剂量、间隔时间，并注意观察有无自发性出血，如皮肤及黏膜出血、注射部位渗血、血尿及便血等，发现异常立即报告医生。高凝状态纠正后，应输注新鲜血浆、应用维生素K，以补充被消耗的凝血因子。

（六）心理护理

患者及其家属可能会因为暴发型流脑病情危重、死亡率高而产生紧张、焦虑及恐惧心理。护理人员应以认真、负责的工作作风和娴熟的操作技术，取得患者及其家属的信任，耐心做好安慰、解释工作，增强患者的信心鼓励其与医护人员合作，争取早日康复。

（七）健康教育

1. 预防宣教　从管理传染源、切断传播途径、保护易感人群等方面宣传流脑的防治知识。

笔记

(1)管理传染源:对流脑患者采取呼吸道隔离,直至症状消失后3天,且不少于发病后7天,以防疫情扩散。

(2)切断传播途径:在流行前期有计划地开展群众性卫生运动,搞好环境和个人卫生,注意室内通风换气,勤晒衣被和儿童玩具。流行期间不带婴幼儿到公共场所。

(3)保护易感人群:积极锻炼身体,提高抗病能力,可进行流脑疫苗的预防接种。

2. 生活指导 体质虚弱者应做好自我保护,如外出时戴口罩等。给予易高热量、高蛋白、高维生素、易消化的流质或半流质饮食。

3. 药物预防 密切接触者可用药物预防,如复方磺胺甲噁唑,成人每天2g,儿童50~100mg/(kg·d),连用3天,并医学观察7天。

目标检测

参考答案

一、选择题

A1 型题

1. 流行性脑脊髓膜炎患儿的皮疹特点是( )。
   A. 斑丘疹　B. 荨麻疹　C. 斑疹
   D. 丘疹　E. 瘀点、瘀斑

2. 流行性脑脊髓膜炎患者的特征性临床表现是( )。
   A. 颈强直　B. 头痛　C. 恶心、呕吐
   D. 高热　E. 皮疹

A2 型题

3. 患儿,男,13岁。门诊以"流行性脑脊髓膜炎"收入院。查体:体温39.2℃,脉搏108次/分,呼吸20次/分,血压115/75mmHg,神志清,呼吸规则,胸、腹及下肢有散在瘀点,颈强直及克尼格征阳性。该患儿所属的临床类型是( )。
   A. 轻型　B. 普通型　C. 休克型
   D. 暴发型　E. 脑型

4. 患儿,女,13岁。发热、头痛3天,以"流行性脑脊髓膜炎(普通型)"入院,其弟弟与其有密切接触,预防措施正确的是( )。
   A. 隔离观察5天　B. 隔离观察7天　C. 医学观察5天
   D. 无须观察　E. 医学观察7天

5. 患儿,女,6岁。因发热、呕吐2天,精神萎靡1天入院。查体:体温39℃,嗜睡,腹部有出血点,颈强直(+),克尼格征(+),最可能的诊断是( )。
   A. 肾综合征出血热　B. 流行性脑脊髓膜炎　C. 流行性乙型脑炎
   D. 流行性感冒　E. 流行性腮腺炎

A3 型题

(6~10题共用题干)

患儿,男,13岁。因"发热、头痛、呕吐2天"入院。查体:体温39℃,血压100/60mmHg,脉搏112次/分,呼吸26次/分,神志清,胸、腹及四肢有出血点,压之不褪色,颈部有抵抗,克尼格征(+)。外周血白细胞18.4×10^9/L,中性粒细胞比例0.86,淋巴细胞比例0.14,大小便正常。初步诊断为流行性脑脊髓膜炎。

6. 为确诊,进一步检查应除外( )。
   A. 血培养
   B. 皮肤出血点处找到细菌
   C. 脑脊液检查

笔记

D. 血或脑脊液中脑膜炎球菌特异性抗原检查

E. 头颅 CT

7. 该患儿的治疗首选(　　)。

A. 红霉素　　B. 克林霉素　　C. 庆大霉素

D. 青霉素　　E. 氯霉素

8. 下列护理措施中,错误的是(　　)。

A. 取侧卧位　　B. 小面积皮疹涂抗生素软膏　　C. 清洗口腔

D. 消毒纱布包扎皮疹　　E. 脱水治疗

9. 下列护理诊断中易导致病情加重的是(　　)。

A. 体温过高　　B. 皮肤完整性受损　　C. 疼痛

D. 潜在并发症:脑水肿　　E. 意识障碍

10. 病程中患儿出现面色苍白、四肢厥冷、发绀、皮肤呈花斑状、脉搏细速、血压测不出,不恰当的处理措施是(　　)。

A. 吸氧　　B. 立即建立静脉通路　　C. 保暖

D. 平卧位休息　　E. 遵医嘱大量补液

二、情景案例

小轩,男,10 岁。因"高热、头痛、呕吐 1 天"入院。患儿 1 天前无明显诱因出现高热,体温波动在 39.0～39.6℃之间,伴寒战,剧烈头痛,喷射性呕吐,呕吐物为胃内容物,自服退热药及止痛药(具体用药及剂量不详)后,症状无明显改善。查体:体温 39.2℃,脉搏 100 次/分,呼吸 20 次/分,血压 100/75mmHg。急性病容,神志清,皮肤散在少量出血点,咽充血,心、肺、腹查体未见明显异常,布鲁辛斯基征(+),颈强直(+),巴宾斯基征(-)。血常规示:白细胞 15.0×10^9/L,中性粒细胞比例 85%,淋巴细胞比例 15%。尿、粪常规未见异常。脑脊液检查示压力增高,外观混浊,白细胞 1200×10^6/L,以多核细胞为主;蛋白含量增高,糖和氯化物含量降低。脑脊液沉淀涂片检查:脑膜炎球菌阳性。

请问:

1. 该患儿可能患什么疾病?护理诊断有哪些?

2. 该患儿的护理措施有哪些?

任务四　霍乱的护理

案例导学

吴某,女,19 岁。1 天前饮生水 5 小时后出现频繁腹泻,初起为水样便,继之出现米泔水样便,伴呕吐,呕吐物为胃内容物,无腹痛,不发热,自感口渴、腓肠肌疼痛。查体:体温 37℃,呼吸 20 次/分,脉搏 100 次/分,血压 105/75mmHg。轻度脱水貌,心、肺查体未见异常,四肢微凉。血常规示白细胞 20.0×10^9/L;大便镜检示白细胞 0～2 个/高倍视野。医生初步诊断为霍乱。

请问:

1. 该患者的护理诊断有哪些?

2. 该患者目前最重要的护理措施是什么?

案例解析

霍乱(cholera)是由产生霍乱毒素的霍乱弧菌引起的烈性肠道传染病。霍乱病程分为泻吐期、脱水期、恢复期或反应期。临床表现以剧烈腹泻、呕吐、脱水、肌肉痉挛、循环衰竭伴严重电解质与酸碱平衡紊乱、急性肾衰竭等为主要特征。自 1817 年以来,霍乱已发生七次世界性大流行。该病起病急,传播快,治疗不及时病死率极高。在我国,霍乱被列为甲类传染病,属于国际检疫的传染病。

考点提示:霍乱属于甲类传染病。

【病原学与流行病学】

(一)病原学

霍乱的病原体为霍乱弧菌,革兰染色阴性,菌体呈弧形或逗点状(附图 11);对干燥、热、酸和一般消毒剂(含氯制剂、碘制剂)均敏感,在正常胃酸中仅存活 5 分钟。在外界自然环境中可存活时间较长,如在江、河中埃尔托型弧菌能生存 1 ~3 周,在鱼、虾或贝壳类生物中可生存 1 ~2 周,在砧板和抹布上可存活相当长的时间。

(二)流行病学

1. 传染源　患者及带菌者是霍乱的传染源,其中轻型患者和带菌者易被忽略,可造成广泛的污染和传播。

2. 传播途径　粪 - 口途径是霍乱的主要传播途径。可通过污染的水和食物引起暴发流行,也可通过污染鱼、虾等水产品引起传播。日常生活接触、苍蝇等虫媒也可传播。

3. 人群易感性　人群普遍易感,以隐性感染居多。病后机体可获一定免疫力,能产生抗菌抗体和抗毒素抗体,但亦有再感染的报告。

4. 流行特征　我国霍乱流行主要在夏秋季,以 7 ~10 月多见。主要分布在沿海一带,如上海、广东、广西、浙江、江苏等省市。

【发病机制与病理】

(一)发病机制

霍乱弧菌侵入人体后是否致病,取决于机体胃酸分泌程度和霍乱弧菌的致病力。霍乱弧菌经口进入胃内后,一般可被胃酸杀死,但当胃酸缺乏时,未被杀死的弧菌进入小肠,通过鞭毛活动、黏蛋白溶解酶、黏附素等,黏附于小肠上段黏膜上皮细胞的刷状缘上,不侵入肠黏膜,在小肠的碱性环境中大量繁殖,并产生霍乱肠毒素(CT)。霍乱肠毒素有 A、B 两个亚单位,首先 B 亚单位先与小肠上皮细胞膜的神经节苷脂结合,然后 A 亚单位与整个毒素脱离,进入细胞膜,作用于腺苷酸环化酶,使之活化,使三磷酸腺苷(ATP)转变为环磷酸腺苷(cAMP)。细胞内浓度升高的 cAMP 发挥第二信使作用,促使细胞内进行一系列酶反应,抑制肠黏膜绒毛细胞对钠的正常吸收,同时刺激隐窝细胞分泌水、氯化物和碳酸氢盐,致使大量水分与电解质积聚在肠腔,超过了肠道的正常吸收功能,形成本病特征性的剧烈水样腹泻。由于胆汁分泌减少,故腹泻排出的大便可为白色"米泔水"样。

(二)病理

本病主要病理变化为严重脱水,脏器实质性损害不严重。患者皮肤苍白、干瘪无弹性,皮下组织脱水,心、肝、脾等脏器缩小。肾小球和肾间质毛细血管扩张,肾小管变性、坏死。小肠黏膜苍白、水肿、黏膜面粗糙。

【护理评估】

(一)健康史

护理人员应询问患者有无与霍乱患者或带菌者的接触史;是否有不洁饮食史,有无接触疫水或污染的生活用品等;注意发病的季节;询问患者的生活环境及个人卫生状况。

(二)身体评估

潜伏期一般为 8 ~14 天,短者 4 小时,长者可达 6 天。患者多突然发病,典型病例临床经过分为 3 期。

笔记

1. 泻吐期　本期持续数小时至1～2天。

(1)腹泻：是本病的首发症状，其特点是患者无发热，无里急后重感，多数不伴腹痛，排便后自觉轻快感。每天排便数次至数十次或无法计数。粪便初为黄色稀水便，继之呈水样便，无粪臭，部分患者粪便呈米泔水样。

(2)呕吐：腹泻后继之呕吐，呈喷射样或连续性，初为胃内容物，后呈米泔水样，无恶心。

考点提示：霍乱泻吐期表现。

2. 脱水期　此期一般持续数小时至2～3天，病程长短主要取决于治疗是否及时和正确。

(1)脱水：轻度脱水者失水量约1000mL(儿童为70～80mL/kg)，皮肤黏膜稍干燥，皮肤弹性稍差。中度脱水者失水量为3000～3500mL(儿童为80～100mL/kg)，皮肤弹性差，眼窝明显凹陷，尿量明显减少。重度脱水者失水量约4000mL(儿童为100～120mL/kg)，患者神志淡漠，出现“霍乱面容”，极度无力，尿量极少。

(2)肌肉痉挛疼痛：主要是腓肠肌与腹直肌，由低钠血症所致。

(3)低血钾：频繁的腹泻使钾盐大量丢失，患者出现肌张力减低、腱反射消失、鼓肠，甚至心律失常。

(4)尿毒症、酸中毒：表现为呼吸增快，严重者除出现 Kussmaul 呼吸外，还可有嗜睡、感觉迟钝甚至昏迷等意识障碍。

知识链接

Kussmaul 呼吸

Kussmaul 呼吸也称酸中毒深大呼吸、深长呼吸或库氏呼吸，是严重代谢性酸中毒时，体液 pH 降低，刺激呼吸中枢，通过加深呼吸以调节血液酸碱平衡的一种呼吸方式。

(5)循环衰竭：由严重失水所致的低血容量休克。患者表现为四肢厥冷，脉搏细速甚至不能触及，血压下降甚至不能测出。由于脑部供血不足，导致脑缺氧而出现烦躁不安、呆滞、嗜睡等意识障碍。

3. 恢复期或反应期　纠正脱水后，多数患者症状消失，尿量增加，体温回升，血压恢复正常。少数患者可出现反应性低热，可能与循环改善后大量肠毒素被吸收有关，1～3天可自行消退。

除典型病例外，临床上有一种极为罕见的中毒型霍乱，称为“干性霍乱”，起病急骤，患者尚未出现腹泻症状已死于循环衰竭。

(三)心理－社会评估

本病起病急，病情重，患者因剧烈泻吐而极度虚弱，易出现精神恐慌、焦虑、烦躁等心理反应。护理人员应评估患者家庭经济状况及社会支持系统对患者的关心程度。

(四)实验室及其他检查

1. 血液检查　因失水引起血液浓缩，红细胞压积和血浆比重升高，白细胞可增至$(10～30)\times10^9/L$，血尿素氮、肌酐升高。脱水期血清钠、钾、碳酸氢盐正常或降低(绝对值减少，浓度改变不明显)。

2. 尿液检查　多数患者尿液呈酸性，少数患者尿中可有少量蛋白、红细胞、白细胞和管型。

3. 粪便检查　①粪便常规检查：粪便呈水样，镜检可见少量红细胞、白细胞。②粪便涂片染色：可见呈鱼群状排列的革兰阴性弧菌。③粪便培养：可鉴定生物型及血清型。

4. 血清学检查　可检测出血液中的抗体，多用于流行病学的追溯性诊断和粪便培养阴性患者的诊断。

5. 动力试验和制动试验　可作为霍乱流行期间的快速诊断方法。

(五)治疗要点

本病的治疗原则为严格隔离,及时补液,辅以抗菌及对症治疗。

1. 严格隔离　按甲类传染病严格隔离,及时上报疫情。确诊的患者和疑似病例应分别隔离,患者的排泄物应彻底消毒。患者症状消失后,隔天行粪便培养 1 次,连续 3 次粪便培养阴性才可解除隔离。

2. 及时补充液体与电解质　补液是重要的治疗措施,也是治疗本病的关键。补液的原则是早期、快速、足量,先盐后糖,先快后慢,纠酸补钙,及时补钾。结合病情可采用静脉或口服补液。

(1)静脉补液:常选用 541 液(即 1000mL 液体含 NaCL 5g、$NaHCO_3$ 4g、KCL 1g 另加 50% 葡萄糖 20mL)、3∶2∶1液(即 3 份 5% 葡萄糖溶液、2 份生理盐水、1 份 1.4% $NaHCO_3$ 溶液)、乳酸钠林格液、生理盐水等。轻度脱水患者如伴有频繁呕吐而不能口服者,可静脉补液 3000~4000mL/d,前 1~2 小时可按 5~10mL/min 输入。中度脱水患者补液总量在 4000~8000mL/d,在最初 2 小时内可快速输入 541 液 2000~3000mL,待血压、脉搏恢复后减慢速度。重度脱水患者补液总量在 8000~12000mL/d,在最初 30 分钟按 40~80mL/min 输入,而后按 20~30mL/min 输入,直至休克纠正,减慢输液速度,并补足累积损失量。以后补液可按每天生理需要量加排出量计算,可采用加压输液或多通道输液的方法。儿童轻、中、重度脱水患者补液量分别为 100~150mL/(kg·d)、150~200mL/(kg·d)、200~250mL/(kg·d),注意纠酸补钾。

(2)口服补液:霍乱患者对葡萄糖的吸收能力完好,且葡萄糖的吸收能带动水和电解质的吸收。口服补液不但适用于轻、中度脱水患者,重度脱水患者在纠正低血容量性休克后,也可给予口服补液。WHO 推荐的口服补液盐(ORS)配方为:葡萄糖 20g,NaCL 3.5g,$NaHCO_3$ 2.5g(可用枸橼酸钠 2.9g 代替),KCL 1.5g,溶于 1000mL 饮用水内。对轻、中度脱水患者,ORS 用法为最初 6 小时,成人每小时补充 750mL,不足 20kg 的儿童每小时补充 250mL。

3. 抗菌治疗　是重要的辅助治疗,能减少患者排菌量,缩短排菌期,常选用环丙沙星,用法为成人每次 250~500mg,口服,每天 2 次。也可选用诺氟沙星、多西环素等。

4. 对症治疗　如液量已补足但仍有休克,可用血管活性药和肾上腺皮质激素以改善休克状态。发生心、肾功能不全等并发症时,给予及时、有效的处理。

【护理诊断】

1. 排便异常:腹泻　与霍乱肠毒素作用致大便次数增多有关。
2. 体液不足　与频繁剧烈腹泻、呕吐有关。
3. 恐惧　与突然起病、病情发展迅速、严重脱水及实施严格隔离有关。
4. 潜在并发症:电解质紊乱、急性肾衰竭　与频繁剧烈腹泻、呕吐有关。

【护理措施】

(一)隔离措施

按甲类传染病进行严密的消化道隔离,直至症状消失后 14 天,或腹泻停止 2 天并隔日粪培养 1 次,连续 3 次阴性。

(二)病情观察及疫情报告

1. 病情观察　每 1~2 小时监测生命体征,注意神志、尿量、皮肤弹性、面色的变化;观察泻吐物的量、性状、颜色等;注意观察水、电解质、酸碱平衡情况,特别要注意有无低钠、低钾的表现,监测血清钠、钾、钙、氯、肌酐、尿素氮等化验结果;注意患者有无不良心理反应;严格记录 24 小时出入量。

2. 疫情报告　对疑似、确诊、住院、出院、死亡的病例应进行传染病报告,专册登记和统计。发现

笔记

确诊或疑似患者时，立即填写传染病报告卡，上报医院传染病监控部门，由专职疫情管理员于2小时内上报当地卫生防疫机构。

（三）生活护理

1. 休息　嘱患者严格卧床休息，协助患者床旁排便，严重者最好卧有孔床，床下对孔放置便器。

2. 饮食　泻吐剧烈者应暂禁食，不剧烈者可给流质饮食，如果汁、米汤、淡盐水，少食牛奶、豆浆等加重肠胀气、不易消化的食物。恢复期予以易消化的食物。

3. 日常卫生　做好口腔、臀部及肛周皮肤护理等。

（四）对症护理

1. 呕吐的护理　频繁呕吐者应禁食，呕吐时要协助患者清理口鼻，避免窒息或吸入性肺炎。

2. 腹泻的护理　剧烈腹泻要遵医嘱补液治疗，泻吐物要严格消毒。

3. 肌肉痉挛的护理　可静脉缓慢注射10%葡萄糖酸钙溶液，并予以热敷、按摩等。

4. 周围循环衰竭的护理　在大量补液纠正酸中毒后，若血压仍不回升，可用间羟胺或多巴胺升压。

5. 尿毒症的护理　应严格控制液体入量，禁止蛋白质饮食，加强口腔及皮肤护理，必要时进行透析。

（五）用药护理

遵医嘱使用敏感药物，注意其疗效及不良反应。口服或肌内注射氯丙嗪能使重症患者大便量迅速减少，患者得到镇静后主观感觉改善，但应注意有无嗜睡、淡漠等中枢神经系统症状及鼻塞、血压下降等α受体阻断症状，青光眼患者禁用氯丙嗪。遵医嘱使用血管活性药、氯化钾等，注意观察不良反应。

（六）心理护理

向患者及其家属讲述严格隔离的重要性，与患者进行有效沟通，了解患者的顾虑及困难，满足合理需要。帮助患者及时清除排泄物、更换床单，创造清洁舒适的环境，以增强安全感，消除紧张与恐惧心理。工作中不可有嫌弃、厌恶的心理，要帮助患者树立战胜疾病的信心。

（七）健康指导

1. 预防宣教　大力宣传霍乱的防治知识，指导大众养成良好的个人卫生习惯，不喝生水、不吃不洁及腐败食物。

（1）管理传染源：设置肠道门诊，及时发现并隔离患者，做到早诊断、早隔离、早报告、早治疗，接触者需留观6天，待连续3次粪便培养阴性方可解除隔离。

（2）切断传播途径：加强卫生宣传，积极开展群众性的爱国卫生运动。管理好水源、饮食，处理好粪便，消灭苍蝇，养成良好的卫生习惯。

（3）保护易感人群：易感人群应积极锻炼身体，提高抗病能力，可进行霍乱疫苗的预防接种，但效果有限。

2. 生活指导　指导患者严格卧床休息，保持生活规律，发生严重泻吐时要禁食，病情恢复后可正常饮食，加强营养。

3. 用药指导　指导患者遵医嘱用药，向患者介绍服用药物的名称、剂量、给药时间和方法，教会其观察药物疗效和不良反应。

笔记

目标检测

参考答案

一、选择题

A1 型题

1. 霍乱属于我国传染病法中的( )传染病。
   A. 甲类　　B. 乙类　　C. 丙类
   D. 以上都是　　E. 以上都不是
2. 霍乱常见的表现是( )。
   A. 泻、吐同时发生　　B. 先吐后泻　　C. 先泻后吐
   D. 只腹泻不吐　　E. 只吐不泻
3. 霍乱最主要的治疗方法是( )。
   A. 抗菌治疗　　B. 卧床休息,流质饮食　　C. 对症治疗
   D. 液体疗法　　E. 输注血浆

A2 型题

4. 患者,男,50 岁。突起无痛性腹泻 1 天,大便 20 余次,初为稀便,后为水样,无里急后重,无恶心、呕吐,无发热。查体:体温 37.2℃,轻度脱水征,血压正常。血常规:白细胞 12.5×10^9/L,中性粒细胞比例 0.85,淋巴细胞比例 0.15,血红蛋白 165g/L,该患者最可能的诊断是( )。
   A. 霍乱　　B. 急性菌痢　　C. 急性阿米巴痢疾
   D. 食物中毒　　E. 副伤寒

A3 型题

(5 ~7 题共用题干)

患儿,男,22 岁。昨天进食海产品,今日晨起后出现频繁腹泻,水样便,继之出现呕吐,无腹痛,无发热,自觉口渴,腓肠肌疼痛。查体:体温 36.3℃,中度脱水征,呼吸快,心、肺正常,腹平软,无压痛,四肢微凉。血常规:白细胞 19.4×10^9/L,中性粒细胞比例 0.86,淋巴细胞比例 0.14;粪便镜检:白细胞 0 ~2 个/高倍视野。

5. 该患者目前最主要的治疗措施是( )。
   A. 补液　　B. 给予抗生素　　C. 给予止泻药
   D. 激素应用　　E. 应用升压药物
6. 对该患者的处理,错误的是( )。
   A. 用 541 液补充水电解质　　B. 血清学检查　　C. 治疗中不用隔离治疗
   D. 血生化检查　　E. 粪便培养
7. 正确的补液措施是( )。
   A. 一天补液总量为 4000 ~8000mL
   B. 一天补液总量为 3000 ~4000mL
   C. 匀速输注
   D. 无须抗菌治疗
   E. 脱水治疗

二、情景案例

汪某,女,30 岁。昨夜与朋友聚餐后,突起无痛性腹泻,自发病至现在,大便约 25 次,初为稀便,继为水样,后为米泔水样便,无里急后重,伴恶心、呕吐,无发热,曾自服头孢类抗生素(具体用药不详)治疗,效果不显著,为求进一步治疗,今来我院。查体:体温 36℃,中度脱水征,血压正常,心、肺、腹未见明显异常。血常规:白细胞 13.0×10^9/L,中性粒细胞比例 0.82,淋巴细胞比例 0.18,血红蛋白 165g/L。

请问:

1. 该患者可能患有什么疾病?
2. 为明确诊断需做哪些检查?对该患者如何进行护理?

(王文静)

笔记

任务五　猩红热的护理

案例导学

小寒，5岁，1天前突发高热、畏寒，伴头痛，自觉咽痛，吞咽时更甚。今起出现皮疹，从耳后、颈部，很快扩展至全身。查体：体温39.7℃，咽部充血，扁桃体增大，表面有黄白色渗出物。全身弥漫性充血潮红，腋下、肘窝、腹股沟等处皮疹密集，有紫红色线状出血。面部潮红无皮疹，口鼻周围相对苍白。舌乳头红肿，形如草莓。颈、颌下等处淋巴结肿大、有压痛。

请问：

1. 该患者可能患有什么疾病？
2. 病原治疗的首选药物是什么？

案例解析

猩红热（scarlet fever）是A组β型溶血性链球菌引起的急性呼吸道传染病。按临床表现分为普通型、脓毒型、中毒型及外科型。其临床特征是突发高热、咽峡炎、全身弥漫性充血性点状皮疹，退疹后有明显的脱屑。少数患者可发生心、肾、关节的损害。1949年后，该病发病率逐渐下降，病死率低于1%。

【病原学与流行病学】

（一）病原学

A组β型溶血性链球菌也称化脓链球菌，革兰染色阳性。初检出时带有荚膜，但无芽孢和鞭毛。按细菌细胞壁表面的所含的抗原不同，溶血性链球菌可分为A～U（无I、J）19个组，猩红热主要由A组引起。已知该细菌有M、R、T、S四种表面抗原，与疾病有关的主要为M蛋白。该型链球菌可产生多种毒素和一些酶，与该菌侵袭力和毒力有关。其中，红疹毒素能导致猩红热皮疹及发热和全身中毒症状；溶血素O、溶血素S对白细胞和血小板具有毒性；链激酶（溶纤维蛋白酶）可溶解血块或阻止血浆凝固，利于病菌在组织内扩散；链导酶能使脓液变得稀薄，促使病菌扩散；透明质酸酶能溶解组织间的透明质酸，利于细菌在组织内扩散。该菌对热和干燥抵抗力不强，加热至60℃ 30分钟即被杀死，在0.2%～0.5%升汞或0.5%石炭酸溶液中15分钟即死亡。

考点提示：猩红热的病原体。

（二）流行病学

1. 传染源　患者和带菌者是主要传染源，患者自发病前24小时至疾病高峰时期的传染性最强，脱皮时期的皮屑无传染性。A组β型溶血性链球菌引起的咽峡炎患者，因排菌量大且不易被重视，成为重要传染源。

2. 传播途径　主要经空气飞沫传播。个别情况下，病菌可由皮肤伤口或产妇产道侵入，而引起“外科猩红热”或“产科猩红热”。

3. 人群易感性　普遍易感。感染后机体可产生抗菌免疫和抗毒素免疫。

4. 流行特征　本病多见于温带地区，寒带和热带少见。全年均可发生，主要集中在冬春季节。本病可见于任何年龄，以儿童多见。

笔记

【发病机制与病理】

（一）发病机制

A 组溶血性链球菌由咽部侵入，在咽部黏膜及局部淋巴组织不断增殖，产生毒素和细胞外酶，造成机体的化脓性、中毒性和变态反应性病变。

（二）病理

1. 化脓性病变 病原体通过 M 抗原黏附于咽部黏膜使局部产生炎性变化，引起咽部和扁桃体红肿，表面被覆炎性渗出物，可有溃疡形成。细菌经淋巴间隙进入附近组织，引起扁桃体周围脓肿、鼻旁窦炎、中耳炎、乳突炎、颈部淋巴结炎、蜂窝织炎等，少数重症患者体内细菌可侵入血流，引起败血症及迁徙性化脓病灶。

2. 中毒性病变 细菌产生的红疹毒素自局部进入血循环后，引起发热、头痛、皮疹等全身中毒症状。皮肤血管充血、水肿、白细胞浸润，形成典型的猩红热样皮疹。黏膜充血，有时呈点状出血，形成黏膜内疹。肝、脾、淋巴结等有不同程度的单核细胞浸润、充血及脂肪变性。心肌混浊、肿胀、变性，严重者有坏死。肾脏呈间质性炎症。

3. 变态反应性病变 个别病例在病程第 2～3 周时出现心、肾、关节滑囊浆液性炎症。其原因可能是 A 组链球菌某些型与感染者心肌、肾小球基底膜或关节滑囊的抗原产生交叉免疫反应，形成抗原抗体复合物沉积在上述部位而致免疫损伤。

【护理评估】

（一）健康史

注意发病季节，询问患者周围有无类似病例；有无与猩红热患者的密切接触史。

（二）身体评估

潜伏期 1～12 天，一般为 2～5 天。临床表现差别较大，一般分为以下 4 个类型。

普通型猩红热临床表现

1. 普通型 在流行期间，95% 以上的患者属于此型。典型临床表现如下。①发热：体温 39～40℃，伴头痛、咽痛、食欲减退、全身不适等中毒症状。②咽峡炎：咽痛、吞咽痛，局部充血并伴有脓性分泌物，颌下淋巴结呈非化脓性肿大。③皮疹：多数自起病第 1～2 天出现，偶有患者迟至第 5 天出疹。从耳后，颈底及上胸部开始，1 天内即蔓延及胸、背、上肢，最后累及下肢，少数患者经数天才蔓延至全身。典型皮疹为全身皮肤出现均匀散布的针帽大小、密集、点状充血性红疹，压之色退，去压后复现，患者常感瘙痒。在皮肤皱褶处（如腋窝、肘窝、腹股沟）可见皮疹密集呈线状，称为“帕氏线”。患者面部充血潮红，可有少量点疹，口鼻周围相形之下显得苍白，称“口周苍白圈”。起病 1～2 天，患者可出现舌被白苔，乳头红肿，突出于白苔之上，以舌尖及边缘处为显著，称为“草莓舌”（附图 12）。2～3 天后白苔开始脱落，舌面光滑呈肉红色，并可有浅表破裂，乳头仍突起，称“杨梅舌”。皮疹一般在 48 小时内达到高峰，2～4 天可完全消失。重症者可持续 5～7 天，甚至更久。退疹后 1 周内开始脱屑，脱皮的先后顺序与出疹的顺序一致。躯干多为糠状脱屑，手掌、足底皮厚处多见大片膜状脱皮，甲端皲裂样脱皮是本病的典型表现。脱屑可持续 2～4 周，严重者有暂时性脱发。

考点提示：猩红热皮疹的特点。

2. 脓毒型 患者咽部红肿，渗出脓液，甚至发生溃疡，细菌扩散到附近组织，形成化脓性中耳炎、鼻旁窦炎、乳突炎，颈部淋巴结明显肿大。少数患者皮疹为出血或紫癜。本型可引起败血症。

3. 中毒型 患者主要表现为毒血症，如高热、剧吐、头痛、出血性皮疹，甚至神志不清，可有中毒性

笔记

心肌炎及周围循环衰竭。重型病例只见咽部轻微充血,与严重的全身症状不符。此型病死率高,目前很少见。

4. 外科型及产科型　病原菌由创口或产道侵入,故不发生咽峡炎。局部先出现皮疹,由此延及全身,全身症状大多较轻。

(三)心理－社会评估

因咽部疼痛而进食困难及皮疹的出现,易引起患者焦虑、恐惧的心理反应。护理人员应评估患者家庭经济状况及社会支持系统对患者的关心程度。

(四)实验室及其他检查

1. 血常规　白细胞数增高达(10～20)×10^9/L,中性粒细胞占80%以上。出疹后嗜酸性粒细胞增多,占5%～10%。

2. 尿常规　一般无明显异常。如发生肾脏变态反应,可出现尿蛋白、红细胞、白细胞及管型。

3. 病原学检查　咽拭子、脓液培养可获得溶血性链球菌。

4. 免疫学检查　可用免疫荧光法检测咽拭子涂片,进行快速诊断。

(五)治疗要点

1. 一般治疗　急性期患者应卧床休息,执行呼吸道隔离。

2. 病原治疗　首选青霉素,每次80万U,肌内注射,每天2次或3次,连用5～7天。对脓毒型患者加大剂量至800～2000万U/d,分2次或3次静脉滴注。儿童剂量为20万U/(kg·d),分2次或3次静脉滴注,连用10天,或至热退后3天。对青霉素过敏者可改用红霉素,成人剂量为1.5～2g/d,分4次静脉滴注,儿童剂量为30～50mg/(kg·d),分4次静脉滴注。

3. 对症治疗　若发生感染中毒性休克,要积极补充血容量,纠正酸中毒,给予血管活性药物等。对化脓病灶,必要时行切开引流或手术治疗。

【护理诊断】

1. 体温过高　与感染,毒血症有关。
2. 有皮肤完整性受损的危险　与皮疹有关。
3. 急性疼痛:咽痛　与咽及扁桃体炎症有关。
4. 潜在并发症:急性肾小球肾炎　与肾脏的变态反应有关。

【护理措施】

(一)隔离措施

采取呼吸道隔离,应隔离至症状消失后,咽拭子连续培养3次阴性,或自治疗之日起不少于7天,方可解除隔离。咽拭子培养持续阳性者应延长隔离期。对密切接触者应严密观察7天。

(二)病情观察与疫情报告

1. 病情观察　注意观察体温变化、咽痛症状、咽部分泌物变化,以及有无其他部位化脓性病灶;观察皮疹变化;定时检查尿常规,观察有无尿量减少等,以便及时发现肾脏损害。

考点提示:猩红热病情观察的内容。

2. 疫情报告　猩红热属于乙类传染病,应于24小时内上报当地卫生防疫机构。

(三)生活护理

1. 休息　急性期应绝对卧床休息2～3周。

笔记

2. 营养 发热时给予营养丰富、高维生素的流食或半流食，保证足够的水分和热量摄入。进入恢复期后，逐渐恢复正常饮食。

3. 日常卫生 保持皮肤清洁，勤换洗衣被，保持衣物清洁、干燥。

（四）对症护理

1. 发热的护理 予以适当的物理降温，可给予头部冷敷，温水擦浴。必要时遵医嘱给予药物降温。忌用冷水擦浴。

2. 皮疹的护理 禁用肥皂水清洗皮肤，避免抓破皮肤；脱皮不完全时，不可用力撕扯，可用消毒剪刀修剪，以免引起感染；瘙痒较重时，可用止痒剂。

考点提示：猩红热皮疹的护理。

3. 咽痛的护理 常规口腔护理，保持口腔清洁，咽痛明显时，可选用氯己定或硼酸液漱口，口含溶菌酶含片等。

（五）药物护理

应用青霉素治疗时，注意观察疗效及有无过敏反应。对青霉素过敏者，可选用红霉素。

（六）心理护理

多与患者沟通，解除其焦虑不安、紧张的不良心理反应。鼓励患者积极配合治疗，给予其心理支持和帮助，以利于尽快恢复。

（七）健康教育

1. 预防宣教 进行预防本病的健康教育，采取综合性预防措施。

（1）管理传染源：具体内容详见本任务“隔离措施”。

（2）切断传播途径：加强卫生宣传，疾病流行期间，儿童应避免到公共场所活动。

（3）保护易感人群：积极锻炼身体，提高抗病能力。指导家属及接触者进行药物预防。

2. 生活指导 生活规律，劳逸结合，避免剧烈运动。饮食宜清淡，避免长期高热量、高蛋白饮食。

3. 用药指导 目前猩红热以轻型患者多见，患者可在家中治疗及护理。让患者及其家属了解猩红热的特点、治疗药物及疗程，不要滥用药物。

目标检测

参考答案

一、选择题

A1 型题

1. 引起猩红热的病原体是（　　）。

A. 金黄色葡萄球菌　　B. A 组 β 型溶血性链球菌　　C. B 组链球菌

D. C 组链球菌　　E. 肺炎链球菌

2. 猩红热常见的并发症是（　　）。

A. 支气管炎　　B. 喉炎　　C. 变态反应性疾病

D. 心肌炎　　E. 化脓性扁桃体炎

3. 猩红热体温过高的护理，错误的是（　　）。

A. 局部冷敷　　B. 酒精擦浴　　C. 使用解热镇痛剂

D. 供给足够的水分　　E. 及时抗菌治疗

4. 猩红热特有的体征是（　　）。

A. 口周苍白圈　　B. 躯干糠状脱屑　　C. 皮疹在发热 2 天后出现

笔记

D. 皮疹间无正常皮肤　　E. 持续性高热

A2 型题

5. 患儿，男，3 岁。2 周前出现发热，第 2 天出现皮疹，皮疹 2～3 天出齐后体温下降，全身皮肤有糠状脱屑，手脚有脱皮，最可能的诊断是（　　）。

A. 麻疹　　B. 水痘　　C. 猩红热

D. 流行性腮腺炎　　E. 中毒性细菌性痢疾

6. 患儿，女，9 岁。患猩红热，入院后护士应向家属重点介绍的是（　　）。

A. 住院环境　　B. 治疗方法和预后　　C. 病情观察要点

D. 医疗费用　　E. 管床医生

7. 患儿，女，6 岁。发热、出疹 3 天，诊断为猩红热。医生嘱家长在病程 2～3 周时检查尿液，目的是（　　）。

A. 检查有无肾损害　　B. 为控制活动量提供依据　　C. 决定饮食调整方案

D. 了解药物副作用　　E. 了解疾病恢复情况

A3 型题

（8、9 题共用题干）

患儿，男，2 岁。患猩红热入院治疗，现患儿处于脱屑期，躯干有糠状脱屑，手足大片脱皮。

8. 该患儿入院后首选的治疗药物是（　　）。

A. 红霉素　　B. 青霉素 G　　C. 庆大霉素

D. 利巴韦林　　E. 头孢菌素类

9. 针对此时的皮肤情况，错误的护理是（　　）。

A. 观察脱皮进展情况　　B. 勤换衣物　　C. 脱皮大时可用手轻轻撕掉

D. 用温水清洁皮肤，防止感染　　E. 剪短患儿指甲避免抓破皮肤

二、情景案例

欢欢，男，7 岁。因“发热伴头痛 2 天，全身皮疹 1 天”入院。患儿 2 天前无明显诱因突发高热、畏寒，体温 39℃左右，自觉咽痛，偶有头痛，于当地医院诊断为“上呼吸道感染”，给予口服抗病毒药物治疗（具体用药及剂量不详），体温稍降。今晨起出现皮疹，从耳后、颈部，很快扩展至全身。查体：体温 39.5℃，咽部充血，扁桃体增大，表面有黄白色渗出物。全身弥漫性充血潮红，腋下、肘窝、腹股沟等皮肤皱褶处皮疹密集，有紫红色线状出血。面部潮红，无皮疹，口鼻周围相对苍白。舌乳头红肿，形如草莓。颈、颌下等处淋巴结肿大、有压痛。心、肺、腹查体未见异常。血常规：白细胞 15.0 × 10^9/L，中性粒细胞比例 86%。咽拭子培养 A 组溶血性链球菌阳性。诊断为猩红热。

请问：

1. 该患儿的护理诊断有哪些？

2. 该患儿应如何进行护理？

任务六　结核病的护理

案例导学

小柱，男性，15 岁。因“发热、咳嗽、盗汗、咯血伴呼吸困难 7 天”入院。查体：神志清，精神稍萎靡，两上肺呼吸音稍减低，可闻及少量湿啰音，心脏、腹部查体未见明显异常。其祖父有结核病史。

请问：

1. 患儿可能患何种疾病？

2. 为明确诊断需做什么检查？

案例解析

结核病(tuberculosis)是由结核分枝杆菌引起的一种慢性传染性疾病,多个脏器和组织均可受累,其中以肺结核最常见,主要病变为结核结节、浸润、干酪样坏死和空洞形成。临床多呈慢性过程,表现为长期低热、咳痰、咯血等。根据结核病的发病过程和临床特点,结核病分为5型:原发性肺结核(Ⅰ型)、血行播散性肺结核(Ⅱ型)、继发性肺结核(Ⅲ型)、结核性胸膜炎(Ⅳ型)、肺外结核(Ⅴ型)。

【病原学与流行病学】

(一)病原学

结核分枝杆菌简称结核杆菌,属放线菌目、分枝杆菌科、分枝杆菌属。具抗酸性,为革兰阳性需氧菌,抗酸染色呈红色。结核杆菌分为人型、牛型、鸟型、鼠型,对人具有致病性的主要是人型,牛型少见。菌体细长而稍弯,两端微钝,大小为(0.3~0.6)μm ×(1~4)μm,无芽孢、无鞭毛、不能活动。结核分枝杆菌含有类脂质、蛋白质和多糖,其中蛋白质能使机体产生变态反应,引起疾病。类脂质对细菌具有保护性,使其对酸、碱、消毒剂有较强的抵抗力,在干燥的痰中可存活6~8个月。结核分枝杆菌对热、紫外线、酒精比较敏感,煮沸1分钟、5%~12%来苏水2~12小时、75%酒精2分钟可将其灭活。在一些特定的条件下,结核分枝杆菌的形态、致病力、药物敏感性等可发生改变,如形成L型细菌、产生耐药菌株等。

(二)流行病学

1. 传染源 排菌的患者和动物(主要是牛)均可传播病原体,其中排菌的开放性肺结核患者是主要传染源,正规化疗2~4周后,随着痰中细菌排出量减少,传染性降低。

2. 传播途径 以呼吸道传播为主。肺结核患者咳嗽、打喷嚏排出的结核杆菌悬浮在飞沫核中播散,健康人吸入可致感染;干燥痰内的菌体随尘埃被吸入人体也可导致感染。少数患者经消化道感染,如饮用未经消毒的牛奶或结核杆菌污染的其他食物。经皮肤或胎盘传染者极少。

3. 人群易感性 普遍易感。婴幼儿、青春后期及老年人发病率较高。营养不良、糖尿病、硅沉着病、恶性肿瘤,以及过度劳累、妊娠等因素易诱发结核病。免疫抑制状态(如器官移植、艾滋病)患者尤其易感染结核杆菌。

4. 流行现状 结核病目前仍然是全球的重大公共卫生问题,也是危害我国人民生命健康的主要传染病。近年来,我国耐多药肺结核危害日益严重,每年新发患者人数约12万,未来数年内可能出现以耐药菌为主的结核病流行态势。中西部地区、农村地区结核病防治形势严峻。

【发病机制与病理】

(一)发病机制

吸入肺泡的结核杆菌可被吞噬细胞吞噬和杀灭。当感染的细菌数量多或毒力强时,因其大量繁殖可引起肺泡吞噬细胞溶解、破裂,释放出的结核杆菌可再感染其他吞噬细胞和局部组织。经吞噬细胞处理的特异性抗原被呈递给T淋巴细胞使之致敏,机体产生细胞介导的免疫反应和迟发型超敏反应。

(二)病理

1. 基本病变 本病有渗出、增生和变质(干酪样坏死)三种基本病变。渗出性病变主要表现为组织充血、水肿、中性粒细胞、淋巴细胞及单核细胞浸润,纤维蛋白渗出等。当致敏淋巴细胞增多而结核杆菌数量少时形成增生性病变,即结核结节。结节中央为朗格汉斯细胞,周围是类上皮细胞、淋巴细胞、浆细胞。增生性病变的另一特征是形成结节性肉芽肿,多见于空洞壁、窦道及干酪样坏死灶周围。肉眼观干酪样坏死组织呈黄色乳酪样;镜下可见组织细胞混浊、肿胀、胞质脂肪变性、胞核碎裂溶解。

笔记

结核结节和干酪样坏死是结核病的特征性病变。

2. 病理演变　渗出性病变组织结构大体完整。随着炎性成分吸收，结节性病灶中成纤维细胞和嗜银细胞增生，形成纤维化。轻微干酪样坏死经治疗可遗留小纤维瘢痕。局限干酪样病灶可脱水形成钙化灶。纤维化和钙化是机体免疫力增强、病变静止并愈合的表现。治疗后空洞壁变薄，空洞缩小、闭合、遗留瘢痕。若空洞久治不愈或机体存在严重的免疫抑制，可引起结核杆菌扩散。钙化灶内或静止期结核杆菌可重新活跃。

【护理评估】

(一)健康史

注意询问患者是否有与结核病患者的密切接触史，以及既往健康情况；是否了解结核病的传播方式、治疗及预后；能否按医嘱服药；是否接种过卡介苗，既往有无结核病史。

(二)身体评估

1. 临床类型　根据本病的发病过程和临床特点分为5型。

(1)原发性肺结核(Ⅰ型)：为初次感染结核分枝杆菌后引发的肺结核。包括原发综合征及胸内淋巴结结核。X线可仅显示肺门淋巴结或纵隔淋巴结肿大，称为支气管淋巴结结核。此型多见于儿童。原发灶好发于胸膜下通气良好的肺区(如上叶下部和下叶上部)。本型临床症状轻微，90%以上的原发性肺结核为自限性。

知识链接

原发综合征

肺内原发灶、引流淋巴管炎、肺门淋巴结肿大，三者合称原发综合征。

(2)血行播散性肺结核(Ⅱ型)：多由原发性肺结核发展而来，以儿童多见。成人原发感染后，潜伏于病灶中的结核分枝杆菌进入血液循环或因肺及其他脏器活动性结核病灶侵袭淋巴道而引起，包括急性、亚急性及慢性血行播散性肺结核3种类型。当机体抵抗力强且只有少量结核杆菌入侵时，表现为亚急性及慢性血行播散性肺结核，病变局限于肺部。当结核分枝杆菌大量入侵可引起急性血行播散性肺结核，患者出现严重的急性中毒症状，常伴结核性脑膜炎等肺外结核。

(3)继发性肺结核(Ⅲ型)：由初染后机体内潜伏病灶中的结核杆菌重新活动和释放而引起，少部分为外源性再感染所致，是成人肺结核最常见的类型。主要表现为慢性淋巴肉芽肿性炎症，形成结核结节、干酪样坏死、空洞等。因浸润病灶的大小和病变活动程度不同，临床表现差异较大。好发于肺上叶尖后段或下叶尖段。

(4)结核性胸膜炎(Ⅳ型)：属于播散性结核病，包括干性胸膜炎、渗出性胸膜炎及结核性脓胸等。

(5)肺外结核(Ⅴ型)：结核杆菌感染肺部以外的脏器而引起的结核病。通常按感染的部位和脏器命名，如结核性脑膜炎、骨结核、结核性腹膜炎、肠结核、泌尿生殖系统结核等。

2. 症状与体征　临床表现与病灶的类型、性质、范围及机体反应性有关。

(1)全身症状：发热为最常见的全身毒血症状。多为长期低热，午后或傍晚开始，次晨降至正常，伴有疲乏、盗汗、食欲减退、体重减轻，当肺部病灶急剧进展或合并其他感染时，可有高热。

(2)呼吸系统症状：具体如下。①咳嗽、咳痰：早期为干咳或少量黏液痰，形成空洞后痰量增多，合并其他细菌感染时痰液呈脓性。②咯血：约1/3的患者有不同程度的咯血。咯血与病变的严重程度不一定成正比，咯血后持续高热常提示病灶播散。③胸痛：当炎症波及壁层胸膜时出现针刺样疼痛，随呼吸、咳嗽加重。④呼吸困难：严重毒血症状和高热可引起胸闷、呼吸急促，广泛肺组织破坏、胸膜粘连增厚、大量胸腔积液时可导致呼吸困难。

(3)其他系统表现：淋巴结结核患者常出现无痛性淋巴结增大(附图13)，可伴坏死液化、破溃、瘘管形成等。结核性脑膜炎患者多有头痛、呕吐、意识障碍等表现。结核性腹膜炎常有腹腔积液或腹膜粘连，患者表现为发热、腹痛、腹胀、腹壁揉面感等。肠结核患者表现为消瘦、腹泻与便秘交替、腹部肿块等。肾、输尿管及膀胱结核患者常有膀胱刺激征、血尿及脓尿等。结核性心包炎患者表现为心前区疼痛、呼吸困难、心界扩大及颈静脉怒张等。肝、脾结核患者表现为发热、消瘦、贫血及肝脾大等。

(三)心理－社会评估

患者对结核病往往缺乏正确认识，担心影响生活和工作，常出现自卑、多虑及悲观情绪。同时由于住院隔离治疗，家人不能与患者密切接触而使患者感到孤独。评估时注意询问患者的家庭生活环境、经济状况及家庭成员对患者的关心程度。

(四)实验室及其他检查

1. 一般检查

(1)血常规：白细胞一般正常，可有血红蛋白降低。在急性进展期白细胞增多，重症感染时可发生类白血病反应。

(2)血沉：多增快，可协助判断病灶的活动性。

2. 病原学检查

(1)涂片镜检：各种分泌物、排泄物及淋巴结穿刺组织中找到抗酸杆菌可确诊，但阳性率低。痰涂片阴性不能排除肺结核，连续检查(≥3次)，可提高检出率。

(2)病原菌分离：分离培养法检出率高于涂片镜检法，同时可鉴别非结核分枝杆菌。一般采用改良罗氏培养基，培养时间4～6周。

(3)特异性核酸检测：核酸探针、PCR及DNA印迹杂交等可检测结核杆菌DNA。PCR是常用的结核病诊断措施之一，但可能出现假阳性和假阴性。

3. 免疫学检查

(1)结核菌素皮肤试验：结核菌素是结核杆菌的特异性代谢产物，用以鉴定人体是否感染结核杆菌和感染反应程度，常用以下两种制剂。①旧结核菌素(old tuberculin，OT)：是结核菌甘油蛋白胨肉汤培养物的特异性产物，重要成分为结核蛋白。缺点是含杂质。②结核菌纯蛋白衍生物(purified protein derivative，PPD)：不含任何非特异性物质，因此反应更准确。试验方法：以PPD 0.1mL(含结核菌素5个单位)，于左前臂掌侧面中下1/3交界处皮内注射，形成直径为6～10mm的皮丘，48～72小时后观测皮肤硬结直径，先记横径，后记纵径，取两者的平均值来判断反应强度。平均直径＜5mm为阴性。5mm≤平均直径＜10mm为弱阳性；10mm≤平均直径＜20mm为阳性，提示曾有结核杆菌感染或接种过卡介苗；成人强阳性(平均直径≥20mm或＜20mm但有水疱或坏死)提示有活动性结核病可能。

结核菌素皮肤试验

考点提示：结核菌素试验判断标准。

(2)其他免疫学检查：包括酶联免疫吸附试验、斑点免疫渗滤试验、间接荧光法、免疫印迹法和蛋白芯片等方法，可用于检测结核患者血清、浆膜腔液、脑脊液等体液中的抗结核杆菌抗体。

4. 影像学检查 影像学检查是诊断肺结核的重要手段，包括胸部X线摄片、CT等。对确定病灶的部位、范围、性质、发展和决定治疗方案等具有重要的作用。X线片可见斑点状、密度较高、边缘清楚的结节影，或云雾状、边界模糊的渗出灶，或环形透光的空洞。CT能显示纵隔肺门淋巴结、肺隐蔽区病灶，以及结节、空洞、钙化、支气管扩张等。

5. 其他 如纤维支气管镜检查、周围淋巴结穿刺液涂片检查、肺组织穿刺活检或胸腔镜取肺组织

笔记

活检,对疑难病例的确诊有帮助。

(五)治疗要点

本病的治疗主要有化学药物治疗(化疗)、对症治疗和手术治疗,其中化疗是主要手段。

1. 化学药物治疗

(1)治疗原则:早期、规则、全程、联合、适量。

考点提示:肺结核的治疗原则。

(2)治疗药物:目前一线抗结核药物为异烟肼(INH)、利福平(RFP)、吡嗪酰胺(PZA)、链霉素(SM)、乙胺丁醇(EMB),其中除乙胺丁醇外均为杀菌药物。抗结核药物的主要种类、常用剂量及毒副作用见表3-1。

表3-1 常用抗结核药物用法及不良反应

药物	每日剂量		间歇疗法剂量	主要不良反应
	成人(g)	儿童(mg/kg)	成人(g)	
异烟肼(INH)	0.3~0.4	10~15	0.6~0.8 每周2次或3次	周围神经炎、精神症状、皮疹、肝脏损害、过敏
链霉素(SM)	0.75~1.0	15~30	0.75~1.0 每周2次	第8对颅神经损害、肾损害、周围神经炎、过敏反应
利福平(RFP)	0.45~0.6	10~20	0.6~0.9 每周2次或3次	肝脏损害、消化道反应、过敏反应 可致白细胞和血小板下降
乙胺丁醇(EMB)	0.75~1.0	15~25	1.5~2.0 每周2次或3次	球后视神经炎、周围神经炎、消化道反应、肝功能损害
吡嗪酰胺(PZA)	1.5~2.0	20~30	2.0~3.0 每周2次或3次	肝损害、高尿酸血症、痛风、消化道反应
对氨基水杨酸钠(PAS)	8.0~12.0	150~250	10.0~12.0 每周3次	胃肠道刺激、过敏反应

(3)化疗方法:包括标准疗法、两阶段疗法和短程疗法。①标准疗法:适用于无明显自觉症状的原发型肺结核。每天服用INH、RFP和(或)EMB,疗程为9~12个月。②两阶段疗法:适用于活动性原发性肺结核、急性粟粒性肺结核及结核性脑膜炎。强化治疗阶段联用3种或4种杀菌药物,为化疗的关键阶段。长程化疗一般需3~4个月,短程化疗一般需2个月。巩固治疗阶段联用2种抗结核药物,长程化疗此阶段需12~18个月,短程化疗一般需4个月。③短程疗法:短程疗法的作用机制是快速杀灭机体内处于不同繁殖阶段的细胞内、外结核菌,使痰菌转阴并长期保持阴性,远期复发少。常用6个月化疗方案:2HRZ/4HR、2SHRZ/4HR或2EHRZ/4HR。(注:方案中数字表示月数,H代表INH,R代表RFP,Z代表PZA,S代表SM,E代表EMB)。

2. 对症治疗 中毒症状严重者应卧床休息,进食高蛋白、高维生素饮食。对高热、胸痛、盗汗者给予相应的处理,必要时应用肾上腺皮质激素。

3. 手术治疗 手术指征为经正规抗结核治疗9~12个月,痰菌检查仍为阳性的干酪样肺结核、厚壁空洞、单侧肺段毁损、支气管结核管腔狭窄伴远端不张或肺化脓症、慢性结核性脓胸、支气管胸膜瘘内科治疗无效者,以及反复多量咯血不能控制者。

笔记

【护理诊断】

1. 营养失调:低于机体需要量 与纳差、疾病消耗增多有关。
2. 活动无耐力 与结核杆菌感染有关。
3. 知识缺乏 与缺乏本病相关的知识有关。
4. 焦虑 与需长期治疗及隔离有关。

【护理措施】

(一)隔离措施

对活动性肺结核患者进行呼吸道隔离,至症状消失后连续3次痰培养结核分枝杆菌阴性。对患者呼吸道分泌物、餐具、痰杯应进行消毒处理。

(二)病情观察与疫情报告

1. 病情观察 肺结核活动期应观察咳嗽、咳痰的性质,有无胸痛、咯血;重症患者,应监测其血压、脉搏、呼吸、心率、瞳孔、意识状态等变化并详细记录;及时发现咯血先兆,并观察有无咯血不畅、烦躁不安、胸闷气促、发绀及大汗等窒息的先兆或表现,做好抢救准备。

2. 疫情报告 肺结核属于乙类传染病,应于24小时内上报当地卫生防疫机构。

(三)生活护理

1. 休息 休息可以减少体力消耗,程度视病情而定。处于急性进展期的患者应绝对卧床休息,至病情好转,恢复期可适当增加户外活动,提高机体免疫力。

2. 营养 因结核病为慢性消耗性疾病,应给高热量、高蛋白、高维生素、高钙饮食,以增强抵抗力,促进机体修复能力。结核病患者应戒酒,少食辛辣、刺激性食物。

3. 日常卫生 因结核患者易盗汗,故应注意勤换衣物,勤洗澡,保持个人卫生。

(四)对症护理

1. 发热的护理 嘱患者卧床休息,多饮水,必要时给予物理降温或药物降温。

2. 盗汗的护理 注意室内通风,被褥勿太厚,及时擦干汗液并更换清洁的衣物及被单。

3. 咳嗽的护理 适当给予祛痰、止咳药物,咽部干痒时可给予局部蒸汽湿化呼吸道,以减轻症状。

4. 咯血的护理 小量咯血患者应注意休息,保持安静,消除紧张情绪,必要时给予小量镇静药(如地西泮等)。咯血量较多时,应采取患侧卧位,指导患者轻轻将气管内存留的积血咳出,酌情使用止血剂。大咯血时应立即采取措施,保持呼吸道通畅,清除口腔内血块,采取头低足高位,头颈伸直,轻拍背部,促使血块排出。必要时准备气管插管以便吸出血块。遵医嘱给予止血药。咯血过多时给予输血及高浓度吸氧。

考点提示:咯血的护理要点。

(五)用药护理

结核的毒性症状一般在有效抗结核治疗1~3周内消除。注意抗结核药的副作用。当患者有高热等严重毒性症状时,可在使用有效抗结核药的基础上加用肾上腺皮质激素(否则可引起结核病变的扩散),以减轻炎症和过敏反应,促进渗出液吸收,减少纤维组织形成和胸膜粘连,控制症状。毒性症状消退后,肾上腺皮质激素量递减,6~8周停药。

(六)心理护理

加强对患者及其家属的卫生宣教,介绍有关结核病的知识,解释呼吸道隔离的必要性,帮助患者

笔记

尽快适应环境，树立治疗疾病的信心，坚持合理、全程化疗，争取早日康复。

（七）健康教育

1. 预防宣教

（1）管理传染源：早期发现患者并登记管理，及时给予合理的化疗和良好的护理。

（2）切断传播途径：加强预防结核病的宣传，告知患者打喷嚏及咳嗽时应用手绢或手纸掩住口鼻，不要随地痰吐。患者用过的餐具应严格消毒，被褥等日常用品在烈日下暴晒至少6小时。

（3）保护易感人群：适当锻炼，加强营养，可以增强机体免疫力。新生儿要及时接种卡介苗。

2. 生活指导　有饮酒、吸烟嗜好的患者应戒烟、戒酒。避免劳累，保证充足的营养，增强机体抵抗力。

3. 用药指导　指导患者坚持规则、合理化疗，向患者说明用药过程中可能出现的不良反应，一旦出现严重不良反应要立即就医。

4. 定期复查　结核病属慢性传染病，病程长，药物副作用大，因此需要督促患者定期复查。

目标检测

参考答案

一、选择题

A1 型题

1. 可杀灭结核分枝杆菌的条件是（　　）。
   A. 放在阴湿处　　B. 烈日下暴晒2小时　　C. 放在通风处2小时
   D. 放在阴凉干燥处2小时　　E. 60℃水浸泡数分钟

2. 不属于结核毒性症状的是（　　）。
   A. 午后低热　　B. 盗汗　　C. 体重增加
   D. 食欲减退　　E. 乏力

3. 结核菌素试验应在（　　）内判断结果。
   A. 4～6小时　　B. 48～72小时　　C. 24～36小时
   D. 10～15小时　　E. 8～16小时

4. 肺结核诊断最可靠的依据是（　　）。
   A. 痰结核菌试验　　B. 红细胞沉降率　　C. 结核菌素试验
   D. 胸部X线片　　E. 胸部CT检查

A2 型题

5. 患儿，男，3岁。行PPD试验，硬结直径为20mm，未接种过卡介苗，考虑该患儿（　　）。
   A. 受过结核感染，但不一定有结核病灶
   B. 最近有感染
   C. 体内有新的结核病灶
   D. 曾感染过结核
   E. 有活动性结核病

6. 患儿，女，9岁。患肺结核2年。现使用链霉素抗结核治疗，用药期间应监测（　　）。
   A. 肝功能　　B. 肺功能　　C. 肾功能
   D. 心功能　　E. 胃肠功能

7. 患者，女，64岁。患肺结核。出院时护士对其进行饮食指导，正确的是（　　）。
   A. 高蛋白饮食　　B. 控制热量摄入　　C. 少摄入牛奶、豆浆、鸡蛋等
   D. 低脂饮食　　E. 减少维生素摄入

笔记

A3 型题

(8～11 题共用题干)

患者,男,33 岁。干咳伴乏力、低热、夜间盗汗、体重减轻 2 月余。胸部 X 线片显示:右上肺阴影。疑诊断为肺结核。

8. 为明确诊断应进行(　　)。

A. 结核菌素试验　　B. 痰结核菌试验　　C. 呼吸功能检查

D. 血沉检查　　E. 纤维支气管镜检查

9. 经检查,确诊为肺结核,拟行异烟肼、利福平和吡嗪酰胺化疗。利福平的副作用是(　　)。

A. 周围神经炎　　B. 听力障碍　　C. 肝损害

D. 胃肠反应　　E. 球后视神经炎

10. 对该患者应采取的隔离措施是(　　)。

A. 消化道隔离　　B. 呼吸道隔离　　C. 保护性隔离

D. 接触隔离　　E. 床边隔离

11. 在治疗过程中,患者突然大量咯血,应采取的体位是(　　)。

A. 仰卧位　　B. 坐位　　C. 右侧卧位

D. 俯卧位　　E. 左侧卧位

二、情景案例

杨某,女,30 岁。间断咳嗽、咳痰 5 年,加重伴咯血 2 个月。患者 5 年前受凉后出现低热、咳嗽、咳白色黏痰,给予抗生素及祛痰治疗,1 个月后症状不见好转,体重逐渐下降,拍胸部 X 线片提示浸润型肺结核,肌内注射链霉素 1 个月,口服利福平、异烟肼 3 个月,症状逐渐减轻,遂自行停药,此后一直咳嗽,咳少量白痰,未再复查胸片。2 个月前劳累后咳嗽加重,少量咯血伴低热、盗汗、胸闷、乏力。病后进食少,大小便正常,睡眠稍差。查体:体温 37.4℃,脉搏94 次/分,呼吸 22 次/分,血压 130/80mmHg。精神稍弱,浅表淋巴结未触及,气管居中,两上肺呼吸音稍减低,并闻及少量湿啰音,心界不大,心率 94 次/分,律齐,无杂音,腹部平软,肝、脾未触及,下肢无水肿。血常规:血红蛋白 110g/L,白细胞 4.5×10^9/L,中性粒细胞比例 53%,淋巴细胞比例 47%,血小板 210×10^9/L。血沉(ESR):35mm/h。

请问:

1. 该患者的护理诊断有哪些?

2. 对该患者应如何进行护理?

(邢晓红　李　霞)

笔记

项目四　钩端螺旋体感染性疾病的护理

课件　　思维导图

学习目标

素质目标：培养克服困难的勇气和不断学习进取的职业情操。

知识目标：掌握钩端螺旋体病的护理诊断及护理措施。熟悉钩端螺旋体病的流行病学特点及护理评估。了解钩端螺旋体病的病原学特点及发病机制。

能力目标：能进行钩端螺旋体病的健康宣教，树立预防为主的健康理念。

案例导学

蔡某，男，33 岁。因高热、全身酸痛、乏力 2 天入院。查体：球结膜充血、双侧腹股沟淋巴结肿大，大小似蚕豆，双侧腓肠肌有压痛。

请问：

1. 为明确诊断，需做哪些检查？
2. 该患者的护理问题有哪些？

案例解析

钩端螺旋体病（leptospirosis）简称钩体病，是由各种不同型别的致病性钩端螺旋体（*Leptospira*，简称钩体）所引起的一种急性全身感染性疾病，属自然疫源性疾病。主要的临床表现为早期高热、全身酸痛、乏力、球结膜充血、腓肠肌压痛、浅表淋巴结肿大等钩体毒血症状；中期可伴有肺出血、心肌炎、溶血性贫血、黄疸、全身出血倾向、肾衰竭、闭塞性脑动脉炎，以及眼和神经系统后发症等，危及生命。钩端螺旋体病属于乙类传染病，需严格管理。

【病原学与流行病学】

（一）病原学

钩端螺旋体革兰染色阴性，是一种纤细的螺旋状微生物，长 4～20μm，宽 0.1～0.2μm，有 12～24 个紧密规则的螺旋，每个螺旋宽 0.2～0.3μm。菌体的一端或两端弯曲呈钩状，沿中轴旋转运动。旋转时，两端较为柔软，中段僵硬。将具有相关抗原结构的钩体划分为同一个血清群。目前，全球已发现 24 个血清群，如波摩那群、黄疸出血群、流感伤寒群、犬群、七日热群等，其中波摩那群分布最广，黄疸出血群毒力最强。将抗原结构一致的菌株划分为同一血清型。全球已发现 200 余个血清型。

（二）流行病学

1. 传染源　钩端螺旋体病是人畜共患病，其中鼠类和猪是重要的储存宿主，它们可通过尿液长期排菌，成为本病的主要传染源。鼠类是我国南方钩体病的主要传染源，主要携带黄疸出血群钩体，毒力强，致病力高，多引起稻田型钩体病。猪是我国北方钩体病的主要传染源，主要携带波摩那群钩体，可引起雨水型和洪水型钩体病流行。犬携带犬型钩体，是造成雨水型和洪水型钩体病的重要传染源。

其中，猪和犬携带的钩体毒力较弱，引起的钩体病临床症状较轻。人尿为酸性，不宜钩体生存，作为传染源的可能性很小。

2. 传播途径　钩端螺旋体病经接触传播，病原体通过皮肤、黏膜侵入人体引起感染。①接触疫土、疫水：为本病的主要传播途径。人接触被带菌动物尿液污染的水、土壤，钩体通过皮肤、黏膜侵入。②消化道传播：摄入被带菌动物尿液污染的水和食物，钩体经口腔和食道黏膜侵入。③接触病畜：接触病畜的脏器、血液、排泄物而导致感染。

3. 人群易感性　人群普遍易感。以青壮年为主，流行地区的农民、渔民、屠宰工人等感染机会较多。病后可获得较强的同型免疫力，部分型群间有一定的交叉免疫。

4. 流行特征　在热带地区全年都有病例发生。我国以长江流域及其以南、东部沿海和西部地区最为严重。全年均可发病，我国主要于 7～10 月发病最多，其中 8、9 月为高峰期。本病主要流行形式有稻田型、雨水型和洪水型。南方以稻田型为主，发病高峰期与水稻栽种、收割时间吻合；北方以雨水型、洪水型为主，发病高峰期与雨水季吻合。

【发病机制与病理】

(一)发病机制

钩端螺旋体自皮肤、黏膜等途径侵入机体后，在血液中迅速生长繁殖，产生毒素，引起全身毒血症状，形成早期的钩体败血症。此后，钩体进入全身各组织器官，造成不同程度的损害，以肺、肝、肾及脑损害多见。后期(恢复期)可出现与变态反应有关的后发症，如眼部及中枢神经系统病变等。

(二)病理

临床表现轻重程度主要与钩体感染的类别、数量、毒力及机体免疫力有关。病理损害的特点为毛细血管损伤所致的严重功能紊乱，但机体功能障碍的严重程度和组织形态的变化可不一致。

【护理评估】

(一)健康史

注意询问患者近期有无与病畜的密切接触史；有无疫土、疫水接触史；有无钩体菌苗接种史；周围有无钩体病流行等。

(二)身体评估

潜伏期为 2～20 天，一般为 7～12 天。

1. 早期(钩体血症期)　为起病后 3 天内。主要表现为全身感染、中毒等败血症表现。

(1)典型症状：发热、全身肌肉酸痛、全身乏力。

1)发热：体温短期内可高达 39℃左右。常为弛张热，有时也可呈稽留热，少数为间歇热。

2)全身肌肉酸痛：头痛较为突出，伴全身肌肉痛，尤以腓肠肌明显，颈、腰背、大腿、胸、腹等部位肌肉疼痛也较常见。

3)全身乏力：以下肢为著，有时行走困难，不能下床活动。

(2)典型体征：眼结膜充血、腓肠肌压痛、浅表淋巴结肿大。

1)眼结膜充血：主要表现为有疼痛或畏光感，无分泌物，在退热后仍持续充血。

2)腓肠肌压痛：以双侧多见，偶也可表现为单侧，程度不一。轻者仅感小腿胀，压之轻度疼痛，重者表现为小腿剧烈疼痛，不能走路，拒按。

3)浅表淋巴结肿大：发病早期即可出现，多见于腋窝、腹股沟淋巴结。多为蚕豆或黄豆大小，有压痛，无红肿，亦不化脓。

2. 中期(器官损伤期) 为起病后 3～14 天,此期患者出现器官损伤表现,根据临床表现可分为 5 型。

(1)流感伤寒型:又称钩体血症型,病情较轻,是最常见的类型,多数患者以全身症状为特征。是早期钩体败血症的延续,无明显器官损害,经治疗可痊愈或自然缓解。自然病程 5～10 天。

(2)肺出血型:一般于起病后 3～4 天开始,病程长则 24 小时,短则数小时。患者在钩体败血症的基础上,出现咳嗽、痰中带血、咯血等表现。根据胸部 X 线片的特点及心、肺功能表现,分为肺普通出血型与肺弥漫性出血型。

1)肺普通出血型:临床表现与钩体败血症类似,伴有不同程度咯血或痰中带血,及时治疗较易痊愈。如不及时治疗,可转为肺弥漫性出血型。

2)肺弥漫性出血型:在钩体侵入人体后,经过潜伏期和短暂的感染早期,患者突然出现面色苍白、心率和呼吸增快、烦躁不安,直至呼吸与循环功能衰竭。双肺布满湿啰音,咯血进行性加剧,也可无咯血。此期病情十分凶险,患者极易死亡。

(3)黄疸出血型:多由黄疸出血群引起,患者于病后 4～8 天出现进行性黄疸和出血,病死率较高。本型可分为 3 期,即败血症期、黄疸期和恢复期。80% 病例伴有不同程度的出血症状,如鼻出血、皮肤黏膜出血、咯血、尿血、阴道流血、呕血,严重者因消化道出血引起休克而死亡。本型可导致肝脏和肾脏的损害。严重肝脏损害可导致黄疸迅速加深,引起肝性脑病。肾脏损害程度不一,轻者表现为蛋白尿、血尿及管型尿。重者可发生肾衰竭。肾功能衰竭是黄疸出血型患者最主要的死亡原因。

(4)肾功能衰竭型:各型钩体病均可引起肾损害,单纯肾功能衰竭型不多见,以黄疸出血型的肾功能损害最为突出。

(5)脑膜脑炎型:在散发性无菌性脑膜炎病例中,钩体病脑膜炎型占 5%～13%。若仅发生脑炎,则预后较好,而脑膜脑炎者往往病情严重,预后较差。脑膜脑炎者常有剧烈头痛、抽搐、昏迷、脑水肿、脑疝等表现。

3. 恢复期或后发症期 患者退热后各种症状逐渐消失,但也有少数患者退热后几天至 3 个月,再次出现发热等症状,称后发症。

(1)后发热:指在第 1 次发热消退后 1～5 天,再次发热,半数患者伴有嗜酸性粒细胞增高,发热后 1～3 天内可自行消退。

(2)眼后发症:于退热后 1 周至 1 个月出现,表现为葡萄膜炎、虹膜睫状体炎、脉络膜炎等。

(3)反应性脑膜炎:少数患者在后发热时伴有脑膜炎症状,但脑脊液培养阴性,可自愈。

(4)闭塞性脑动脉炎:又称烟雾病,见于波摩那群感染的病例,是钩体病所致最常见和最严重的神经系统并发症之一。于病后半个月至 5 个月出现,表现为反应迟钝、失语、反复短暂发作肢体瘫痪。

(三)心理－社会评估

护理人员应该评估患者对钩体病及对住院隔离的认知情况;有无焦虑、恐惧等心理反应;患病后对其工作、学习、家庭的影响;患者家庭经济状况及社会支持系统对患者的关心程度;患者对所患疾病的应对能力,以及对治疗的依从性等。

(四)实验室及其他检查

1. 病原学检查

(1)聚合酶链反应(PCR):用于钩体病早期诊断,可检查血液、尿液、脑脊液中的钩体 DNA。

(2)分离培养:发病 1 周内,外周血中存在大量钩体,采血后于柯氏培养基培养,阳性率为 20%～70%,培养时间为 1～8 周,不适用于早期诊断。

2. 抗体测定

(1)显微镜凝集溶解试验(显凝试验):有较高的特异性和灵敏性,是目前国内常用的诊断方法。

一般于病后 7 ~8 天检测，出现血清特异性抗体阳性，或检测急性期、恢复期双份血清抗体，恢复期效价增高 4 倍以上有诊断价值。

（2）酶联免疫吸附试验（ELISA）：可检测特异性 IgM 抗体，敏感性高于显凝试验，此试验近年已被广泛采用。

3. 常规检查　多数患者周围血中白细胞总数及中性粒细胞可轻度增高或正常，病情重者血小板减少。多数患者尿常规可见白细胞、红细胞、蛋白尿、管型尿等。

4. 其他检查

（1）肺普通出血型：X 线片显示肺部纹理增加。

（2）肺弥漫性出血型：X 线片显示双肺广泛弥漫性点片状软化阴影。

（2）肾功能衰竭型：肾功能异常。

（3）黄疸出血型：肝功能严重异常。

（4）脑膜脑炎型：脑脊液压力增高，白细胞增多、蛋白增多、糖及氯化物正常，多数能分离到钩体。

（五）治疗要点

遵循“三早一就地”原则，即早发现、早诊断、早治疗和就地治疗。

1. 病原治疗　治疗本病的关键措施是杀灭病原体，强调尽早使用有效抗生素。

（1）青霉素：钩体对青霉素的敏感性较高，为首选药物。

（2）其他抗生素：对青霉素过敏者，可改用庆大霉素、喹诺酮类和第三代头孢菌素等药物治疗。

（3）赫氏反应：一般在首剂注射青霉素 0.5 ~4 小时出现，为避免其发生，目前国内主张多次小剂量注射青霉素，或首剂青霉素肌内注射的同时静脉滴注氢化可的松 200 ~500mg。

知识链接

赫氏反应

赫氏反应是钩体病经抗生素治疗后出现的病情加重的现象，须加以重视。具体表现为应用首剂青霉素或其他抗菌药物后，患者出现高热、大汗、盗汗、恶心及呕吐症状，以及皮肤病变扩大、恶化等表现。随着治疗继续，上述反应缓解、消失。此反应与大量钩端螺旋体被杀死释放毒素有关。

2. 镇静治疗　常规肌内注射苯巴比妥钠、异丙嗪、氯丙嗪，或口服地西泮控制躁动，有助于防止肺弥漫性出血等重症的发生。

3. 各期各型治疗

（1）肺弥漫性出血型：强调尽早使用镇静剂及激素治疗。①镇静剂：可选用氯丙嗪、异丙嗪、哌替啶等肌内注射。②激素治疗：常用氢化可的松。③强心剂：毒毛花苷 K 或毛花苷 C，可反复使用。

（2）黄疸出血型：对症状较轻者，在抗生素治疗的基础上，适当对症治疗即可。对重症患者，还需进行止血治疗、保护肝脏功能。

（3）肾衰竭型：症状轻时，在抗生素治疗的基础上给予对症治疗，肾功能大多可自行恢复。症状较重者，需进行透析治疗，并注意水、电解质平衡。

（4）脑膜脑炎型：抗生素治疗应足量、足疗程，除此之外可配合中医中药治疗。

（5）后发症：对后发热、反应性脑膜炎等后发症，一般仅采取对症治疗，短期即可缓解。若为眼后发症、闭塞性脑动脉炎，在对症治疗的基础上可加用肾上腺皮质激素。

笔记

【护理诊断】

1. 体温过高　与钩体败血症有关。
2. 有感染的危险　与钩体接触传播有关。
3. 活动无耐力　与钩体败血症及肌肉损害有关。
4. 气体交换受损　与肺弥漫性出血有关。
5. 潜在并发症：出血、肝性脑病、急性肾功能衰竭　与钩体毒血症有关。

【护理措施】

(一)隔离措施

对钩端螺旋体病患者应采取接触性隔离。

(二)病情观察与疫情报告

1. 病情观察　密切观察患者的病情变化。①出血表现：观察皮肤、黏膜有无出血点、瘀斑等；有无鼻出血、呕血、便血、血尿等出血现象；若突然出现面色苍白、烦躁不安、呼吸急促、心率加快、肺部闻及干湿啰音、痰中带血，提示肺出血，应立即通知医生。②休克表现：严密观察生命体征、意识状态、面色、尿量的变化，重点观察血压变化，准确记录 24 小时出入量。③肝、肾功能：及时检查肝、肾功能，警惕发生肝性脑病和肾功能衰竭。④脑膜脑炎表现：观察有无头痛、昏迷、抽搐，有无呼吸衰竭、脑水肿、脑疝等情况。

2. 疫情报告　对疑似、确诊、住院、出院、死亡的钩体病病例应分别按病原学进行传染病报告，专册登记和统计。

(三)生活护理

1. 休息　嘱患者卧床休息，护理人员应协助做好生活护理。病情好转也不宜过早活动，应逐渐增加活动量和时间。

2. 营养　给予患者易消化的高热量、低脂、适量蛋白质饮食，禁食粗糙及刺激性食物。高热、频繁呕吐者，需注意防止水、电解质及酸解平衡紊乱。大量咯血、上消化道出血者应禁食。

3. 日常卫生　指导患者注意皮肤护理。

(四)对症护理

1. 发热的护理　密切监测患者的体温变化情况，降温时，以物理降温为主，不宜酒精擦浴，以免诱发或加重出血。若患者诊断不明确，不宜采用退热剂，体温过高时可遵医嘱使用肾上腺皮质激素，如氢化可的松等。

2. 肺出血的护理　是本病护理的重点。一旦发生肺出血应采取以下措施。①患者应绝对卧床休息，避免搬动；稳定患者情绪，避免激动；可酌情使用镇静剂。②及时清理呼吸道分泌物；告知患者切勿因害怕出血而屏气，可轻轻将血痰咳出；必要时行气管切开，防止窒息。③给予氧气吸入。④观察生命体征、咯血量、出血速度，注意有无窒息先兆。⑤遵医嘱给予镇静剂、止血药、肾上腺皮质激素等药物。注意输液时速度不可过快，以免加重肺出血或诱发心力衰竭。⑥及时清除或遮盖血迹，为患者实施口腔护理，保持口腔清洁。

(五)用药护理

1. 预防及治疗赫氏反应　是本病的护理重点。①密切观察：首次青霉素注射后 12 小时内，密切观察患者的生命体征变化及原发病临床表现，注意倾听患者的主诉。②准备抢救药物及物品：如抗过敏药、肾上腺皮质激素、镇静剂、注射器、氧气等。③处理：立即通知医生，配合抢救。遵医嘱进行镇

笔记

静、抗过敏等对症处理。必要时采取物理降温、补液、纠正酸中毒、抗休克、强心、兴奋呼吸中枢等措施。

2. 配合用药 钩体病的类型较多，治疗时需根据患者的实际情况合理用药，若患者病情稳定，应及早使用抗生素治疗。

（六）心理护理

钩体病大多症状比较严重，因此会给患者带来巨大的心理压力。护理人员应告知患者其患病类型、传播途径、隔离期、消毒及隔离的措施、预后等知识，帮助其建立康复的信心，减轻焦虑、恐惧的心理反应。指导患者保持乐观的心情，增强战胜疾病的信心。

（七）健康教育

1. 预防宣教 从管理传染源、切断传播途径、保护易感人群等方面宣传钩体病的防治知识。

（1）管理传染源：重点管理好猪、犬、牛、羊等家畜，消灭鼠类。对确诊的钩端螺旋体病患者要按有关规定登记，24 小时内上报，采取接触性隔离。

（2）切断传播途径：加强粪便、疫水管理，防止食品污染；对患者的尿液、脑脊液、血液等体液，以及生活垃圾、医疗废弃物等，应先消毒，再按照医院的有关规定进行处理。

（3）保护易感人群：在流行地区，流行季节前 1 个月为易感人群接种多价菌苗；也可让高发区人群每周口服 1 次多西环素进行药物预防。

2. 生活指导 生活规律，劳逸结合，避免过度劳累，加强营养。

3. 用药指导 遵医嘱使用药物，切不可随意停药或增减药物剂量。

4. 定期复查 定期到医院复查，由医生指导调整治疗方案。一旦出现肢体运动障碍、发音不清、视力障碍，可能发生了钩体病后发症，应及时去医院就诊。

目标检测

参考答案

一、选择题

A1 型题

1. 下列关于钩端螺旋体病的说法，不正确的是（　　）。
   A. 发病的严重程度与感染菌的血清型有关
   B. 同一血清型感染不同宿主，可导致轻型或重型病患
   C. 患者经常被误诊为脑膜炎、脑炎或流感
   D. 误诊为脑膜炎和脑炎的病例中，有 90% 可发现钩端螺旋体感染的血清学证据

2. 人畜共患的螺旋体病是（　　）。
   A. 钩端螺旋体病　　B. 梅毒　　C. 回归热
   D. 雅司病　　E. 奋森咽喉炎

3. 以下关于钩端螺旋体病的描述，错误的是（　　）。
   A. 人主要通过接触钩端螺旋体污染的水或土壤而被感染
   B. 钩端螺旋体致病与其产生的内毒素样物质有关
   C. 钩端螺旋体可进入血液引起钩端螺旋体血症
   D. 钩端螺旋体病可累及全身多个脏器
   E. 钩端螺旋体病患者病后可获得以细胞免疫为主的特异性免疫力

二、情景案例

金某，女，28 岁。因“发热、全身肌肉痛、乏力 4 天，咯血 2 小时”入院。患者起病急，于 4 天前无明显诱因出现发热，

伴全身肌肉疼痛、四肢无力。于当地医院治疗无明显效果。入院当天，晨起咳嗽，咳少量白痰，呼吸困难不明显，入院前1小时阵咳后咯鲜血，约8mL，入院就诊。查体：体温39.8℃，脉搏134次/分，呼吸40次/分，血压102/61mmHg。急性面容，意识清楚，球结膜充血、双侧腹股沟淋巴结蚕豆样肿大。双肺可闻及少量湿啰音。腹部软，肝肋下1cm，质软，无压痛，肾区叩痛(+)，四肢肌肉轻触痛，腓肠肌压痛明显。血常规：血红蛋白98g/L，白细胞19.1 $\times 10^9$/L，中性粒细胞比例92%、淋巴细胞比例8%。尿常规：尿蛋白(+)。胸部X线片显示肺纹理增粗，有散在点片状阴影。诊断为钩端螺旋体病(肺出血型)。

请问：

1. 该患者的主要护理诊断有哪些？应如何进行护理？
2. 如何为该患者进行健康教育？

（罗幼燕）

笔记

项目五　原虫感染性疾病的护理

课件　思维导图

学习目标

素质目标：培养严谨求实、精益求精的科学态度。

知识目标：掌握疟疾、阿米巴病的护理诊断及护理措施。熟悉疟疾、阿米巴病的流行病学特点及护理评估。了解疟疾、阿米巴病的病原学特点及发病机制。

能力目标：能进行常见原虫感染性传染病的健康宣教，树立预防为主的健康理念。

任务一　疟疾的护理

案例导学

患者，男，45岁，从刚果首都机场乘飞机回国后5天出现畏寒、发热、恶心、呕吐、全身乏力、厌油症状，自服药物病情无好转，前来医院就诊。诊断为疟疾。

请问：

1. 为明确诊断，需做哪些检查？
2. 疟疾主要通过哪些途径传播？

案例解析

疟疾(malaria)是疟原虫寄生于人体所引起的传染病。主要通过蚊虫叮咬传播。根据疟原虫的种类分为间日疟、三日疟、恶性疟及卵形疟4种。患者主要临床表现为有规律的寒战、高热、多汗，反复发作后可引起贫血和脾大。疟疾属于乙类传染病，需要严格管理。

【病原学与流行病学】

(一)病原学

寄生于人体的4种疟原虫的生活史基本相同。疟原虫的发育过程分为在人体的内无性繁殖和在蚊体内的有性繁殖两个阶段。

1. 疟原虫在人体内的无性繁殖阶段　分为肝细胞内发育和红细胞内发育两个时期。当受染的雌性按蚊叮咬人时，疟原虫子孢子迅速进入人体并侵入肝细胞，迟发型子孢子进入休眠状态，速发型子孢子则进行裂体增殖。肝细胞破裂后大量的裂殖子进入血流，部分被吞噬细胞吞噬杀灭，部分侵入红细胞，在红细胞内经过环状体、滋养体、裂殖体(含有大量裂殖子)等无性繁殖周期。红细胞破裂后，裂殖子释出，其中一部分被巨噬细胞吞噬，其余再侵入其他正常红细胞，重复其红细胞内的裂体增殖过程，所以患者表现为周期性发作。另一部分裂殖子侵入红细胞后不再进行裂体增殖而是发育成雌、雄

笔记

配子体，按蚊叮咬时将其吸入体内。人是疟原虫的中间宿主。

2. 在蚊体内的有性繁殖阶段　雌性按蚊叮咬疟疾患者，雌、雄配子体进入蚊胃内，在蚊体内形成合子、动合子、囊合子。孢子囊成熟，内含大量子孢子，囊破裂后子孢子逸出，并进入唾液腺，此按蚊叮咬人时子孢子即随唾液进入人体。蚊是疟原虫的终宿主（图5－1）。

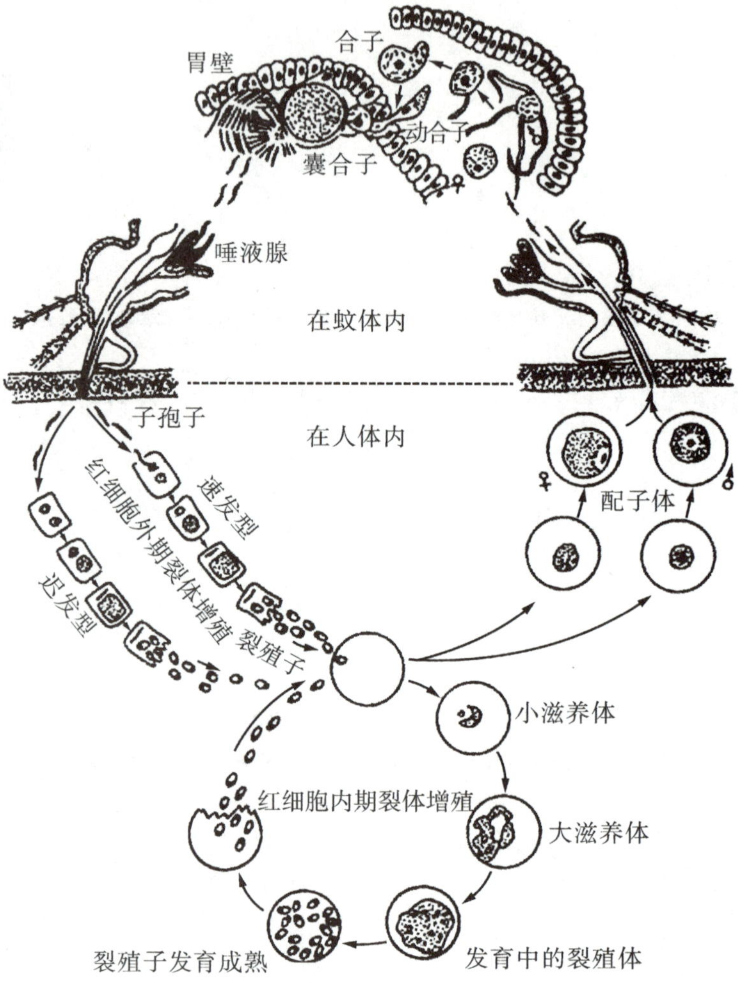

图5－1　疟原虫发育过程

（二）流行病学

1. 传染源　疟疾患者和无症状带虫者。

2. 传播途径　主要通过按蚊叮咬传播，少数患者可因输入带疟原虫的血液或经母婴传播而感染。

3. 人群易感性　人群普遍易感，感染后有一定免疫力，但持续时间不长。各型疟疾间无交叉免疫。再次感染后症状较轻或无症状。

4. 流行特征　本病流行与生态环境及媒介因素密切相关。在热带和亚热带地区，一年四季均可发病。我国主要以间日疟流行为主，夏秋季节发病较多。

【发病机制与病理】

（一）发病机制

疟原虫在肝细胞内与红细胞内发育时一般无症状。当裂殖体成熟后胀破红细胞，同裂殖子一起进入血流，作用于体温调节中枢引起高热、寒战等临床表现。不同种的原虫裂体增殖时间不一致，因而临床发作周期也不一致。疟疾的发作还与疟原虫的数量、个体的耐受力及免疫力有关。部分释放的裂殖子引起机体强烈的吞噬反应，全身单核－巨噬细胞系统显著增生，导致肝脾大，外周血中单核细胞增多；部分侵入未感染的红细胞，形成临床的周期性发作。再发感染时，机体逐渐积累了一定的免疫力，患者体内可能有少量的疟原虫，但无症状发作，成为带虫免疫者。

(二)病理

肿大的脾脏质硬、包膜厚，显微镜下可见大量含疟原虫的红细胞及疟色素；反复发作者由于网状组织纤维化，因此病愈后肿大的脾脏不能缩小。肝脏轻度肿大，肝细胞浑浊、肿胀与变性，小叶中心区尤为显著。库普弗(Kupffer)细胞大量增生，内含疟原虫及疟色素。高疟区患者脾脏巨大，血清特异性IgM升高，但其体内疟原虫数量不多，抗疟治疗有效，可能是与遗传有关的异常免疫反应。

【护理评估】

(一)健康史

注意询问患者发病前有无疫区旅居史，有无疟疾发作史，有无近期输血史等。

(二)身体评估

间日疟、卵形疟的潜伏期为13～15天，三日疟为24～30天，恶性疟为7～12天；输血感染疟疾者潜伏期为7～10天。

1.典型症状　疟疾的典型症状为突发寒战、高热和大量出汗。多数患者发病急，出现畏寒、寒战、面色苍白、唇(指)发绀，伴头痛、恶心、呕吐等，持续10分钟至2小时。随后患者体温迅速上升至40℃以上，面色潮红、结膜充血、脉搏有力，伴头痛、全身酸痛、乏力、恶心、口渴、烦躁不安，严重者出现谵妄，发热常持续2～6小时。高热后先是颜面和双手微汗，渐至全身大汗，随后体温骤降至正常，大汗持续0.5～1小时。此时患者自觉明显好转，但部分患者可感疲倦、乏力、头痛、肌肉酸痛、食欲减退等。

疟疾初发时症状可不典型，经数次发作后才呈典型的间歇发作。间日疟及卵形疟间歇期为48小时，三日疟为72小时，恶性疟为36～48小时。发作5～7次后因产生一定的免疫力而自停，但红细胞内仍有疟原虫存在，患者成为带虫者，可在2～3个月后再次发作。

疟疾患者可有肝脾大，一般起病后3～4天，脾开始肿大，质地变软，反复多次发作后肿大明显，质硬。肝大发生于脾大之后，多为轻度肿大，血清ALT增高。疟疾多次发作后因红细胞大量破坏而出现贫血，以恶性疟较为显著。

2.凶险发作　常由恶性疟引起。起病缓急不一，热型多不规则，呈稽留热、弛张热、间歇热型，每天或隔天发作，但常无明显的缓解间歇。恶性疟的凶险发作常见下列4种类型。

(1)脑型：最常见且病死率高，90%为恶性疟原虫感染。主要表现为急起高热或超高热，伴剧烈头痛、呕吐、烦躁不安或行为异常，2～5天后出现抽搐、不同程度的意识障碍，脑膜刺激征及病理反射阳性。脑脊液检查压力稍高，白细胞数多正常或偏高，蛋白轻度增高，糖及氯化物正常。外周血中易找到恶性疟原虫。

(2)超高热型：起病急，体温迅速上升至41℃以上并持续不退，患者皮肤灼热、呼吸急促、烦躁不安、谵妄，常发展为深度昏迷而导致死亡。

(3)厥冷型：患者肛温在38～39℃以上，软弱无力、皮肤苍白或轻度发绀、体表湿冷，常有频繁呕吐、水样腹泻，继而血压下降、脉搏细弱，重者多死于循环衰竭。

(4)胃肠型：除疟疾典型症状外，患者常有腹泻，粪便先为黏液水便，每天数十次，后可有血便、柏油样便，伴下腹痛或全腹痛，无明显腹部压痛。重者死于休克和肾衰竭。

笔记

3. 特殊类型疟疾

(1)输血疟疾:常发生于输入含疟原虫的血液后7~10天,临床表现同典型发作,因无肝内迟发型子孢子,故治疗后无复发。

(2)婴幼儿疟疾:胃肠道症状明显,发热不规则,呈弛张热或稽留热,脾大显著,贫血,易发展为凶险型,预后差。

4. 复发与再燃　复发指患者康复后,当受凉、过度疲劳等因素导致机体免疫功能低下时,疟原虫再次侵入红细胞引起发作,多见于病愈后3~6个月,由迟发型子孢子所致,见于卵形疟、间日疟。再燃由血液中残存的疟原虫引发,多见于病愈后的1~4周,可反复多次出现,卵形疟、间日疟、三日疟、恶性疟均可引起再燃。

5. 并发症

(1)黑尿热:是一种急性血管内溶血性病变,重者可发生急性肾衰竭。可能与自身免疫反应、红细胞中葡萄糖-6-磷酸脱氢酶缺乏及奎宁和伯氨喹等抗疟药的应用有关。患者主要表现为突发寒战高热、腰痛、酱油样尿、排尿有刺痛感,以及严重贫血、黄疸、蛋白尿、管型尿。

(2)肾脏病变:包括急性肾小球肾炎、肾病综合征、急性肾衰竭等。

(三)心理-社会评估

本病初次发病时,起病急骤,病情可反复发作,患者常担心疾病的预后,以及对工作、学习、家庭的影响,易产生紧张、恐惧的心理反应。护理人员应评估患者家庭经济状况及社会支持系统对患者的关心程度,对疾病的认识情况;评估患者对疾病的应对能力和对治疗的依从性等。

(四)实验室及其他检查

1. 血常规　多次发作后红细胞和血红蛋白下降,恶性疟尤为明显;初发时白细胞总数可稍升高,以后正常或稍低,单核细胞比例增多。

2. 疟原虫检查　是最常用的诊断方法,也是确诊的依据。采用血液涂片(薄片或厚片)染色查找疟原虫,薄片用于鉴别疟原虫的种类。在寒战、高热时采血,阳性率较高,必要时可做骨髓涂片染色查疟原虫,阳性率较血涂片高。

3. 血清学检查　特异性抗体一般在感染后2~3周出现,4~8周达高峰,以后逐渐下降。检测价值较小,一般用于流行病学调查。

(五)治疗要点

1. 病原治疗　杀灭红细胞内期的疟原虫以控制发作,杀灭红细胞外期的疟原虫以防复发,杀灭配子体以防传播。

(1)控制症状发作的药物:首选氯喹,对红细胞内裂殖体有迅速杀灭作用,口服吸收快,排泄较慢,作用持久。

(2)防止复发和切断传播的药物:常用伯氨喹,在使用氯喹治疗的同时或之后服用此药,以达到杀灭迟发型子孢子,雌、雄配子体,防止传播的效果。

(3)预防的药物:如氯喹、乙胺嘧啶、甲氟喹等。

2. 对症治疗

(1)脑型疟疾:①脑水肿者,可给予甘露醇脱水治疗。②体温过高或昏迷者,可给予肾上腺皮质激素。③使用低分子右旋糖酐改善脑循环。④抽搐者,可给予地西泮镇静。

(2)黑尿热:①立即停用可能诱发溶血的抗疟药,如血中有大量疟原虫,改用氯喹、乙胺嘧啶、青蒿素等抗疟药。②控制溶血反应,对少尿或无尿者按急性肾功能衰竭进行相应处理。

笔记

素质拓展

青蒿素

2011年,中国科学家屠呦呦因成功提取抗疟药青蒿素而获得国际大奖——拉斯克医学奖。这一重大发现挽救了全球特别是发展中国家数百万疟疾患者的生命。2015年,她又因此获得了诺贝尔生理学或医学奖。

【护理诊断】

1. 体温过高　与疟原虫感染有关。
2. 有感染的危险　与疟原虫接触传播有关。
3. 活动无耐力　与发热、贫血有关。
4. 潜在并发症:脑疝、黑尿热、肾脏病变等。

【护理措施】

(一)隔离措施

主要采取虫媒隔离。

(二)病情观察与疫情报告

1. 病情观察　观察生命体征,重点观察热型变化,并做好记录;恶性疟凶险发作时,注意观察患者的神志、瞳孔、抽搐、头痛、恶心呕吐等情况;对脑型疟疾患者要注意观察血糖情况,以便及时纠正低血糖;观察患者的尿量、尿色,有无腰痛、贫血、黄疸等情况,如有异常立即通知医生。

2. 疫情报告　本病属于乙类传染病,应于24小时内上报当地卫生防疫机构。

(三)生活护理

1. 休息　发作时,患者应卧床休息,减少活动。

2. 营养　患者宜进食高热量、高蛋白、清淡、易消化、富含维生素的流质或半流质饮食。对不能进食者,可通过静脉补充液体。

3. 日常卫生　患者出汗后,应用干毛巾擦干或温水擦浴,及时更换床单、内衣,避免受凉。

(四)对症护理

1. 脑型疟疾的护理　①立即建立静脉通路,快速静脉滴入甘露醇,降低颅压。②密切观察患者的生命体征、神志、瞳孔、尿量等。③静脉使用抗脑型疟疾的药物。④对颅内高压、惊厥、意识障碍、呼吸衰竭者采取相应的护理措施。

2. 黑尿热的护理　①严格卧床休息至急性症状消失。②立即停用伯氨喹、奎宁等可能诱发黑尿热的药物。③保证每日液体入量3000～4000mL,每日尿量不少于1500mL。发生急性肾功能衰竭时给予相应护理。④严重贫血者,给予配血、输血。⑤准确记录24小时出入量。

(五)用药护理

1. 指导用药　指导患者遵医嘱服药,完成整个疗程,不可擅自停药,以便彻底治愈。鼓励患者多饮水或静脉补充液体,加速药物排泄。

2. 观察药物不良反应　①氯喹:饭后服用,以减轻消化道症状。氯喹过量可引起心动过缓、心律失常及血压下降等,因此要注意观察循环系统的变化。②伯氨喹:服药前应仔细询问患者有无蚕豆病病史及其他溶血性贫血病史、家族史等,注意观察患者有无发绀、胸闷等症状,以及有无溶血反应,如

笔记

黄疸、酱油样尿、贫血等，出现上述反应立即通知医生并停药。

（六）心理护理

向患者其及家属讲解所患疟疾的类型、传播途径、隔离期、消毒及隔离措施、预后等知识，减轻其焦虑、恐惧的心理反应，鼓励患者积极配合治疗。注意多与患者沟通交流，对其进行心理安慰，提供心理救助。

（七）健康教育

1. 预防宣教 从管理传染源、切断传播途径、保护易感人群等方面宣传疟疾的防治知识。

（1）管理传染源：根治疟疾患者和带虫者。对确诊的患者要按有关规定登记，24 小时内上报。

（2）切断传播途径：主要措施包括杀灭蚊虫，消灭按蚊滋生地，防止蚊虫叮咬；谨慎输血；防止母婴传播。

（3）保护易感人群：注意个人防护，如在疫区穿长衣、长裤，房间内要防蚊，驱蚊，如使用蚊帐，驱蚊剂等。对疟疾高发地区的人群和外来人群，可酌情选用氯喹，乙胺嘧啶等药物预防。对近 1 ~ 2 年内有疟疾发作史或血中查到疟原虫者，在春季或流行前 1 个月给予药物预防复发，以后每 3 个月随访一次，直至 2 年内无复发。

2. 生活指导 生活规律，劳逸结合，避免过度劳累，加强营养。

3. 用药指导 遵医嘱长期规律服药，不可随意减药或停药，确保治疗的完整性，以根治本病、防止复发。

4. 定期复查 指导患者定期随访，一旦再次发作，应迅速到医院就诊。

知识链接

世界疟疾日

2007 年 5 月，世界卫生大会第六十届会议决定，将每年 4 月 25 日定为“世界疟疾日”，旨在推动全球的疟疾防治。据世界卫生组织报告，全球大约有 40% 的人口受疟疾威胁，其中 59% 的病例分布在非洲，38% 分布在亚洲，3% 分布在美洲。每年有 3.5 亿 ~ 5 亿人感染疟疾，110 万人因疟疾死亡，其中每天有 3000 名儿童因患疟疾而失去生命。

目标检测

参考答案

一、选择题

A1 型题

1. “世界疟疾日”是每年的（　　）。

A. 1 月 3 日　　B. 4 月 26 日　　C. 6 月 8 日
D. 12 月 8 日　　E. 4 月 25 日

2. 确诊疟疾的最可靠方法是（　　）。

A. 血涂片检查疟原虫　　B. 根据临床症状诊断　　C. 拍摄 X 线片
D. 心电图　　E. 血清学检查

3. 下列选项中，（　　）不是疟疾的传播途径。

A. 蚊虫叮咬　　B. 输血　　C. 母婴传播
D. 飞沫　　E. 共用注射器

4. 典型间日疟的临床表现为（　　）。

笔记

A. 突然发病,无寒战,仅有畏寒感
B. 间歇期极短,体温曲线呈"M"形
C. 周期性发冷、发热和出汗,伴有脾大、贫血等体征。
D. 发热常在深夜并伴有咳嗽、鼻塞、流涕等上呼吸道感染症状
E. 间歇期 72 小时

5. 下列选项中,不属于疟疾特殊临床表现的是(　　)。
A. 黑热尿
B. 类白血病反应与霍奇金病样反应
C. 疟疾性紫癜
D. 白血病
E. 肾脏病变

6. 关于疟原虫的生活史,正确的是(　　)。
A. 蚊唾液腺—人肝细胞—人红细胞—蚊胃—蚊唾液腺
B. 蚊唾液腺—蚊胃—人肝细胞—人红细胞—蚊唾液腺
C. 人肝细胞—蚊胃—蚊唾液腺—人红细胞—蚊唾液腺
D. 人红细胞—人肝细胞—蚊唾液腺—蚊胃—蚊唾液腺
E. 人肝细胞—蚊唾液腺—人红细胞—蚊胃—蚊唾液腺

二、情景案例

李某,男,45 岁,工人。半个月前从埃塞俄比亚回国,于 8 天前无明显诱因出现畏寒、高热,伴头痛、呕吐。今日入院,再次出现畏寒、高热、头痛、全身肌肉酸痛,持续 3 小时后开始大量出汗,体温下降。退热后精神状态佳,能进食,脾大。血常规:红细胞 $3.0 \times 10^{12}/L$,白细胞 $7.1 \times 10^{9}/L$,血红蛋白 65g/L。血涂片、骨髓涂片中找到疟原虫。医生初步诊断为疟疾。患者非常担心自己的病情。

请问:

1. 对患者进行护理评估时,应重点收集哪些资料?
2. 怎样护理以消除患者的不良心理反应?

任务二　阿米巴病的护理

案例导学

张某,男,20 岁。反复腹泻半年,加重 2 月伴少量脓血。查体:肝、脾肋下未触及,全腹无压痛,无包块,无肌紧张,肠鸣音正常,双下肢无水肿。实验室检查:大便隐血(±);大便培养未培养出病原菌。B 超提示肝、胆、脾、胰正常。

请问:

1. 为明确诊断,需做哪些检查?
2. 该患者的护理问题有哪些?

案例解析

阿米巴病(amebiasis)是由溶组织内阿米巴感染所引起的疾病。根据感染的部位和临床表现可分为肠阿米巴病和肠外阿米巴病(主要为肝阿米巴病)。

一、肠阿米巴病的护理

肠阿米巴病(intestinal amebiasis)又称阿米巴痢疾,是由溶组织内阿米巴侵入结肠内所引起的疾

笔记

病。患者主要表现为腹痛、腹泻、里急后重、排暗红色带腥臭味的粪便等。

【病原学与流行病学】

（一）病原学

溶组织内阿米巴可分为包囊和滋养体两个不同时期。包囊（附图14）是溶组织内阿米巴的感染型，呈圆形，直径为10～16μm，外层为透明光滑的囊壁，成熟包囊有4个核。包囊对外界抵抗力强，不能被人体胃液杀灭，但对热和干燥很敏感，50℃时数分钟即死亡。滋养体分为大滋养体和小滋养体，大滋养体为侵袭型，有伪足，运动活跃，能分泌多种溶组织酶，可吞噬红细胞，但对外界抵抗力弱，一旦离体后很快死亡，可被胃酸杀灭。小滋养体是其生活在肠腔中的形态（共生型），无吞噬红细胞能力，一般不致病。

（二）流行病学

1. 传染源　主要为粪便中持续排出包囊的人群，包括慢性患者、恢复期及无症状包囊携带者。

2. 传播途径　主要经粪－口途径传播。污染水源可引起地方性流行。苍蝇、蟑螂也可引起间接传播。

3. 人群易感性　人群普遍易感，无性别差异，婴儿与儿童发病机会少。营养不良、免疫功能低下及接受免疫抑制剂治疗者的发病率高。病后机体产生抗体，但不具保护作用，故可重复感染。

4. 流行特征　阿米巴病分布遍及全球，以热带与亚热带地区为高发区，感染率与卫生情况及生活习惯有关。近年来我国急性阿米巴病例已少见，仅少数地区有散发病例。

【发病机制与病理】

（一）发病机制

包囊进入消化道后，未被杀死的包囊被推进至小肠下段，小滋养体脱囊而逸出，寄生于结肠肠腔内，此时宿主成为无症状带虫者。当人体免疫力下降时，小滋养体侵入肠壁组织并转变成大滋养体，吞噬红细胞及组织细胞，损伤肠壁，形成病灶。

（二）病理

病变好发部位依次为盲肠、升结肠、直肠、乙状结肠、阑尾和回肠末端。初期典型病变为细小、散在的浅表糜烂，继而形成孤立、较多而色泽较淡的小脓肿，破溃后形成边缘不整的溃疡。严重时累及肌层及浆膜层，可并发肠出血、肠穿孔。慢性期组织破坏与修复并存，肠壁肥厚或偶可见瘢痕性狭窄、肠息肉、肉芽肿等。肠内滋养体可随血液及淋巴管进入肝、脑、肺等器官，引起相应器官的迁徙性脓肿，其中以肝脓肿最常见。

【护理评估】

（一）健康史

注意询问患者有无与阿米巴痢疾患者或包囊携带者的密切接触史；当地阿米巴病流行状况，以及其个人饮食、饮水卫生情况等。

（二）身体评估

潜伏期长短不一，一般为3周，最短为4天，也可长达1年以上。

1. 无症状型（包囊携带者）　患者感染阿米巴后，粪便中有包囊排出，但无临床症状。在适当的情况下可转为阿米巴痢疾或肝脓肿。

2. 急性阿米巴痢疾

(1)轻型:占90%以上,患者临床症状较轻,表现为腹痛、腹泻。粪便中有溶组织内阿米巴滋养体和包囊,肠道病变轻微。有特异性抗体产生。当机体抵抗力低下时,可发生痢疾样症状。

(2)普通型:起病缓慢,多以腹痛、腹泻开始。大便每天10余次,量中等,混有黏液和脓血,呈暗红色果酱样,粪质较多,有腥臭味。若病变累及直肠,可有里急后重,伴腹胀和轻度腹痛,盲肠与升结肠部位轻度压痛。全身中毒症状较轻,多无发热或仅有低热。症状持续数日或数周后可自行缓解,但易复发或转为慢性。

(3)暴发型:少见,多见于感染严重、体弱、营养不良者。起病急骤,全身中毒症状明显,寒战、高热,腹泻,每天10余次,粪便为水样或洗肉水样,里急后重及腹部压痛明显。有不同程度的脱水与电解质紊乱,有时可出现休克,易并发肠出血和肠穿孔。若处理不当,患者可在1~2周内出现毒血症或并发症而死亡。

3. 慢性阿米巴痢疾　症状持续存在或反复发作,病程可持续数月甚至数年。表现为腹痛、腹泻,腹胀与便秘交替。大便呈黄色糊状,带有少量黏液及血,腐臭。大便可查到滋养体或包囊。因长期肠功能紊乱,患者可有消瘦、贫血、营养不良及神经衰弱等表现。因结肠肠壁增厚,偶可触及块状物,有压痛。

4. 并发症

(1)肠内并发症:可并发肠穿孔、肠出血、阑尾炎、结肠肉芽肿、阿米巴瘤、肛管瘘管等。

(2)肠外并发症:以阿米巴肝脓肿最常见,其他如阿米巴肺脓肿、脑脓肿、尿道炎等。

(三)心理–社会评估

护理人员应评估患者对肠阿米巴病相关知识的认知情况,以及对住院隔离的认识;有无被歧视感、孤独感、焦虑等心理反应;患病后对其工作、学习、家庭的影响;患者家庭经济状况及社会支持系统对患者的关心程度;患者对所患疾病的应对能力,以及对治疗的依从性。

(四)实验室及其他检查

1. 血常规　急性感染者白细胞总数和中性粒细胞增高。病程较长者白细胞基本正常,贫血明显,血沉增快。

2. 粪便检查　粪便呈暗红色果酱样,含血及黏液,有腥臭味,粪质多。显微镜下检查出溶组织内阿米巴为确诊的重要依据。

3. 血清学检查　一般用于粪便检查阴性者,常用方法有间接血凝试验、免疫荧光抗体试验、酶联免疫吸附试验等,阳性率可达80%~90%。

4. 结肠镜检查　可见肠壁有大小不等的溃疡,表面附有黄色脓液,溃疡间黏膜正常。溃疡面刮片镜检滋养体,阳性率较高。

5. 影像学检查　X线钡剂灌肠检查对肠阿米巴病有一定的诊断价值,可见病变部位充盈缺损和狭窄等。

(五)治疗要点

1. 一般治疗　急性患者应卧床休息,给予流质和少渣饮食;对暴发型患者给予输液、输血等支持治疗。

2. 病原治疗　①急性阿米巴痢疾:首选甲硝唑,成人剂量为0.4g,口服,3次/天,10天为一疗程,无效时亦可选用替硝唑替代。②慢性阿米巴病及无症状的带虫者:可用二氯尼特,成人剂为量0.5~1g,口服,3次/天,8~10天为一疗程;或喹碘仿,成人剂量为0.5~1.0g,口服,3次/天,8~10天为一疗程。

3. 并发症治疗　暴发型患者应用甲硝唑配合广谱抗生素治疗。并发肠出血时,及时给予补液、止

笔记

血或输血;并发肠穿孔、腹膜炎时,应在抗阿米巴及抗菌治疗后尽快行手术治疗。

【护理诊断】

1. 排便异常:腹泻　与肠阿米巴感染有关。
2. 疼痛:腹痛　与阿米巴原虫所致肠道感染有关。
3. 营养失调:低于机体需要量　与腹泻、进食减少、胃肠道功能紊乱有关。
4. 有传播感染的可能　与肠道排出病原体有关。
5. 潜在并发症:肠出血、肠穿孔、肝脓肿、休克等　与阿米巴原虫及迁徙感染有关。

【护理措施】

(一)隔离措施

主要采取消化道隔离,连续3次粪便培养阴性,方可解除隔离。

(二)病情观察与疫情报告

1. 病情观察　观察生命体征,尤其是体温变化;注意每天大便的次数、量、颜色、性质、气味,是否伴有出血等;观察有无肠穿孔的表现,如腹痛、腹肌紧张、腹部压痛等;重症患者由于频繁腹泻,可导致水、电解质大量丢失,应密切监测血压和尿量,以免发生休克;观察有无肠外表现。

2. 疫情报告　对疑似、确诊、住院、出院、死亡的肠阿米巴病例应分别按丙类传染病进行报告,并专册登记和统计。

(三)生活护理

1. 休息　急性期症状明显、有全身中毒症状或并发症者应卧床休息。病情好转时可适当活动,注意劳逸结合。

2. 营养　对腹泻患者应给予清淡、易消化、高热量,富含维生素、少渣的流质或半流质饮食,避免辛辣、生冷、刺激性饮物。严重者,给予静脉补液,纠正水、电解质以及酸解平衡紊乱。慢性阿米巴痢疾患者应注意加强营养。注意观察患者的体重、血常规红细胞及血红蛋白的变化,以评估患者的营养状况。

3. 日常卫生　频繁腹泻者,尤其要注意保持肛周皮肤的清洁干燥,每次便后用温水清洁肛周皮肤,局部涂以液体敷料和造口粉,以防皮肤破溃。

(四)对症护理

主要是对腹泻及营养失调的护理,详见上述“生活护理”。

(五)用药护理

向患者讲解药物的使用方法、疗程及不良反应。甲硝唑的不良反应轻,以胃肠道反应为主,可有恶心、腹痛、腹泻、口中金属味等,应注意观察。服用本药前后不能饮酒。二氯尼特的不良反应以腹胀最为常见,偶有恶心、呕吐、腹痛、持续性腹泻、皮肤瘙痒、荨麻疹、蛋白尿等,停药后消失。孕妇及2岁以下儿童不宜服用。喹碘仿可引起恶心、呕吐、腹泻等反应,对碘过敏及患甲状腺疾病者慎用。注意识别长期口服引起的二重感染。

(六)心理护理

向患者及其家属解释阿米巴病的传播途径、隔离期、消毒及隔离措施、预后等知识,减轻患者焦虑、恐惧的心理反应。指导患者保持乐观豁达的心情,增强战胜疾病的信心。鼓励患者多参加有意义的集体活动,积极主动配合医护人员的治疗及护理。

(七)健康教育

1. 预防宣教　从管理传染源、切断传播途径、保护易感人群等方面宣传肠阿米巴病的防治知识。

(1)管理传染源:发现和彻底治愈肠阿米巴病患者或包囊携带者是根本措施。对患者实施消化道隔离。

(2)切断传播途径:管好水源、粪便,注意饮食卫生,消灭苍蝇和蟑螂,严格贯彻执行各种卫生制度。

(3)保护易感人群:加强个人防护,注意个人卫生,养成饭前便后洗手的好习惯。

2. 生活指导　生活规律,劳逸结合。在治疗期间加强营养,戒烟戒酒,防止暴饮暴食,避免受凉,过度劳累。

3. 用药指导　遵医嘱长期规律服药,不可随意减药或停药,注意观察药物的副作用。

4. 定期复查　指导患者定期复查,出院后3个月内,应每月到医院复查粪便一次。

二、肝阿米巴病的护理

肝阿米巴病(hepatic amebiasis)亦称阿米巴肝脓肿(amebic liver abscess),是由于溶组织内阿米巴滋养体从肠道病变处经血流进入肝脏,使肝脏发生坏死,形成脓肿。患者以长期发热、右下胸或右上腹痛为主要症状,其他特征有全身消耗、肝大、腹部压痛、白细胞增多等,易向邻近脏器或体腔穿破。

【发病机制与病理】

(一)发病机制

寄生在肠壁的溶组织内阿米巴大滋养体经门静脉、淋巴管或直接蔓延侵入肝脏,大部分被消灭,仅少数存活的原虫继续繁殖,引起小静脉炎和静脉周围炎。通过在门静脉分支内引起栓塞、溶解组织及原虫分裂作用,造成局部液化性坏死,形成微小脓肿,并逐渐融合成较大脓肿。

(二)病理

肝脓肿通常为单个大脓肿(附图15)。由于大滋养体分批侵入肝内,故也可发生多发性肝脓肿。由于盲肠及升结肠血液汇集于肝右叶,故脓肿多位于肝右叶顶部。部分可位于左叶,少数累及左右两叶。脓肿的中央为坏死灶,呈巧克力色,含红细胞、白细胞、脂肪及坏死组织等,脓肿壁薄,附有阿米巴大滋养体,但无包囊。当脓肿继发感染时,可分离到细菌,脓液转为黄绿色、有臭味,肝脓肿以外的肝组织正常。阿米巴肝脓肿不会发展成肝硬化。

【护理评估】

(一)健康史

注意询问患者有无与慢性阿米巴痢疾患者或包囊携带者的密切接触史,当地有无阿米巴病流行;询问其个人饮食、饮水卫生情况等。

(二)身体评估

病情的轻重程度与脓肿的位置、大小及是否有继发感染等有关。起病大多缓慢,早期发热,体温可高达39~40℃,呈稽留热或弛张热,伴有寒战,多于夜间退热,多汗。肝区疼痛常为本病的重要症状。当脓肿向肝脏上部发展时,刺激右侧膈肌引起右肩部疼痛。若压迫右肺下部可引起右侧反应性胸膜炎或胸腔积液,患者出现气急、咳嗽、肺部啰音等表现。脓肿位于肝右叶下部时可出现右上腹痛或腰痛,部分患者右下胸部或上腹部饱满或可扪及肿块,肝区叩痛阳性。左叶肝脓肿者,疼痛出现早,可有左上腹或中上腹痛,并向左肩放射。

笔记

(三)心理－社会评估

护理人员应评估患者对肝阿米巴病的认知情况及对住院隔离的认识;有无被歧视感、孤独感、焦虑等心理反应;患病后对其工作、学习、家庭的影响;患者家庭经济状况及社会支持系统对患者的关心程度,以及患者的应对能力和依从性等。

(四)实验室及其他检查

1. 血常规　急性感染者白细胞总数和中性粒细胞比例增高,病程较长者白细胞基本正常,贫血明显,血沉增快。

2. 粪便检查　镜检发现溶组织内阿米巴原虫的阳性率约30%,以包囊为主。

3. 血清学检查　一般用于粪便检查阴性者,常用方法有间接血凝试验、免疫荧光抗体试验、酶联免疫吸附试验等,阳性率可达80%～90%。

4. 肝脓肿穿刺液检查　典型脓液为棕褐色或巧克力糊状,黏稠,带腥味,找到滋养体或检测出可溶性抗原具有明确诊断的意义。

5. 影像学检查　B超、CT、磁共振(MRI)检查可提供脓肿的部位、大小及数目。

(五)治疗要点

1. 一般治疗　患者应卧床休息,给予富含营养、清淡、易消化的食物。

2. 病原治疗　首选甲硝唑,0.4g,口服,3次/天,10天为一疗程,必要时酌情延长疗程。对继发细菌感染者,应选对致病菌敏感的抗菌药物。

3. 肝穿刺引流　抗阿米巴药治疗后肝脓肿症状无改善或有右上腹隆起,压痛加重,脓肿有破溃征兆时,应立即行肝穿刺引流。穿刺应在B超探查定位下进行。对脓液量超过200mL者,每隔3～5天引流1次,直至脓腔缩小为止。继发细菌感染者,可在抽脓后向腔内注入抗生素。

4. 外科治疗　内科治疗无效或肝脓肿穿破引起化脓性腹膜炎者,必要时进行外科治疗。

【护理诊断】

1. 体温过高　与毒素释放入血,作用于体温中枢有关。

2. 疼痛:肝区痛　与炎症介质刺激有关。

3. 营养失调:低于机体需要量　与进食减少、长期发热、肝脓肿形成有关。

4. 潜在并发症:膈下脓肿、腹膜炎、胸腔内感染、休克等。

【护理措施】

(一)隔离措施

采取消化道隔离。

(二)病情观察与疫情报告

1. 病情观察　观察生命体征,尤其要注意体温变化;观察腹部疼痛的情况,记录疼痛的性质、程度,伴随症状等;注意脓肿是否有破溃可能,避免引起膈下脓肿、腹膜炎等严重并发症。

2. 疫情报告　对疑似、确诊、住院、出院、死亡的肝阿米巴病例应进行传染病报告,并专册登记和统计。

(三)生活护理

1. 休息　急性期患者应卧床休息,减少机体消耗。指导患者采取左侧卧位,可减低肝包膜张力避免肝区受压,以缓解肝区疼痛。避免剧烈运动,防止脓肿破溃。

2. 营养　给予患者高热量、高蛋白、高维生素、清淡、易消化的流质或半流质饮食。病情严重者可少量多次输血，以纠正贫血、低蛋白血症，增强机体抵抗力。

3. 日常卫生　患者出汗后，注意保持皮肤的清洁干燥，用干毛巾擦干或进行温水擦浴，及时更换床单、被套及衣物，避免受凉。

（四）肝穿刺引流的护理

肝脓肿较大时，应配合医生进行肝穿刺，抽出脓液，防止脓肿破溃，加速愈合。穿刺前应备齐穿刺用物，协助患者采取合适体位。术中应密切观察患者的反应，严格执行无菌操作。术后应将抽取的脓液及时送检，并密切观察患者的情况。

（五）用药护理

同“肠阿米巴病”。

（六）配合抢救

患者发生脓毒症或休克时，配合医生立即实施相应的抢救措施。

（七）心理护理

同“肠阿米巴病”。

（八）健康教育

同“肠阿米巴病”。

目标检测

参考答案

一、选择题

A1 型题

1. 肠阿米巴病最常见的病变部位是（　　）。
   A. 盲肠、升结肠　B. 空肠、回肠　C. 直肠、乙状结肠
   D. 盲肠、回肠　E. 结肠、空肠
2. 确诊肠阿米巴病的依据是（　　）。
   A. 腹痛、腹泻，全身症状轻，抗菌药物治疗无效
   B. 暗红色果酱样大便
   C. 大便检查有红、白细胞
   D. 大便检查发现阿米巴滋养体
   E. 甲硝唑治疗后症状减轻
3. 肠阿米巴病的隔离方式为（　　）。
   A. 血液、体液隔离　B. 呼吸道隔离　C. 消化道隔离
   D. 接触隔离　E. 严密隔离
4. 阿米巴肝脓肿典型的脓液是（　　）。
   A. 粉红色水样　B. 砖红色胶冻样　C. 黄色脓性
   D. 棕褐色糊状、腥味　E. 黄绿色脓性、腥味
5. 阿米巴痢疾患者的腹部压痛常见于（　　）。
   A. 左下腹　B. 左上腹　C. 剑突下
   D. 右下腹　E. 右上腹

二、情景案例

杨某，男，60 岁。因“腹泻 7 年，不规则发热及右上腹痛半年，痰中带血 10 天”入院。7 年前开始腹泻，每隔 1～2 个月发作 1 次，每次发作持续 10 天左右。发作时大便次数增多，为黏液血便，其中血液较多，呈暗红色，无发热、腹痛及里

笔记

急后重，前几年自服“氯霉素”可缓解，但近几年频繁发作，服上述药物无效。近半年来出现不规则发热、畏寒、多汗并伴有右上腹痛，呈持续性疼痛，不放射。近2个月来双下肢浮肿，近10日咳暗红色血痰，约200mL，大便为暗红色血便，2～4次/天。消瘦，卧床不起，遂送入我院治疗。既往无肝炎病史、结核病史，无血吸虫疫水接触史。查体：体温38.5℃，呼吸40次/分，血压110/75mmHg。慢性病容，神志清，无黄疸，颈软，淋巴结不大，右侧下胸部肋间隙饱满，局部呈凹陷性水肿，有明显压痛，叩诊右侧第4肋间隙为实音，右下肺呼吸音低，未闻及啰音。心率110次/分，无杂音。腹稍胀，肝肋下3cm，质较硬，表面光滑，有压痛和叩痛，无腹水，肠鸣音正常，双下肢凹陷性水肿。血常规：血红蛋白60g/L，白细胞26×10^9/L，中性粒细胞比例0.80，淋巴细胞比例0.10。粪常规：稀便带黏液、血，镜检红细胞（++），白细胞0～9个/高倍视野。

请问：

1. 为明确诊断，需做哪些检查？
2. 该患者的护理诊断有哪些？如何进行护理？

（罗幼燕）

笔记

项目六　蠕虫感染性疾病的护理

课件　思维导图

学习目标

素质目标：培养科学、严谨的态度和辩证唯物主义思想。

知识目标：掌握日本血吸虫病、钩虫病、蛔虫病、蛲虫病、肠绦虫病、囊虫病的流行病学特点及护理评估。熟悉以上疾病的护理诊断和护理措施；了解以上疾病的病原学特点和发病机制。

能力目标：具备预防为主的健康理念，能进行蠕虫感染性传染病的健康宣教。

任务一　日本血吸虫病的护理

案例导学

何某，男，19岁，学生。于2年前无明显诱因出现排便次数增多，大便为黄色稀便，无黏液及脓血。近2个月病情加重，排便次数增多，伴有纳差、乏力、腹痛、腹胀等症状。肠镜病理切片提示回盲部、升结肠、结肠可见血吸虫卵，直肠炎性息肉。

请问：

1. 该患者的护理诊断有哪些？
2. 该患者可能患什么疾病？

案例解析

日本血吸虫病(schistosomiasis japonica)是由日本血吸虫寄生于人体门静脉系统所致的疾病。目前公认的寄生于人体的血吸虫主要有日本血吸虫、埃及血吸虫、曼氏血吸虫、间插血吸虫及湄公血吸虫。在我国流行的主要为日本血吸虫。人因皮肤接触含尾蚴的疫水而感染，主要病变为虫卵引起的肉芽肿。急性期患者有发热、肝大与压痛、腹泻、脓血便，血中嗜酸性粒细胞显著增多。慢性期以肝脾大和慢性腹泻为主。晚期则以门静脉周围纤维化改变为主，可发展为门静脉高压症、巨脾与腹水。

考点提示：血吸虫病主要病变部位。

【病原学与流行病学】

(一)病原学

日本血吸虫寄生于人或其他哺乳类动物的肠系膜静脉中，雌雄异体，常雌雄合抱(附图16)。成虫在血管内交配产卵，一条雌虫每天可产卵1000个左右。大部分虫卵滞留在宿主肝及肠壁内，部分虫卵穿破血管进入肠腔，随粪便排至体外。从粪便中排出的虫卵入水后，在适宜温度(25～30℃)下孵出毛蚴，毛蚴又侵入中间宿主钉螺体内，经过母胞蚴和子胞蚴两代发育繁殖，7～8周后即有尾蚴不断

笔记

逸出。尾蚴从螺体逸出后，随水流在水面漂浮游动。当人、畜接触疫水时，尾蚴在极短时间内从皮肤或黏膜侵入，弃去尾部而转变为童虫。童虫随血液循环流经肺而达肝，约经30天在肝内发育为成虫，再逆血流移行到肠系膜下静脉产卵，完成其生活史。

日本血吸虫生活史中，人是终宿主，钉螺是必需的唯一中间宿主。在自然界除人之外，尚有41种哺乳动物可以作为日本血吸虫的储存宿主。家畜（如牛、猪、羊、狗、猫等），一方面受日本血吸虫感染的危害，另一方面排出虫卵，污染水源，增加了血吸虫病的传播和防治工作的困难。

（二）流行病学

1. 传染源　传染源是患者和保虫宿主。保虫宿主包括牛、猪、犬、羊、马、狗、猫及鼠类。传染源视流行地区而异，在水网地区以患者为主；湖沼地区除患者外，感染的牛与猪为重要传染源；而山丘地区的野生动物也是本病的传染源。

2. 传播途径　造成传播必须具备下述3个条件：带虫卵的粪便污染水源；环境中存在中间宿主钉螺；人体接触疫水。

考点提示：血吸虫病传播的3个必备条件。

3. 人群易感性　人群普遍易感，以男性青壮年农民和渔民感染率最高，感染后获得部分免疫力。

4. 流行特征　有明确的地区性，其地理分布与钉螺的地理分布一致。在我国主要分布于长江流域及其以南13个省、市、自治区，夏秋季多见。

【发病机制与病理】

（一）发病机制

血吸虫发育阶段中的尾蚴、童虫、成虫、虫卵等均可对宿主造成损害，以虫卵引起的病变最严重，对机体的危害也最大。尾蚴穿过皮肤引起皮肤炎症反应。童虫在体内移行可引起血管炎和血管周围炎，以肺组织受损最严重。成虫对机体的损害作用较轻，其表面含有宿主抗原，可逃避免疫攻击。成虫的肠道及器官分泌物和代谢产物作为循环抗原，可与相应的抗体形成免疫复合物出现于血液或沉积于器官，引起病变。虫卵沉积引起的损害是最主要的病变，以肝和结肠最突出。虫卵通过卵壳上的微孔释放可溶性虫卵抗原，引起特征性虫卵结节（虫卵肉芽肿），并在此基础上引起血吸虫性肝纤维化。

（二）病理

日本血吸虫主要寄生在肠系膜下静脉与直肠痔上静脉内。虫卵沉积于肠壁黏膜下层，顺门静脉血流至肝内分支，故病变以肝与结肠最显著。

1. 结肠　病变以直肠、乙状结肠、降结肠最为严重。早期为黏膜充血、水肿、浅表溃疡等。慢性患者可引起肠息肉、结肠狭窄和肠梗阻。

2. 肝脏　早期肝脏明显充血、肿胀，表面光滑，有黄褐色粟粒样虫卵结节，晚期肝内门静脉分支的虫卵结节形成纤维组织，呈典型的干线状纤维化。肝脏表面有大小不等的结节，凹凸不平，形成肝硬化。门静脉高压致使食管、胃底静脉曲张，破裂后可引起上消化道出血。

3. 其他　脾脏早期有充血、水肿，晚期由于肝硬化而淤血、肿大，继发功能亢进；虫卵或成虫还可寄生在门静脉系统之外的器官，以肺与脑较多见。

【护理评估】

（一）健康史

询问患者是否长期生活在血吸虫病流行地区，是否有疫水接触史，周围有无血吸虫病患者。

(二)身体评估

血吸虫病潜伏期为23～73天,一般为1个月左右。根据感染的程度、部位和病程不同,血吸虫病可分为以下4型。

1. 急性血吸虫病 发生于夏秋季,以7～9月常见。患者以男性青壮年与儿童居多。起病较急,以全身症状为主。

(1)发热:为主要症状。热型以间歇热、弛张热多见,早晚波动很大,温度可相差5℃左右。一般发热前少有寒战,高热时偶有烦躁不安等中毒症状,热退后好转。发热一般持续2～3周,重者可迁延数月。

(2)过敏反应:除荨麻疹外,可见血管神经性水肿、全身淋巴结肿大、支气管哮喘等。

(3)消化系统症状:发热期间伴有食欲减退、腹部不适、轻微腹痛、腹泻、呕吐等。腹泻一般每天3～5次,个别患者可达10余次,为稀水便,可伴黏液、脓血,粪便检查易找到虫卵。热退后腹泻次数减少。危重患者可出现高度腹胀、腹水、腹膜刺激征。经过治疗,热退后6～8周上述症状可显著改善或消失。

(4)肝脏与脾脏:90%以上患者肝大,伴压痛,左叶较为明显。半数患者可有轻度脾大。

2. 慢性血吸虫病 急性症状消退未经治疗,或疫区人员反复轻度感染而获得部分免疫力,病程经过半年以上,称慢性血吸虫病。临床表现以隐匿型间质性肝炎或慢性血吸虫性结肠炎为主。在流行区,慢性血吸虫病占绝大多数。

(1)无症状型:轻型感染者大多无症状,仅体检时发现肝大或粪便检查中发现虫卵。

(2)有症状型:主要表现为血吸虫性肉芽肿和结肠炎。最常见的症状为慢性腹泻、黏液脓血便,病程长者可出现肠梗阻、贫血、消瘦、体力下降。随病程延长进入肝硬化阶段,肝大、质硬、有结节。脾脏亦逐渐增大,程度超过肝脏。下腹部可触及大小不等的包块。

3. 晚期血吸虫病 病程在5～15年。因反复或大量感染血吸虫尾蚴,未及时治疗,虫卵对肝脏损害严重,发展至肝硬化。患者多有门静脉高压、脾大等表现。晚期血吸虫病可分为巨脾型、腹水型、结肠肉芽肿型、侏儒型。

(1)巨脾型:最常见,占晚期血吸虫病的绝大多数。脾脏进行性增大,可达脐下甚至盆腔,质硬,表面光滑,常伴脾功能亢进。

(2)腹水型:是严重肝硬化的重要标志,约占晚期血吸虫病的25%。腹水轻重程度不一,但多数呈进行性加重,以致腹部极度膨胀(附图17)、呼吸困难、难以进食,可见腹壁静脉曲张和脐疝。患者多因上消化道出血、肝性脑病或严重感染而死亡。

(3)结肠肉芽肿型:以结肠病变为突出表现。病程多在3～6年,也有10年者,患者表现为腹痛、腹泻、便秘或腹泻与便秘交替,腹泻为水样便、血便、黏液脓血便,有时有肠梗阻表现。左下腹可触及肿块,有压痛。

(4)侏儒型:极少见。是由于幼年时慢性反复感染,引起体内各内分泌腺出现不同程度的萎缩和功能减退所致,以垂体前叶和性腺功能不全最常见。患者除有慢性或晚期血吸虫病的表现外,还有身材矮小,面容苍老,生长发育低于同龄人,无第二性征,但智力正常。

4. 异位血吸虫病 虫卵沉积在门脉系统以外的器官或组织,称为异位血吸虫病。常见部位有肺和脑。

(1)肺型血吸虫病:是异位血吸虫病中最常见的一种,多见于急性血吸虫病患者。呼吸道症状大多轻微,且常被全身症状所掩盖,表现为轻度咳嗽、咳痰、胸痛。体征也不明显,但重型患者肺部有广泛病变时,胸部X线片可见云雾状、点片状、粟粒样浸润阴影,边缘模糊,一般以中下肺野为多。肺部病变经治疗后,在3～6个月内逐渐消失。

笔记

（2）脑型血吸虫病：有急性和慢性两种类型，均以青壮年患者多见。急性者临床表现酷似脑膜炎，常与肺部症状同时出现，表现为意识障碍、瘫痪、抽搐、腱反射亢进，脑膜刺激征、锥体束征阳性等。慢性者主要症状为癫痫发作，尤以局限性癫痫发作多见。

（三）心理－社会评估

护理人员应评估患者对血吸虫病的认知情况；有无焦虑、紧张、恐惧、不安、悲观、抑郁等不良心理反应；患病后对其家庭、生活、工作的影响，以及患者对治疗的依从性。

（四）实验室及其他检查

1. 血常规　急性期白细胞总数和嗜酸性粒细胞比例均增高。白细胞总数在 $10\times10^{9}/L$ 以上，嗜酸性粒细胞达到20%以上，偶尔可达90%以上。慢性血吸虫病患者嗜酸性粒细胞比例轻度增高，一般在20%以内。晚期因脾功能亢进可出现三系血细胞减少。

2. 肝功能检查　急性血吸虫病患者血清丙氨酸转氨酶轻度增高；晚期患者血清白蛋白减少，球蛋白增高，白蛋白/球蛋白比值下降或倒置。慢性血吸虫病尤其是无症状患者，肝功能大多正常。

3. 粪便检查　粪便中查到虫卵或孵出毛蚴是确诊血吸虫病的直接证据。一般急性期患者阳性率高，晚期患者阳性率低。

考点提示：血吸虫病确诊的直接证据。

4. 脑脊液检查　脑型血吸虫病患者脑脊液中嗜酸性粒细胞可增多，或有蛋白质与白细胞轻度增多。

5. 结肠镜检查　结肠肉芽肿型患者，结肠镜检查可见黏膜苍白、增厚、充血水肿，有溃疡或息肉，肠腔狭窄。

6. 直肠活检　是血吸虫病病原学诊断方法之一。通过直肠或乙状结肠镜取肠黏膜检查虫卵，在距肛门8～10cm背侧黏膜处取材阳性率最高。

7. 免疫学检查　包括皮内试验、环卵沉淀试验、ELISA法等，敏感性和特异性高。

8. 影像学检查　行B超、CT以判断脾大、腹水、肝硬化程度。

（五）治疗要点

治疗要点包括病原治疗、对症治疗及预防性治疗。病原治疗首选药物为吡喹酮，对各期各型血吸虫病均有效。对高热、中毒症状严重者给予降温、补液、维持水及电解质平衡，加强营养及支持疗法。对慢性和晚期血吸虫病患者，除了一般治疗外，应及时治疗并发症，加强营养，改善体质。巨脾、门静脉高压患者可择期行手术治疗。对侏儒型患者可短期、间歇、小量给予性激素和甲状腺素制剂。

【护理诊断】

1. 体温过高　与血吸虫急性感染后虫卵和虫体代谢产物作用有关。
2. 排便异常：腹泻　与病变导致肠黏膜充血、水肿、溃疡形成有关。
3. 营养失调：低于机体需要量　与腹泻、摄入量不足及肝功能下降有关。
4. 活动无耐力　与长期发热、营养不良、肝脏病变导致体力下降有关。
5. 潜在并发症：消化道出血、肝性脑病　与肝硬化、门静脉高压有关。

【护理措施】

（一）隔离措施

采取接触隔离，防止患者粪便污染水源。

(二)病情观察与疫情报告

1. 病情观察　观察粪便的次数、性状,有无呕血及柏油样便,及早发现上消化道出血;观察有无腹痛、呕吐、气喘、胸痛等症状;观察脾脏肿大的情况,有无压迫症状;有无肝性脑病的先兆表现,如性格、行为异常等。

2. 疫情报告　血吸虫病为乙类传染病,应于24小时内上报当地卫生防疫机构。

(三)生活护理

1. 休息　急性期和晚期发生肝硬化并发症的患者应卧床休息,减少机体消耗;慢性期患者根据病情适当活动,以不劳累为原则。保持环境安静、舒适。

2. 营养　对急性期能进食者,给予高热量、高蛋白、高维生素、易消化饮食;避免摄入油腻、辛辣、煎炸食物。保证供给足够的水分,维持水、电解质平衡。对慢性期患者可给予营养丰富、易消化的食物,少量多餐,避免进食坚硬、过热的食物。晚期腹水患者应限制其水、钠摄入,有肝性脑病者应暂停蛋白质摄入。

3. 日常卫生　指导水肿的患者加强皮肤护理,保持环境清洁、卫生,防止继发感染。

(四)对症护理

1. 发热的护理　监测体温变化,注意热型、发热持续时间及伴随症状。给予物理降温,必要时可遵医嘱给予药物降温。及时协助患者更换内衣及床单。

2. 腹泻的护理　指导其合理休息、合理饮食。对腹泻严重者注意肛周皮肤护理。

3. 并发症的护理　患者如出现呕血、黑便等消化道出血症状,应迅速通知医生并建立静脉通道,配合医生进行抢救。

(五)用药护理

治疗血吸虫病首选吡喹酮。指导患者按时、按量、坚持服药,并观察服药后的不良反应。吡喹酮毒性较低,治疗量对人体无明显影响。主要不良反应一般于用药后0.5～1小时出现,数小时内消失,无须处理。神经肌肉反应以头晕、头痛、乏力较常见;消化道反应轻微,可有轻度腹痛、恶心,偶有食欲减退、呕吐等;少数患者可出现心脏期前收缩,偶有室上性阵发性心动过速、房颤等心律失常,应立即停药,报告医生及时处理。

(六)心理护理

耐心向患者讲解病情及预后,多与患者进行沟通。了解患者的需求,解除患者的思想顾虑,树立战胜疾病的信心。

(七)健康教育

1. 预防宣教　灭螺与治疗患者、病畜是预防工作的重点。

(1)管理传染源:每年对流行区患者、病畜进行普查、普治。

(2)切断传播途径:采取物理灭螺法(如土埋法)、化学灭螺法(如使用氯硝柳胺)等消灭钉螺是预防本病的关键。同时加强粪便的管理,粪便应无害化处理,防止粪便污染水源,提倡使用自来水。

(3)保护易感人群:严禁在疫水中游泳、洗澡、戏水,亦不要在早晨或雨后赤足行走,防止接触含有尾蚴的露珠或水滴。水中作业时,需要穿着防护服及使用防护剂。

考点提示:血吸虫病的预防措施。

2. 生活指导　向患者介绍血吸虫病的传播途径、临床表现、治疗及预后,鼓励患者积极治疗。争取急性期彻底治愈。对于慢性期患者,应指导其规律生活,保证充足的睡眠,防止继发感染,增加饮食营养,戒烟戒酒,以免加重肝损害。对于晚期血吸虫病患者,指导其提高自我护理能力,减少并发症的

笔记

发生。

3. 用药指导　指导患者按医嘱用药，说明药物作用和不良反应。

4. 定期复查　慢性患者要定期随访，告知患者复查的重要性及检查项目。

目标检测

参考答案

一、选择题

A1 型题

1. 日本血吸虫生活史中，中间宿主是（　　）。
   A. 人　B. 牛　C. 猪　D. 鼠　E. 钉螺
2. 血吸虫病主要病变的致病因素是血吸虫的（　　）。
   A. 毛蚴　B. 尾蚴　C. 童虫　D. 成虫　E. 虫卵
3. 血吸虫病的主要病变部位在（　　）。
   A. 肝门静脉系统　B. 肝和结肠　C. 空肠和回肠　D. 肝和胆　E. 肝和肾
4. 除发热外，急性血吸虫病最常见的表现是（　　）。
   A. 全身淋巴结肿大伴压痛　B. 荨麻疹　C. 腹痛、腹泻、脓血便　D. 肝大伴压痛　E. 腹水
5. 血吸虫病病原治疗的首选药物是（　　）。
   A. 呋喃丙胺　B. 酒石酸锑钾　C. 吡喹酮　D. 六氯对二甲苯　E. 硝硫氰胺
6. 预防血吸虫病传播最关键的措施是（　　）。
   A. 治疗患者　B. 治疗病牛　C. 防止人粪和畜粪污染水源　D. 消灭钉螺　E. 无法避免接触疫水时采取个人防护措施

二、情景案例

黎某，女，23 岁，安徽省潜山县人。因“发热、腹痛、脓血便 1 个月”入院。患者 2 个月前曾乘船到农村，自述多次在农田、河边洗脚，当时手臂、足部等多处皮肤有米粒状红色丘疹，发痒。几天后开始发热、咳嗽、咳痰，自服感冒药后好转。约 20 天前开始发热、腹泻，大便为脓血便，每天 3～5 次，伴上腹部不适、食欲减退、消瘦。查体：体温 38.7℃，脉搏 92 次/分，血压 118/70 mmHg。消瘦面容，神智清楚，腹软，无压痛，肝肋下 3.5cm，脾肋下 2cm。血常规：白细胞 11.8×10^9/L，嗜酸性粒细胞比例 25%。

请问：

1. 该患者初步诊断考虑什么疾病？为明确诊断，需做哪些检查？
2. 该患者的护理诊断有哪些？如何进行护理？

笔记

任务二 钩虫病的护理

案例导学

王某，男，23岁，农民。近半个月来上腹部隐痛不适，排黑便4天，手、足多处有红色点状丘疹，奇痒难忍。血常规：红细胞 1.5×10^{12}/L，血红蛋白58g/L。

请问：

1. 该患者可能的诊断是什么？
2. 首选什么药物进行治疗？

案例解析

钩虫病(ancylostomiasis;hookworm disease)是由十二指肠钩虫和(或)美洲钩虫寄生于人体小肠所致的疾病，俗称"黄肿病"或"懒黄病"。患者的主要临床表现为贫血、营养不良、胃肠功能紊乱、劳动能力下降，严重时致心功能不全或儿童发育障碍。

【病原学与流行病学】

(一)病原学

钩虫成虫为灰白色，雌虫粗长，雄虫细短。钩虫生活史包括虫卵、幼虫(分为杆状蚴和丝状蚴)、成虫3个阶段。虫卵呈椭圆形，无色透明，卵壳薄，内含2～8个细胞。虫卵随宿主粪便排出，在温暖、潮湿的土壤中经24～48小时发育为杆状蚴，5～7天发育为具有感染性的丝状蚴。丝状蚴对外界的抵抗力较强，可在土壤中生存数周之久，当与人体皮肤或黏膜接触时侵入人体内。幼虫随淋巴液和血液回流到右心和肺部，在肺部穿破肺毛细血管到达肺泡，沿气道上升至咽部，随吞咽活动经食管进入小肠。经3～4周后在小肠内发育为成虫，并附着于肠黏膜。从感染至粪便中排出虫卵所需的时间为4～7周。成虫寿命为2～5年，但大多数成虫在1～2年内被排出体外。

(二)流行病学

钩虫病遍及全球，热带、亚热带地区流行尤为严重，感染率约在80%，农村感染率高于城市。在我国农村(除西藏等少数高寒地区外)，几乎均有钩虫病流行。

1. 传染源　患者及带虫者为传染源。含钩虫卵的人粪便未经处理就当肥料用，使得农田成为重要的感染场所。

2. 传播途径　以皮肤接触感染为主要传播途径，农田作业是感染的重要源头，也可因生食污染蔬菜，经口腔黏膜侵入而感染。

考点提示：钩虫病的传播途径。

3. 人群易感性　人群普遍易感。在一般流行区，青壮年农民感染率较高，可多次重复感染。在高发区，儿童感染率高于成人。

4. 流行特征　农村感染率高于城市，夏秋季为高发季节。

【发病机制与病理】

丝状蚴侵入皮肤1小时内，局部即可出现小的红色丘疹，1～2天内出现水疱、局部充血、水肿、渗出。幼虫穿过肺血管到达肺泡，引起肺间质和肺泡出血和炎症，有时可诱发过敏性哮喘或支气管炎。钩虫借口囊和切齿吸附于小肠黏膜，吸食血液，且不断变换吸附部位，并产生抗凝血物质，引起黏膜伤

笔记

口渗血。渗血量远多于被吸血量。因此，在小肠黏膜常有点片状出血，严重者黏膜下层可出现大片出血性瘀斑。严重失血可引起营养不良和缺铁性贫血。长期严重缺铁性贫血可致心肌脂肪变性和心脏扩大。胃肠黏膜萎缩致胃肠功能紊乱。儿童感染可引起生长发育障碍。

【护理评估】

（一）健康史

询问患者有无疫水接触史或田间劳动、赤足行走；有无生食不洁蔬菜、水果或饮用生水史，以及个卫生习惯。

（二）身体评估

大多数患者为轻度感染，无临床症状，重者（约10%）的临床表现差异较大。

1. 幼虫引起的临床表现　主要是钩蚴性皮炎和呼吸系统症状。

（1）钩蚴性皮炎：皮炎多发生于手指或足趾间、足背、踝部，钩蚴钻入时，局部有烧灼或针刺感，继之出现充血性斑点或丘疹，奇痒，1～2天后变成水疱，俗称“粪土痒”“粪毒”或“粪疙瘩”。一般4～10天症状消失，皮损愈合。如继发细菌感染，可形成脓疱。

（2）钩蚴性肺炎：感染1周内患者可出现咽部发痒、咳嗽、咳痰等症状。严重者可有剧烈干咳、哮喘、畏寒、发热、痰中带血等，主要原因是大量钩蚴同时移行至肺部，导致广泛炎性反应所致。持续数天至1个月，症状消失。

2. 成虫引起的临床表现　主要包括慢性失血所致的贫血症状和肠黏膜创口引起的多种消化道症状。

（1）贫血症状：贫血是钩虫病的主要特征。表现为面色苍白、四肢乏力、精神不振、头晕和劳动能力减退等。严重者出现心慌、气促、心脏扩大、心功能不全等贫血性心脏病的表现。贫血的严重程度与感染的虫种、数量和患者的营养状态有关。一般而言，十二指肠钩虫的危害性比美洲钩虫大。

（2）消化道症状：表现为胃肠功能紊乱。患者可有上腹疼痛不适、食欲减退、消化不良、腹泻和消瘦。个别严重病例出现消化道出血。儿童可有食生米、泥土等异食癖。

（3）其他：婴幼儿期感染症状较重，可导致生长发育障碍。孕妇严重感染可导致流产或死胎。

考点提示：钩虫病的主要临床特征。

（三）心理－社会评估

护理人员应评估患者对钩虫病的了解情况；有无焦虑等不良心理反应；社会支持系统对患者的关心程度；患者对所患疾病的应对能力，以及对治疗的依从性。

（四）实验室及其他检查

1. 血常规　红细胞减少，血红蛋白及血细胞比容降低，表现为小细胞、低色素性贫血。网织红细胞数正常或轻度增加。白细胞多正常，嗜酸性粒细胞略增多。血清铁浓度降低，多在9μmol/L以下。

2. 骨髓涂片检查　红细胞系统增生活跃，红细胞发育多停滞于幼红细胞阶段，中幼红细胞显著增多。

3. 粪便检查

（1）粪便隐血试验：可为阳性。

（2）病原检查：直接涂片或饱和盐水浮聚法检查见钩虫卵可明确诊断。也可作钩蚴培养，其检出率较涂片法与饱和盐水浮聚法均高，还可鉴别虫种。虫卵计数用于判断钩虫感染程度、流行病学调查和疗效评价。

考点提示：钩虫病的确诊方法。

笔记

（五）治疗要点

1. 驱虫治疗 常用苯咪唑类药物阿苯达唑（肠虫清）400mg 顿服，1 次/天，隔 10 天再服 1 次，1 ~2 岁儿童剂量减半；或用甲苯达唑 100mg，2 次/天，连服 3 天，儿童与成人剂量相同。

2. 局部治疗 钩蚴感染 24 小时内可用左旋咪唑涂肤剂或 15% 噻苯达唑软膏，涂擦患处，3 次/天，连用 2 天。

3. 对症处理 贫血者应补充铁剂、维生素 C、维生素 B_{12}、叶酸等。严重贫血者，尤其是孕妇、婴儿，可少量输血。

【护理诊断】

1. 皮肤完整性受损 与局部钩蚴性皮炎有关。
2. 活动无耐力 与贫血有关。
3. 营养失调：低于机体需要量 与长期慢性失血、胃肠功能紊乱有关。
4. 有继发感染的危险 与严重贫血缺氧导致机体抵抗力下降有关。

【护理措施】

（一）隔离措施

采取接触隔离，对其粪便进行无害化处理。

（二）病情观察

观察贫血的症状、体征和治疗疗效；严重贫血者，应密切观察其血压、脉搏、呼吸的变化，警惕心衰的发生；观察局部皮疹情况，有无水疱、瘙痒，有无继发细菌感染；有无咳嗽、咳痰、发热等情况；有无消化道症状，如食欲减退、乏力、腹痛、消化道出血。

（三）生活护理

1. 休息 保持病房环境安静舒适，保证充分休息和充足的睡眠，以减少体内消耗。轻度、中度贫血或贫血进展速度缓慢者可适当运动，但应避免劳累。严重贫血或贫血进展速度快者，需卧床休息，护理人员应给予生活照顾。

2. 营养 给予高蛋白、高热量、高维生素、富含铁的易消化饮食。驱虫期间宜给予半流质饮食，忌油腻及粗纤维食物。

（四）对症护理

1. 贫血的护理 向患者及其家属解释贫血的原因、防治方法及疗效。对于严重贫血患者，应遵医嘱先纠正贫血，再驱虫治疗。严重贫血患者因机体抵抗力低下，口腔、皮肤、呼吸道易继发感染，故应做好口腔、皮肤的护理，防治感染。增加营养、纠正贫血，增强机体抵抗力，严密观察病情变化。一旦出现烦躁不安、呼吸急促、不能平卧、尿量减少、水肿等情况，考虑并发了心力衰竭，应立即通知医生并给予吸氧等相应处理。

2. 皮炎的护理 皮肤瘙痒处可用左旋咪唑涂擦，忌过度抓挠，防止继发细菌感染。

3. 消化道症状的护理 有腹痛症状的患者，指导其腹痛时多休息，并给予对症治疗。腹泻的患者要注意肛周皮肤的护理。

（五）用药护理

遵医嘱使用驱虫药，主要是苯咪唑类。本类药物不良反应轻微，少数患者可出现头晕、腹部不适、腹泻等症状。告知患者上述症状不影响治疗，停药后可自行缓解。妊娠期妇女不宜应用苯咪唑类。对严重心功能不全者应先纠正心力衰竭，再给予驱虫治疗。使用铁剂治疗贫血时，注意观察铁剂的不

笔记

良反应。

(六)心理护理

向患者及其家属解释病情,说明防治方法及治疗效果,解除患者的焦虑情绪;解释异食癖与钩虫感染有关,病愈后此症状可消失。

(七)健康教育

1. 预防宣教

(1)管理传染源:在钩虫感染率高的地区展开大规模普查,对重点人群每年应使用药物进行驱虫,阻断钩虫病的传播。

(2)切断传播途径:①粪便管理是关键:搞好环境卫生,加强粪便管理,推广粪便无害化处理,改变施肥和耕作方法。②加强个人防护:避免赤足下田劳动,水中作业应穿胶鞋或局部涂擦防护剂,不生吃蔬菜,不直接饮用生水。赤足劳动、局部出现症状者应及时检查,以便及早诊断、早治疗。

(3)保护易感人群:重点是提高疫区群众对预防钩虫病重要性的认识,并开展驱虫治疗。

考点提示:钩虫病的预防措施。

2. 生活指导　加强营养,摄入含铁丰富的食物。根据病情选择相应的活动方式。

3. 用药指导　告知患者使用铁剂治疗时禁止饮茶,避免影响铁的吸收;饭后服用,以减少铁对消化道的刺激。贫血纠正后仍需按医嘱坚持服药一段时间,以巩固疗效。

4. 定期复查　向患者及其家属介绍钩虫病的感染过程、临床表现、治疗方法,指导患者配合驱虫治疗。嘱患者于驱虫治疗后 1 个月内复查大便,如仍有虫卵,应重复驱虫。使用铁剂者要及时复查血常规,了解治疗效果。

目标检测

参考答案

一、选择题

A1 型题

1. 钩虫具有感染性的是(　　)。
A. 成虫　B. 虫卵　C. 杆状蚴
D. 丝状蚴　E. 六钩蚴

2. 从感染到粪便中排出钩虫卵的时间是(　　)。
A. 1~2 周　B. 2~3 周　C. 3~6 周
D. 4~7 周　E. 5~8 周

3. 钩虫病的传染源是(　　)。
A. 患者和带虫者　B. 猪　C. 鼠
D. 猿猴　E. 家禽

4. 钩虫病主要的临床特征是(　　)。
A. 皮炎　B. 过敏性肺炎　C. 异食症
D. 贫血　E. 消化道症状

5. 钩虫病所致贫血属于(　　)。
A. 小细胞低色素性贫血　B. 大细胞低色素性贫血　C. 巨幼红细胞性贫血
D. 溶血性贫血　E. 再生障碍性贫血

6. 俗称"粪毒"的疾病是(　　)。
A. 尾蚴性皮炎　B. 丹毒样皮炎　C. 荨麻疹

笔记

D. 钩蚴性皮炎　　E. 丝虫引起的“流火”

二、情景案例

李先生，男，55 岁，安徽省和县人，农村教师。因“间断排暗红色糊状便 4 年，加重 10 余天”入院。患者 4 年前无明显诱因出现暗红色糊状便，伴头晕、心慌、反酸、恶心、中上腹隐痛，就诊于当地医院，给予抑酸、保护黏膜、止血、补液治疗，病情好转后行全消化道造影，未见明显异常。此后间断出现 5 次类似症状，均未查出病因。血常规：白细胞 $14.5\times10^9/L$，红细胞 $1.4\times10^{12}/L$，血红蛋白 36g/L，嗜酸性粒细胞绝对值为 0。多次直接粪便涂片法及饱和盐水浮聚法查找到钩虫卵。

请问：

1. 该患者有哪些护理诊断？
2. 应首选什么药物进行治疗？

任务三　蛔虫病的护理

案例导学

小明，男，13 岁。突起剧烈腹痛，以右上腹为主，放射至右肩部及背部，伴有频繁呕吐。查体：急性痛苦面容，皮肤、巩膜轻度黄染，心率 98 次/分。右上腹紧张，胆囊区压痛明显。血常规：白细胞 $9.1\times10^9/L$，中性粒细胞比例 0.71，淋巴细胞比例 0.21，嗜酸性粒细胞比例 0.08。B 超发现胆总管内有长条状阴影。

请问：

1. 该患者最可能的诊断是什么？
2. 该患者有哪些护理诊断？

案例解析

蛔虫病（ascariasis）是由似蚓蛔线虫（*Ascaris lumbricoides*）寄生于人体小肠或其他脏器所引起的传染病。多数患者无明显症状，部分患者可有不同程度的胃肠道表现，甚至引起胆道蛔虫症、蛔虫性肠梗阻等严重并发症。

【病原学与流行病学】

（一）病原学

蛔虫寄生于小肠上段，是寄生于人体最大的线虫，活体为乳白色或粉红色。雌虫每天产卵约 20 万个，虫卵分受精卵和未受精卵，后者不能发育。受精卵随粪便排出，在适宜的环境下发育为含有杆状蚴的虫卵（感染性虫卵），被人吞食后即可感染。其幼虫在小肠孵出，经第一次蜕皮后，依次侵入肠壁静脉、门静脉、肝、右心、肺，在肺泡与支气管经 2 次蜕皮后逐渐发育成长。此后幼虫向上移行到咽部，随唾液或食物吞入，在空肠经第 4 次蜕皮发育为童虫，再经数周发育为成虫。整个发育过程需 10～11 周。宿主体内的成虫数目一般为一至数十条，多者可达 1000 多条。成虫的寿命为 10～12 个月。

（二）流行病学

蛔虫病分布于世界各地，发展中国家的农村发病率尤高。

1. 传染源　人是蛔虫的唯一的终宿主，蛔虫病患者和感染者是本病的传染源。
2. 传播途径　感染性虫卵经口进入人体，污染的土壤、蔬菜、瓜果等是主要媒介。

考点提示：蛔虫病的传播途径。

笔记

3. 人群易感性　人对蛔虫普遍易感。儿童因在地上爬行、吸吮手指而容易感染，其中 3 ~ 10 岁年龄组感染率最高。有生食蔬菜习惯者也容易被感染。在使用未经无害化处理人粪施肥的农村地区，感染率尤其高。本病无性别差异，以散发为主，有时可发生集体感染。

【发病机制与病理】

蛔虫病的临床表现与蛔虫生活史中不同阶段引起的病理生理改变有关。

幼虫经过肺部时，其代谢产物和死亡幼虫可导致局部炎性反应。幼虫可损伤肺毛细血管，引起出血与细胞浸润，严重感染者肺部病变可融合成片状病灶。支气管黏膜有嗜酸性粒细胞浸润和炎性渗出，易诱发支气管痉挛与哮喘。

成虫寄生于空肠与回肠上段，大量成虫可缠结成团，引起部分肠梗阻。蛔虫有钻孔的习性，引起异位性损害和相应的临床表现，称异位蛔虫症。部分胆石症结石核心可见虫卵与蛔虫碎片。

【护理评估】

（一）健康史

询问患者近期有无排虫或吐虫史；询问其生活环境、饮食和卫生习惯，有无进食不洁蔬菜和水果。

（二）身体状况

人感染蛔虫后，可不产生症状，称为蛔虫感染，以儿童和体弱者多见。

1. 蛔虫移行症　短期内吞食大量感染期虫卵后，幼虫经过肺部时引起哮喘、支气管炎及肺炎的表现，如发热、咳嗽、哮喘样发作，痰中可有血丝。血中嗜酸性粒细胞增多，X 线检查肺部阴影呈“游走性”，1 ~ 2 周内可自行消退。

2. 肠蛔虫症　感染蛔虫数量少时患者可无明显临床症状，常见表现有反复脐周疼痛或绞痛、食欲减退、腹泻、贫血，儿童可出现夜惊、磨牙、易怒、异食癖等，亦可有荨麻疹等过敏症状。

3. 蛔虫性脑病　幼儿多见。蛔虫的某些分泌物可作用于神经系统，引起头痛、失眠、智力发育障碍，严重时可出现癫痫、脑膜刺激征，甚至昏迷。经驱虫治疗后病情可迅速好转。

4. 异位蛔虫症　多见于幼儿。蛔虫易钻入开口于消化道的各种孔道，常见的有胰管蛔虫症、阑尾蛔虫症及胆道蛔虫症。

5. 过敏反应　蛔虫的代谢产物可引起宿主肺、皮肤、结膜和肠黏膜的过敏反应，表现为哮喘、荨麻疹、结膜炎和腹泻等。

6. 并发症

（1）胆道蛔虫症：是肠道蛔虫病中最常见的并发症。由各种原因引起肠道蛔虫运动活跃，钻入胆道而导致急性上腹痛、胆道感染。发作时患者疼痛难忍，以剑突偏右侧阵发性绞痛为特点，呈钻顶样剧痛，可放射到右肩和背部，同时伴呕吐，可吐出胆汁和蛔虫。治疗不及时的患者可出现不同程度的脱水和酸中毒，甚至危及生命。

（2）蛔虫性肠梗阻：多见 6 ~ 8 岁儿童，主要表现为急性中腹部阵发性绞痛、呕吐、腹胀、便秘，部分患者有腹肌紧张、腹部压痛、肠型、肠鸣音亢进，晚期可出现脱水、酸中毒，甚至休克。

考点提示：蛔虫病最常见的并发症。

（三）心理－社会评估

患者可能因蛔虫的排出而出现恐惧、焦虑的心理反应；蛔虫性肠梗阻、胆道蛔虫症等临床症状重者可能对疾病的恢复缺乏耐心和信心；儿童患者的家长可能会因患儿的病情而紧张。护理人员应注意评估患者及其家属的心理状态，了解他们对疾病的认知程度等。

(四)辅助检查

1. 病原学检查　采用粪便涂片法或饱和盐水浮聚法查到虫卵可确诊。

考点提示：蛔虫病的实验室确诊方法。

2. 血常规　幼虫移行引起异位蛔虫症及并发感染时，血液白细胞与嗜酸性粒细胞增多。

3. 影像学检查　腹部 B 超和逆行胰胆管造影有助于异位蛔虫症的诊断。

(五)治疗要点

1. 驱虫治疗　苯咪唑类药物是广谱、高效、低毒的抗虫药物，应用最广的有甲苯达唑和阿苯达唑。常用阿苯达唑，400mg，一次顿服，或甲苯达唑，200mg，2 次/天；严重感染者往往需要多次治疗才能治愈。治疗中偶可出现蛔虫躁动现象，有可能导致胆道蛔虫症。

2. 异位蛔虫症及并发症的治疗　胆道蛔虫症主要采用内科治疗，给予镇静、解痉止痛、驱虫、控制继发感染等治疗，内科治疗无效者则需要手术治疗。阑尾蛔虫症应及早手术治疗；蛔虫性肠梗阻应服用适量豆油或花生油，可使蛔虫团松解，再给予驱虫治疗，上述治疗措施无效时应及早手术治疗。

【护理诊断】

1. 体温过高　与幼虫移行症及继发肺部炎症有关。
2. 疼痛：腹痛　与肠蛔虫症有关。
3. 潜在并发症：蛔虫性肠梗阻、胆道蛔虫症等　与肠蛔虫症有关。

【护理措施】

(一)隔离措施

采取消化道隔离，做好粪便管理，注意手卫生。

(二)病情观察

护理人员应注意观察患者是否出现腹痛加重及粪便排虫情况等；对儿童患者要观察其有无神经精神症状；当患者突然出现上腹部阵发性绞痛，向右背部放射，伴呕吐蛔虫时，要警惕发生胆道蛔虫症；出现中腹部阵发性绞痛，伴有肠鸣音、肠型、蠕动波，同时呕吐、腹胀等症状时，要警惕发生蛔虫性肠梗阻。

(三)生活护理

1. 休息　保持环境安静、整洁、舒适，温度和湿度适宜；有腹痛、腹泻、肠梗阻等症状时，嘱患者休息，采取舒适的体位。

2. 营养　驱虫治疗前给予营养丰富、易消化食物，避免油腻、刺激性食物，注意维持水、电解质和酸碱平衡。

3. 日常卫生　指导患者注意饮食、饮水卫生，养成饭前便后洗手的习惯。

(四)对症护理

1. 发热的护理　对发热患者采用物理降温，如温水擦浴或置冰袋，避免使用大剂量退热剂，防止大量出汗引起虚脱。退热期间多饮水，勤换衣物、床单、被套。

2. 腹痛的护理　用热水袋热敷脐周，或轻揉腹部缓解疼痛。

3. 胆道蛔虫症的护理　给予解痉止痛的药物，维持水、电解质及酸碱平衡；预防及控制继发性细菌感染，必要时进行手术治疗。

4. 蛔虫性肠梗阻的护理　禁食。可先服用豆油或花生油 100mL，在腹部包块处轻轻按摩，可使蛔

笔记

虫团松解；补液维持水、电解质平衡；若发生完全性肠梗阻，应做好手术准备。

（五）用药护理

使用广谱、高效、低毒的苯咪唑类药物进行驱虫治疗。治疗期间注意观察有无不良反应，如头痛、恶心、呕吐、腹泻等，给予对症处理。治疗中可能引起虫体躁动，有诱发蛔虫窜入胆道等并发症的危险，应密切观察。该类药孕妇忌用。

（六）心理护理

多与患者沟通，宣讲有关蛔虫病的知识，解除患者焦虑、紧张的情绪，使其配合治疗；指导家属予以心理支持和帮助，利于患者康复。

（七）健康教育

1. 预防宣教

（1）管理传染源：及时治疗蛔虫病患者及感染者。

（2）切断传播途径：告知患者及其家属有关蛔虫病的知识，养成良好的个人卫生习惯，饭前便后洗手，生吃蔬菜、瓜果要清洗干净，玩具要日晒消毒。

（3）保护易感人群：加强学校、托幼机构等人群的卫生知识宣传，定期普查、普治，对粪便进行无害化处理，防止污染环境。

考点提示：蛔虫病的预防措施。

2. 生活指导　养成良好的卫生习惯，不吃生食、不洁食物。

3. 用药指导　遵医嘱服用驱虫药物，并观察大便排虫情况。

4. 定期复查　治疗后需要定期到医院检查粪便，了解治疗效果。

目标检测

参考答案

一、选择题

1. 蛔虫的感染阶段是（　　）。
   A. 感染期虫卵　B. 杆状蚴　C. 受精卵
   D. 未受精卵　E. 丝状蚴
2. 蛔虫对人体最大的危害是（　　）。
   A. 蛔蚴性肺炎　B. 夺取营养　C. 破坏肠黏膜
   D. 引起超敏反应　E. 引起并发症
3. 人感染蛔虫的方式是（　　）。
   A. 直接感染　B. 丝状蚴钻入皮肤　C. 经口误食感染期虫卵
   D. 输血感染　E. 媒介昆虫叮咬
4. 蛔虫病最常用的实验室诊断方法为（　　）。
   A. 粪便直接涂片法　B. 粪便自然沉淀法　C. 粪便饱和盐水浮聚法
   D. 肛门拭子法　E. 粪便盐水浮聚法
5. 下列选项中，（　　）不是蛔虫病的防治原则。
   A. 治疗患者　B. 加强卫生宣传教育　C. 手、足涂抹防护剂
   D. 加强粪便管理　E. 定期普查普治
6. 对已确诊为蛔虫病的患者应彻底治疗，否则以下并发症中除（　　）外，都有可能发生。
   A. 胆道蛔虫病　B. 蛔虫性哮喘　C. 蛔虫性阑尾炎
   D. 蛔虫性脑膜炎　E. 蛔虫性肠梗阻

笔记

二、情景案例

萌萌，女，12 岁，河南某地区学生。因“突发哮喘”入院。患儿多于白天出现呼吸稍短促，轻度干咳，但夜间哮喘加重，甚至出现端坐呼吸。查体：体温正常，两肺均闻及哮鸣音，肝脏有轻度肿大，在哮喘的同时伴发痒性皮炎，2 年前曾有排蛔虫史。上腹部触及一包块，质软，可活动。血常规：嗜酸性粒细胞比例 6.3%。痰液检查发现大量嗜酸性粒细胞。胸部 X 线片见肺纹理增粗，粪便检查发现寄生虫虫卵。B 超检查发现上腹部团块回声，界限清。口服造影剂后，左侧腹部显示反“C”形肠袢。

请问：

1. 该患儿可能感染了哪种寄生虫？
2. 如果确诊上述寄生虫感染，应如何治疗？

（李子刚）

任务四 蛲虫病的护理

案例导学

露露，女，5 岁，因外阴瘙痒、疼痛 1 周入院。1 周来患儿睡眠不佳，烦躁不安，常用手搔抓外阴部。查体：外阴红肿，右侧大阴唇内侧有米粒大小溃疡，有分泌物自阴道流出。阴道分泌物检查可见无色透明内含卷曲幼虫的虫卵。

请问：

1. 该患儿可能感染了哪种病原体？
2. 该病通过什么途径传播？

案例解析

蛲虫病（enterobiasis）是由蠕形住肠线虫（*Enterobius vermicularis*，又称蛲虫）寄生于人体肠道而引起的传染病。该病分布于世界各地，儿童是主要的感染人群。主要症状为肛门周围和会阴部瘙痒。

【病原学与流行病学】

（一）病原学

蛲虫成虫细小，呈乳白色（附图 18）。雌虫长 8～13mm，体直，尾部细尖；雄虫大小约为雌虫的 1/3，尾部向腹部卷曲，有一交合刺。虫卵为卵圆形，不对称，一侧扁平，一侧稍凸，无色透明。在刚排出的虫卵内常有蝌蚪形胚胎，在适宜环境下发育为含幼虫的虫卵，即感染性虫卵。

蛲虫的生活史简单，无外界土壤发育阶段。成虫主要寄生于回盲部，头部附着在肠黏膜或刺入黏膜深层，吸取营养，并可吞食肠内容物。雄虫交配后死亡，雌虫在盲肠发育成熟后沿结肠向下移行，宿主入睡后爬出肛门，在宿主肛门及会阴部皮肤皱褶处边爬边产卵，每次产卵约 10000 个，产卵后多数雌虫死亡，少数可再回肛门内，甚至可进入阴道、尿道等处。

刚排出的虫卵在宿主体温条件下，6 小时即发育为感染性虫卵，虫卵经手、污染食物和水等进入人体消化道，在胃和十二指肠内孵出幼虫并沿小肠下行，经 2 次蜕皮至结肠发育为成虫。这种感染途径称为自身感染，是蛲虫感染的特征，也是蛲虫病需要经多次治疗才能治愈的原因。虫卵也可在肛门周围孵化，幼虫经肛门逆行进入肠内并发育为成虫，这种感染方式称为逆行感染。蛲虫虫卵在室内阴凉、不通风处可存活 2～3 周以上，煮沸、5% 苯酚、10% 甲酚等方法可杀灭虫卵。

笔记

(二)流行病学

我国农村、郊区幼儿园等集体生活场所人群的感染率较高。卫生状况差及卫生习惯不良的人群,感染率也较高。本病有明显的家庭聚集现象。

蛲虫病的流行病学

1. 传染源　人是蛲虫唯一的终宿主,患者是唯一的传染源,排出体外的虫卵即具有传染性。

2. 传播途径　蛲虫病主要经消化道传播,有以下几种传播方法。

(1)直接感染:患者手指及指甲缝中有虫卵,虫卵经肛门-手-口途径侵入人体。

(2)间接感染:通过接触虫卵污染的内衣裤、被褥、玩具、食物及其他物品而感染。

(3)经呼吸道感染:虫卵可漂浮于空气尘埃中,从口鼻吸入后经吞咽进入消化道,引起感染。

(4)逆行感染:虫卵在肛门附近孵化,幼虫可从肛门逆行进入肠内,引起逆行感染。

考点提示:蛲虫病的感染途径。

3. 人群易感性　人对本病普遍易感,而且可以反复多次感染。儿童为主要易感人群。

【发病机制与病理】

蛲虫头部可刺入肠黏膜,偶尔深达黏膜下层,引起炎症及微小溃疡。偶尔穿破肠壁,侵入腹腔或阑尾,诱发急性或亚急性炎症反应。极少数女性患者可发生异位寄生,如侵入阴道、子宫、输卵管,甚至腹腔,引起相应部位的炎症。雌虫在肛门周围爬行、产卵导致局部瘙痒;长期慢性刺激和搔抓导致局部皮肤损伤、出血和继发感染。

【护理评估】

(一)健康史

询问患者有无蛲虫病史,或与蛲虫病患者的密切接触史;有无饭前便后洗手的习惯;是否有集体生活史。

(二)身体状况

1. 主要症状　蛲虫病的主要症状是肛门周围和会阴部奇痒,夜间尤甚。患者搔抓至局部炎症、破溃和疼痛。儿童患者常有睡眠不安、夜惊、磨牙等表现。

2. 肠道症状　蛲虫的成虫寄生在人体的盲肠、结肠及回肠下段,损害肠黏膜引起慢性炎症或微小溃疡,可形成蛲虫性肉芽肿。肠道症状多不明显,但有的患者出现肠炎等消化道功能紊乱表现。部分患者体内的蛲虫钻入阑尾,引起蛲虫性阑尾炎。

3. 泌尿生殖系统症状　以女性多见。蛲虫卵经外阴进入生殖系统,并在这些部位引起以虫卵或虫体为中心的肉芽肿病变。临床表现为阴道分泌物增多、外阴瘙痒、下腹疼痛或月经增多等。蛲虫进入泌尿系统可引起尿频、尿急、尿痛等症状。

考点提示:蛲虫病的主要症状。

(三)心理-社会状况

患者可因瘙痒而出现烦躁、焦虑的心理反应;或因疾病影响饮食、睡眠、生长发育,以及病情反复、难以彻底治愈而出现自卑、悲观等不良情绪。护理人员应注意评估患者及其家属对疾病的认知情况,以及对儿童患者生活习惯的改善情况。

(四)实验室及其他检查

1. 成虫检查　根据雌虫的生活习性,于患者入睡后1~3小时,在其肛门、会阴等处查找到白线头样蛲虫成虫，可明确诊断。

2. 虫卵检查　最常用的是棉签拭子法及透明胶纸粘贴法，一般于清晨便前在肛周取虫卵，连续3～5次，检出率接近100%。

考点提示：蛲虫虫卵的检查方法。

（五）治疗原则

1. 病原治疗　甲苯达唑和阿苯达唑是治疗蛲虫的首选药物。甲苯达唑用法为100mg/d，成人与儿童剂量相同，连服3天，治愈率可达100%。阿苯达唑用法为100mg或200mg，顿服，2周后重复1次。

2. 外用药物　有瘙痒症状的患者可将蛲虫膏涂于肛门周围，有杀虫和止痒的双重作用。

【护理诊断】

1. 舒适的改变：瘙痒　与蛲虫习性造成肛周局部皮肤刺激有关。
2. 知识缺乏　与缺乏蛲虫的防治知识有关。
3. 潜在并发症：泌尿生殖系统蛲虫病等　与蛲虫感染有关。

【护理措施】

（一）隔离措施

根据患者病情做好消化道隔离。

（二）病情观察

观察瘙痒症状，有无因抓挠导致皮肤破溃、感染的情况；观察有无异位感染症状，如有尿频、尿急、尿痛等，提示泌尿道感染；阴道分泌物检查异常，提示阴道感染。

（三）生活护理

1. 休息　嘱患者卧床休息，保持病房环境舒适，温度、湿度适宜。小儿因夜惊导致睡眠不佳，应注意在日间适当补充睡眠。

2. 营养　治疗期间要合理调整饮食结构，少吃油腻及刺激性食物，多吃蔬菜、水果，补充维生素和膳食纤维；多饮水，促进新陈代谢，增加机体抵抗力。

3. 日常卫生　培养良好的个人卫生习惯，尤其是儿童要养成勤洗手、勤换内衣裤、勤剪指甲的习惯。提倡幼儿穿满裆裤，纠正吸吮手指的习惯。洗涤内衣裤用温和肥皂单独手洗，勿用洗衣机混洗。

（四）对症护理

蛲虫病最主要的症状是肛周和会阴部皮肤瘙痒。用温水清洗肛周和会阴部，保持患处的清洁、卫生、干燥。必要时可给予蛲虫膏涂抹肛周，以止痒和杀虫。嘱患者不可随意用手抓挠，避免抓破患处导致继发感染。对于不能配合的患儿，应加强看护。

（五）用药护理

用药前向患者说明病驱虫药的用法、疗程及有可能出现的不良反应。治疗蛲虫病首选甲苯达唑或阿苯达唑，饭后2小时口服，这时胃肠内容物被排空，药物易与虫体充分接触，驱虫效果好。其不良反应有头痛、皮疹、低热、视力障碍等。个别患者可发生过敏反应，应注意加强监测。

（六）心理护理

积极与患者进行有效沟通，满足其合理需求，解释病情及疾病的流行病学知识，帮助患者消除恐惧、自卑、焦虑的不良心理反应，鼓励患者坚持配合治疗和护理。

笔记

(七)健康教育

1. 预防宣教

(1)管理传染源:病愈后7~14天进行复查,阳性者应重新治疗。指导家长及保育人员,对密切接触患儿的人员同时进行治疗,杜绝再感染。

(2)切断传播途径:对患儿的内衣裤、被褥、玩具等生活用品进行消毒。日常生活中做到饭前便后洗手、勤剪指甲、不吮吸手指、不穿开裆裤。

(3)保护易感人群:儿童聚集的场所(如幼儿园)应定期进行普查、普治。对易感者定期驱虫,并注意药物的不良反应。

考点提示:蛲虫病的预防措施。

2. 生活指导　养成良好的个人卫生、饮食习惯,搞好环境卫生。

3. 用药指导　按医嘱进行治疗,注意药物的不良反应。

4. 定期复查　若患儿再次出现夜间肛周瘙痒,应及时前往医院就诊。指导家长检查成虫和收集虫卵的方法。

目标检测

参考答案

一、选择题

1. 蛲虫病的主要临床表现是(　　)。
   A. 贫血　B. 失眠　C. 腹泻
   D. 腹痛　E. 肛门及会阴部皮肤瘙痒
2. 诊断蛲虫病的最佳检查方法是(　　)。
   A. 饱和盐水浮聚法　B. 重力沉淀法　C. 生理盐水直接涂片法
   D. 加藤厚涂片　E. 透明胶纸粘贴法
3. 蛲虫感染宿主的主要方式是(　　)。
   A. 吸入感染　B. 经皮肤感染　C. 昆虫媒介传播
   D. 肛门-手-口感染　E. 经胎盘感染
4. 关于蛲虫,描述错误的是(　　)。
   A. 生活史简单
   B. 感染率儿童高于成人,城市高于农村
   C. 幼虫对宿主肺部没有损害
   D. 患者是唯一的传染源
   E. 成虫对宿主肺部没有损害
5. 蛲虫的主要的易感人群是(　　)。
   A. 婴幼儿　B. 儿童　C. 青年人
   D. 中年人　E. 老年人

二、情景案例

杨女士,女,30岁,城郊菜农。因"泌尿系统感染2年余,反复治疗无效"入院。患者有尿频、尿急、尿痛、外阴皮肤瘙痒,伴食欲减退、失眠。查体:体温37.5℃,尿液肉眼可见大量乳白色小虫,尿液镜检可见大量无色透明内含卷曲幼虫的虫卵。予以甲苯达唑治疗1个月后,患者症状消失,尿液检查未见虫卵及虫体。

请问:

1. 该患者的诊断是什么?
2. 该患者的护理应注意什么?

笔记

任务五 肠绦虫病的护理

案例导学

林某,女,26岁,因在粪便中发现有白色节片而来就诊。患者身体健康,否认有任何胃肠道或中枢神经系统病症。平日偏好食猪肉和牛肉,尤其好食半生牛肉。近半月常感恶心和上腹隐痛,偶有头痛、头晕症状。

请问:

1. 为明确诊断,该患者需做哪些检查?
2. 该患者护理诊断有哪些?

案例解析

肠绦虫病(intestinal taeniasis)是各种绦虫寄生于人体小肠所引起的肠道寄生虫病的总称。寄生人体的绦虫有四大类,即带绦虫(包括猪带绦虫和牛带绦虫)、膜壳绦虫、棘球绦虫和裂头绦虫。我国常见的有猪带绦虫病和牛带绦虫病,这两种疾病均是通过进食含有活囊尾蚴的猪肉或牛肉而感染。

【病原学与流行病学】

(一)病原学

常见病原体为猪带绦虫和牛带绦虫。两种绦虫成虫生活史相同。绦虫为雌雄同体,呈带状,可分头节、颈节与体节3部分。头节为其吸附器,上有4个吸盘;颈部为其生长部分;体节可分为未成熟、成熟和妊娠3种节片。人为各种绦虫的终末宿主。成虫寄生于人体的小肠上部,其妊娠节片内充满虫卵。妊娠节片和虫卵随粪便排出体外,被牛或猪(中间宿主)吞食,24~72小时后在十二指肠内孵出六钩蚴,逸出的六钩蚴钻过肠壁,经肠系膜小静脉及淋巴管进入血流,随血流播散至全身,主要在骨骼肌内发育为囊尾蚴。人进食生的或未煮熟的含有囊尾蚴的牛肉或猪肉后,囊尾蚴可在小肠内伸出头节,吸附于肠壁并逐渐伸长,经10~12周发育为成虫。

短膜壳绦虫成虫长数十至数百毫米,寄生于人体小肠内,无须中间宿主,能通过虫卵污染食物进行感染,可造成人与人之间传播,也可引起人体内源性自身感染。

(二)流行病学

1. 传染源　人是猪带绦虫和牛带绦虫的终末宿主。因此,感染绦虫的人是唯一传染源。

2. 传播途径　因进食生的或未熟的含囊尾蚴的猪肉或牛肉而感染。切生、熟食用的砧板、刀具、食具未分开,导致熟食被污染而使人感染。

考点提示:肠绦虫病的传播途径。

3. 人群易感性　普遍易感,以青壮年为多,男多于女。短膜壳绦虫病以儿童多见。

4. 流行特征　绦虫病在我国分布较广,猪带绦虫病多见于东北、华北、西北和西南地区,多为散发。牛带绦虫病主要流行于贵州、西藏、四川、广西、新疆及宁夏等少数民族地区,具有明显的地方性。短膜壳绦虫病主要见于华北和东北地区。少数民族地区绦虫病的流行除与喜食半熟猪(牛)肉的习惯有关外,还与养猪和养牛的方式有关。某些地区人厕、畜厕不分,或在污染的草地上放牧,导致猪、牛感染率高。

笔记

【发病机制与病理】

猪带绦虫与牛带绦虫均以头节的小钩和(或)吸盘钩挂和(或)吸附在小肠黏膜上,引起局部损伤和亚急性炎症,很少引起严重的病理改变。但因虫体较大,可多条绦虫同时寄生而引起胃肠蠕动功能障碍,导致上腹隐痛等消化道症状,多条绦虫寄生偶可导致不完全性肠梗阻。猪带绦虫对肠黏膜损害较重,可穿过肠壁致腹膜炎。牛带绦虫可在非正常部位引起病变,如吸入呕吐物中的妊娠节片可阻塞呼吸道,虫体可进入中耳、胆管及阑尾等器官引起炎症。短膜壳绦虫成虫可致肠黏膜出血、浅表溃疡,幼虫可引起微绒毛肿胀等。

【护理评估】

(一)健康史

注意询问患者的个人饮食情况与饮食习惯,有无进食生的或未熟透的猪肉或牛肉史;是否有疫区旅居史;粪便中有无白色带状节片等。

(二)身体评估

一般潜伏期为2~3个月。牛带绦虫病可长达4~9个月。多数患者症状轻微且无特异性,粪便中发现白色带状节片或节片自肛门逸出为常见就诊原因。半数患者伴有上腹隐痛、恶心、食欲减退、肛门瘙痒,少数可有消瘦、乏力、食欲亢进等,偶有头痛、头晕、失眠、磨牙、癫痫样发作和晕厥等神经系统症状。猪带绦虫患者可因自体感染而同时患有囊尾蚴病,感染期愈长,患病风险愈大。牛带绦虫病主要的并发症有肠梗阻与阑尾炎,多因虫体或节片阻塞所致。

(三)心理-社会评估

护理人员应评估患者对肠绦虫病的认知情况;有无被歧视感、孤独感、焦虑等心理反应;患病后对其工作、学习、家庭的影响;患者对所患疾病的应对能力,以及对治疗的依从性等。

(四)实验室及其他检查

1. 血常规 白细胞总数大多正常,病程早期有嗜酸性粒细胞轻度增高。

2. 虫卵检查 可采用涂片法、沉淀法和盐水浮聚法。发现虫卵可确诊。

考点提示:肠绦虫病的确诊方法。

3. 虫体检查 粪便中有白色带状能活动的虫体排出,可作出诊断。采用压片法检查绦虫妊娠节片内子宫的分支数目及形状,可鉴别虫种,猪带绦虫为7~13个,牛带绦虫为15~30个。驱虫治疗24小时内,留取部分粪便检查头节,有助于评价疗效和鉴别虫种。

4. 免疫学检查 用虫体匀浆或虫体蛋白质做抗原皮内试验、环状沉淀试验、补体结合试验等可测出特异性抗体,阳性率在73.7%~99.2%。

(五)治疗要点

主要为驱虫治疗。

1. 吡喹酮 广谱驱虫药,对各种绦虫病疗效均好,是治疗绦虫病的首选药物。其药理作用主要是损伤虫体细胞膜,使其对钙离子通透性增高,引起虫体肌肉麻痹与痉挛;损伤虫体皮层,使其破溃死亡。治疗猪或牛带绦虫病按15~20mg/kg,治疗短膜壳绦虫病按25mg/kg,清晨空腹顿服,有效率在95%以上。不良反应轻,如头晕、腹痛、恶心等,停药后自行缓解。

2. 苯咪唑类 能抑制绦虫摄取葡萄糖,导致虫体麻痹而随肠蠕动从粪便中排出,甲苯达唑剂量为

300mg,2 次/天,疗程为 3 天,疗效较好,不良反应少。阿苯达唑疗效优于甲苯达唑,剂量为 8mg/(kg·d),疗程为 3 天,不良反应轻。但动物实验表明该类药物有致畸作用,故孕妇不宜使用。

【护理诊断】

1. 疼痛:腹痛　与绦虫寄生于小肠,导致肠功能紊乱有关。
2. 营养失调:低于机体需要量　与绦虫寄生于小肠引起胃肠功能紊乱有关。
3. 潜在并发症:肠梗阻、阑尾炎、囊尾蚴病　与绦虫感染有关。

【护理措施】

肠绦虫病的护理措施

(一)隔离措施

采取消化道隔离。

(二)病情观察

观察患者腹痛的部位、性质、持续时间和粪便的性状,有无白色带状节片排出或自肛门逸出;是否伴有恶心、食欲减退、肛门瘙痒,有无阑尾炎和肠梗阻等并发症表现;有无贫血及头痛、头晕、失眠、磨牙、癫痫样发作、晕厥等神经系统症状。

(三)生活护理

1. 休息　症状明显者应适当休息。
2. 营养　给予高热量、高蛋白、高维生素饮食,避免辛辣、刺激性食物。
3. 日常卫生　养成良好的卫生习惯,不生食或半生食肉类及不洁食物。饭前便后要洗手。

(四)对症护理

患者腹痛时,给予解痉药物;肛门瘙痒时,用温水清洗,嘱患者勿抓挠,避免损伤皮肤。

(五)用药护理

服药前一天晚餐进流质饮食,服药当天早晨禁食。驱猪带绦虫前先根据医嘱给予氯丙嗪,防止恶心、呕吐反应导致绦虫孕节反流至十二指肠或胃,进而引起内源性囊尾蚴病。驱虫时注意保持排便通畅。天气寒冷时加温便器,以免绦虫遇冷回缩。排虫过程中不能拉扯虫体,以免虫体断裂。若虫体长时间不能排出,可用温盐水灌肠,使虫体完整排出。服用驱虫药后,应观察药物的不良反应,如头晕、乏力等不适,一般 1 ~2 天可自行消失。注意留取 24 小时内粪便,以便寻找绦虫体与头节。

(六)心理护理

宣传疾病预防知识,帮助患者树立战胜疾病的信心。关心、体贴、安慰患者,消除其心理疑虑,鼓励其配合治疗及护理。

(七)健康教育

1. 预防宣教

(1)管理传染源:在流行地区开展本病的普查普治,对患者进行早期、彻底的治疗。加强粪便管理,避免猪、牛感染。

(2)切断传播途径:改善公共卫生条件,保护水源,加强粪便管理。改变不良饮食习惯,避免进食生猪肉、生牛肉。处理生、熟食物的砧板和刀具应严格分开。改变养猪和养牛的方式,提倡圈养。卫生防疫部门应加强肉类检疫,防止"米猪肉"上市,个人也要提高识别"米猪肉"的能力。

笔记

知识链接

怎样识别“米猪肉”

“米猪肉”是含有猪带绦虫囊尾蚴的病猪肉。肉质一般不鲜亮，可见米粒状的囊包。囊包寄生在肌纤维中。用刀每隔1cm切开肌肉，仔细观察切面，可见肌肉上附石榴籽大小的乳白色半透明水泡（囊包虫），像是肉中夹着米粒，故称“米猪肉”。

（3）保护易感人群：在绦虫病流行地区，可采用氯硝柳胺对猪、牛进行预防治疗。

考点提示：肠绦虫病的预防措施。

2. 生活指导 驱虫治疗后，患者应注意休息、加强营养，逐渐纠正贫血、消瘦和乏力等症状。饮食宜清淡，避免摄入生食。注意个人卫生，对衣物（尤其是内裤）、被褥、便盆等用具应加强消毒，防止虫卵污染水、食物及手而导致自体感染或他人感染。

3. 用药指导 向患者说明常用驱虫药的服药方法、疗程、不良反应及注意事项。

4. 定期复查 患者应按医嘱用药，定期行粪便检查，半年内无节片排出、虫卵转阴，即为痊愈。

目标检测

参考答案

一、选择题

1. 误食米猪肉可使人感染（ ）。
   A. 牛带绦虫病　B. 猪带绦虫病　C. 猪囊尾蚴病
   D. 微小膜壳绦虫病　E. 曼氏迭宫绦虫病
2. 猪带绦虫对人体的主要危害是（ ）。
   A. 小钩和吸盘对肠壁的刺激破坏
   B. 吸取大量营养
   C. 代谢产物的毒性作用
   D. 六钩蚴穿过组织时的破坏作用
   E. 囊尾蚴寄生于组织所造成的损害
3. 绦虫病驱虫治疗首选的药物是（ ）。
   A. 吡喹酮　B. 苯咪唑类　C. 阿苯达唑
   D. 喹嗒酮　E. 氯喹
4. 人既可作为终宿主又可作中间宿主的寄生虫是（ ）。
   A. 猪带绦虫　B. 牛带绦虫　C. 蛔虫
   D. 钩虫　E. 蛲虫
4. 下列绦虫中，不需要中间宿主的是（ ）。
   A. 短膜壳绦虫　B. 长膜壳绦虫　C. 阔节裂头绦虫
   D. 牛带绦虫　E. 猪带绦虫
5. 关于绦虫病的预防措施，错误的是（ ）。
   A. 避免进食污染的生猪肉和牛肉
   B. 处理生、熟食的砧板和刀具应严格分开
   C. 患者的粪便可以直接施肥于农作物
   D. 保护水源
   E. 防止“米猪肉”上市

二、情景案例

施某，男，32 岁，平时喜好吃烧烤。既往体健。最近发现粪便中有白色带状节片并伴有上腹隐痛、恶心、食欲减退、肛门瘙痒等症状，前往当地医院就诊，体检正常，血红蛋白、白细胞计数及尿常规化验均正常。粪便检查发现有带绦虫卵。取孕节行墨汁染色压片，提示子宫分支为 10～12 个。

请问：

1. 该患者可能患有哪种寄生虫病？为什么？
2. 该患者的护理诊断有哪些？如何进行护理？

任务六 囊虫病的护理

案例导学

陆某，男，43 岁，农民，广东潮阳人。患者于 8 个月前无明显诱因出现轻度头痛，四肢抽搐、两眼上翻、意识不清，持续约 1 分钟后自行缓解。当时无发热。此后反复发作 3 次。曾在当地按“癫痫”治疗，效果不佳。查体：神志清楚，体温 36.9℃，颈软，心、肺听诊未见明显异常，肝、脾肋下未触及，在头部及躯干可扪及多个皮下结节，椭圆形，大小为 0.5～1cm，质韧，无压痛，无粘连。脑膜刺激征和病理反射(－)。颅脑 MRI 检查发现颅内多个直径 <1cm 的占位病变。

请问：

1. 为明确诊断，该患者需做哪些检查？
2. 该患者的护理诊断有哪些？

案例解析

囊虫病(cysticercosis)又称囊尾蚴病，是由猪带绦虫的囊尾蚴寄生于人体的组织或器官所引起的疾病，是较常见的人畜共患病。囊尾蚴可侵入人体皮下组织、肌肉、脑、眼、心脏等部位，其中以寄生在脑组织者最严重。

【病原学与流行病学】

(一)病原学

病原体为猪囊尾蚴。人既是猪带绦虫的唯一终末宿主，又是其中间宿主。人经口感染猪带绦虫虫卵后，虫卵内的六钩蚴在胃及小肠消化液的作用下脱囊而出，钻入肠壁，进入肠系膜小静脉及淋巴管，随血液播散至全身组织，经 9～10 周逐渐发育为有感染性的囊尾蚴。囊尾蚴结节因寄生部位不同，形态、大小有一定差异。在肌肉内略伸长呈梭形或椭圆形，在脑实质内呈圆形或卵圆形，大小为 0.5～2cm，位于脑室内或颅底软脑膜处的囊尾蚴因生长不受限，可呈葡萄状。囊尾蚴寿命一般为 3～10 年，少数长达 20 年以上。

(二)流行病学

1. 传染源 猪带绦虫病患者是囊虫病唯一的传染源。虫卵随粪便排出导致自体或他人感染。

2. 传播途径

(1)外源性异体感染：因进食被猪带绦虫卵污染的蔬菜、瓜果、饮用水等食物而被感染，此为主要传播途径。

(2)外源性自体感染：体内有猪带绦虫寄生，通过不洁的手把自体排出的虫卵带入口内而感染。

(3)内源性自体感染：因呕吐引起胃肠道逆蠕动，致使虫卵随肠内容物反流入胃或十二指肠中，导

笔记

致感染。

考点提示：囊虫病的传播途径。

3. 人群易感性　普遍易感，以青壮年多见，男多于女。

4. 流行特征　以散发为主，特别是在有生吃食猪肉习惯的地区或民族中流行。农村发病率高于城市，在我国北方地区多见。

【发病机制与病理】

（一）发病机制

猪带绦虫卵经口进入胃、十二指肠后，在消化液和胆汁的作用下，六钩蚴自胚膜孵出，钻入肠黏膜，通过小血管进入血液循环至全身各组织器官。六钩蚴进入组织后引起局部炎症反应，大量的嗜酸性粒细胞在囊尾蚴周围集聚，引起淋巴细胞集聚，部分淋巴细胞分化为浆细胞，释放炎症介质（如 IL－2、IL－12、IFN 等），引起成纤维细胞增生。随着感染时间延长，虫体周围出现嗜酸性粒细胞和淋巴细胞坏死。上皮样细胞和巨噬细胞变得非常活跃，在虫体周围增生，幼虫被来自宿主的致密纤维包膜包绕，形成结节。

（二）病理

病理变化和临床表现因囊尾蚴寄生的部位、数目及局部组织的反应程度而不同。病变部位以皮下组织、肌肉、脑为多，但亦可累及其他器官。寄生于皮下组织及肌肉者，引起皮下结节。寄生于眼部可引起视力障碍等。囊尾蚴侵入中枢神经系统，常寄生于大脑皮质邻近运动区，引起局灶性刺激症状，患者表现为癫痫发作；寄生于第四脑室或侧脑室带蒂的囊尾蚴结节可致脑室活瓣性阻塞，引起脑积水；寄生于软脑膜引起蛛网膜炎。颅底的葡萄状虫体破裂可引起囊尾蚴性脑膜炎、脑积水或交通性脑积水。颅内大量囊尾蚴寄生或脑积水均可引起颅内高压。活的囊尾蚴并不直接引起脑组织炎症改变，当虫体死亡后，释放出虫体抗原诱发局部组织炎症。脑组织中囊尾蚴数量越多，局部反应越重，临床表现越明显。

【护理评估】

（一）健康史

询问患者是否来自囊虫病流行地区，有无进食生的或未熟透的猪肉；既往有无肠绦虫病史，有无在粪便中发现带状节片等。

（二）身体评估

潜伏期 3 个月至数年，大多在 5 年内。多数感染者无明显症状。临床表现视囊尾蚴寄生部位、数量及人体组织局部反应而不同。

1. 脑囊虫病　此类型最为重要，亦最为常见。根据临床症状不同可分为 5 型。

（1）癫痫型：占脑囊虫病的 80% 以上。患者以反复发作各种类型的癫痫为特征，可为唯一首发症状，约半数患者表现为单纯大发作，发作频率较低，多在 3 个月以上才发作 1 次。也可表现为失神、幻视、幻嗅、精神运动性兴奋及各种局限性抽搐和感觉异常。

考点提示：囊虫病最常见的临床类型及表现。

（2）颅内压增高型：此型较常见，急性起病，以颅内压进行性增高为特征。囊尾蚴寄生在脑室孔附近，导致脑脊液循环阻塞、颅内压增高。患者表现为剧烈头痛、头晕、呕吐、复视、视盘水肿，或继发性视神经萎缩、听力下降，严重者可突发脑疝。第四脑室内囊虫病可表现为布伦斯（bruns）综合征（又称活瓣综合征），当头位急速改变时，囊尾蚴突然阻塞脑脊液通道而致颅内压骤增，患者出现突发眩晕、头痛、呕吐，甚至因突发呼吸循环障碍而猝死。

(3)脑膜炎型：以急性或亚急性脑膜刺激征为特点。囊尾蚴寄生于软脑膜引起慢性反复发作的脑膜炎，患者主要表现为发热、头痛及眩晕、听力减退、耳鸣、共济失调、面神经麻痹等。病变累及蛛网膜可引起粘连性蛛网膜炎，患者多有颅内压增高、视力减退等症状。第四脑室正中孔或侧孔阻塞时产生脑积水。

(4)脊髓型：此型少见。囊尾蚴侵入脊髓不同部位引起相应症状，患者多出现截瘫、感觉障碍、大小便潴留等。

(5)痴呆型：脑实质内通常有密集的囊尾蚴包囊，患者多表现为进行性加剧的精神异常及痴呆，可能与囊尾蚴引起广泛性脑组织破坏和脑皮质萎缩有关。不一定有颅内压增高的症状，极少数有幻觉、迫害妄想。

2. 皮下组织和肌肉囊虫病(皮肌型) 近2/3的患者可扪及皮下囊尾蚴结节，直径0.5～1.5cm，呈圆形或椭圆形，数个至数百个不等，质韧似软骨，无压痛，与周围组织无粘连，多出现在躯干及大腿上端。结节可分批出现，亦可自行消失。

3. 眼囊虫病 占囊虫病的1.8%～15%，可寄生于眼内任何部位，以玻璃体和视网膜下多见，多为单侧感染。囊尾蚴在眼内存活时常无症状，虫体死亡后产生强烈的刺激，引起葡萄膜炎、视网膜炎、化脓性全眼炎等。

(三)心理－社会评估

护理人员应评估患者对囊虫病的了解情况；有无孤独感、焦虑等心理反应；患病后对其工作、学习、家庭的影响；患者对所患疾病的应对能力，以及对治疗的依从性等。

(四)实验室及其他检查

1. 脑脊液检查 颅内压增高型脑囊虫病患者脑脊液压力明显增高，脑膜炎型患者颅内压也有所增高。脑脊液检查细胞数和蛋白轻度增多，糖和氯化物正常。

2. 免疫学检查 免疫学方法具有较好的敏感性和特异性。如采用双抗夹心ELISA法，检测患者血清和脑脊液中的囊尾蚴特异性循环抗原，对活动性脑囊虫病患者的诊断和疗效评估有较好的参考价值。

3. 病理检查 取皮下结节做活组织检查，病理切片囊腔中见到囊尾蚴头节可确诊。

4. 其他检查

(1)影像学检查：头颅CT、MRI对囊虫病诊断阳性率可达80%～90%，CT能显示直径小于1cm的囊性低密度影，对本病的诊断及疗效有重要意义。MRI有助于了解虫体的存活情况，对指导临床治疗和疗效监测具有重要价值。B超检查可发现皮下组织和肌肉囊尾蚴结节，表现为圆形或卵圆形液性暗区，对确定结节数量、大小有帮助。

(2)直接眼检查镜、裂隙灯检查：直接眼检查镜、裂隙灯检查若发现视网膜或眼玻璃体内有囊尾蚴蠕动，即可确诊。

(五)治疗要点

1. 病原治疗 没有脑囊虫病症状的患者，也不能绝对排除脑组织中囊尾蚴的存在，故囊虫病患者必须行头颅CT或MRI检查。服用药物后，可能引起剧烈的过敏反应，具有一定风险，因此患者必须住院，在严密监测下进行杀虫治疗。治疗的药物主要有阿苯达唑和吡喹酮。

(1)阿苯达唑：本药对皮下组织、肌肉和脑囊虫病均有良好的疗效，目前已经成为治疗重症脑囊虫病的首选药物。剂量按每天15～20mg/kg，分2次口服，疗程为10天，一般需要2个或3个疗程。

(2)吡喹酮：本药可穿过囊尾蚴的囊壁，有强烈杀虫作用，疗效较阿苯达唑强而迅速，但不良反应发生率高且严重。根据囊尾蚴寄生部位不同而采用不同的治疗方案。治疗皮下、肌肉型囊虫病，总剂

笔记

量为 120mg/kg，每天分 3 次口服，连用 3～5 天为一疗程。治疗脑囊虫病总剂量为 200mg/kg，每天分 3 次口服，连用 10 天为一疗程。

2. 对症治疗

(1)对颅内压增高者可先给予 20% 甘露醇 250mL 静脉滴注，加用地塞米松 5～10mg，连用 3 天后进行病原学治疗，必要时行颅脑开窗减压术或脑室分流术降低颅内压。

(2)患者发生过敏性休克时可用 0.1% 肾上腺素 1mg 皮下注射，儿童酌情减量，同时用氢化可的松 200～300mg 加入葡萄糖溶液中静脉滴注。

(3)对癫痫发作者，可酌情使用地西泮、苯妥英钠等药物。

3. 手术治疗　脑囊虫病患者(尤其第三、第四脑室内囊虫病)应采取手术摘除。眼囊虫病应行手术摘除，以免虫体被杀死后引起全眼球炎而导致失明。皮下组织、肌肉囊虫病发生部位表浅且数量不多时，可行手术摘除。

【护理诊断】

1. 有受伤的危险　与癫痫发作有关。
2. 有窒息的危险　与癫痫发作时意识丧失、喉头痉挛、口腔和支气管分泌物增多有关。
3. 潜在并发症：药物反应、脑疝　与囊尾蚴感染有关。

【护理措施】

(一)隔离措施

采取消化道隔离。

(二)病情观察

密切观察患者有无颅内高压，如出现剧烈头痛、频繁呕吐、视力减退、复视等征象，应立即通知医生。

(三)生活护理

1. 休息　急性发作期患者应住院治疗，服药期间需卧床休息。
2. 营养　给予营养丰富、易消化的饮食。
3. 日常卫生　饭前便后洗手，不吃生食，养成良好的个人卫生习惯。

(四)对症护理

1. 癫痫型发作的护理　保持呼吸道通畅，防止舌后坠及误吸。做好安全防护，不要强行按压患者肢体，必要时使用约束带。
2. 颅内高压的护理　遵医嘱进行脱水治疗，并密切观察治疗效果。

(五)用药护理

遵医嘱使用吡喹酮、阿苯达唑等药物。阿苯达唑主要的不良反应有头痛、低热，少数有视力障碍、癫痫等，个别患者反应较重，可发生脑疝或过敏性休克。其不良反应多发生在服药后 2～7 天，持续 2～3 天，也有在第一个疗程结束后 7～10 天才出现。吡喹酮的不良反应较大，因其杀虫作用迅速，虫体死亡后，囊结周围的炎症反应和水肿明显加重，患者出现原有症状加重、颅内压明显增高，个别病例甚至发生脑疝而死亡。常见的不良反应主要有头痛、恶心、呕吐、皮疹、精神异常等。少数患者出现心悸、胸闷等症状，心电图显示 T 波改变和期前收缩，肝功可有一过性转氨酶增高。有癫痫发作的患者，应坚持服抗癫痫药物，控制症状后逐渐减量，维持 1～2 年才能停药。患者应避免高空作业，防止意外发生。

(六)心理护理

驱虫治疗期间应重视患者的心理护理,有癫痫发作史的患者对病情和预后较为担心,护理人员应解释病情,帮助患者树立战胜疾病的信心。对需要行手术治疗者应与患者或家属交谈,并告知手术的目的和必要性,以减轻患者的焦虑和恐惧。

(七)健康教育

1. 预防宣教

(1)管理传染源:在流行地区开展普查、普治,及时治疗猪带绦虫病患者,并对感染绦虫的病猪给予治疗。

(2)切断传播途径:加强宣教,不生食或半生食肉类;加强屠宰场的管理,落实卫生检疫制度,防止污染的肉类进入市场;加强粪便无害化处理,改善家畜饲养方法,彻底切断疾病的传播途径。

(3)保护易感人群:目前猪囊尾蚴疫苗处于研究中。

考点提示:囊虫病的预防措施。

2. 生活指导 为保证患者的安全,驱虫治疗期间患者应住院,不得外出。

3. 用药指导 指导患者杀虫药的服用方法、疗程及主要的不良反应。治疗前做相关检查,如眼底检查、脑脊液检查、影像学检查等,以明确囊虫感染的数量、部位,解释进行相关检查的目的、过程和注意事项,以取得患者的理解和配合。

4. 定期复查 如再次出现头痛、头晕、抽搐等表现,应及时前往医院就诊。

目标检测

参考答案

一、选择题

A1 型题

1. 人患囊虫病是因误食了( )。
   A. 猪带绦虫卵　B. 牛带绦虫卵　C. 牛带绦虫囊尾蚴
   D. 猪带绦虫囊尾蚴　E. 猪带绦虫六钩蚴
2. 能引起人体囊虫病的寄生虫是( )。
   A. 牛带绦虫　B. 猪带绦虫　C. 微小膜壳绦虫
   D. 曼氏迭宫绦虫　E. 牛带绦虫和猪带绦虫
3. 治疗囊虫病的首选药物是( )。
   A. 氯喹　B. 阿苯达唑　C. 乙胺嗪
   D. 吡喹酮　E. 喹喏酮
4. 脑囊虫病最常见的临床表现是( )。
   A. 脑水肿　B. 脑积水　C. 癫痫
   D. 剧烈头痛　E. 频繁呕吐
5. 囊虫病最常寄生在人体的( )。
   A. 皮下组织　B. 骨骼肌　C. 大脑皮质
   D. 脑室　E. 脊髓
6. 囊虫病的唯一传染源是( )。
   A. 猪　B. 钉螺　C. 牛带绦虫患者
   D. 猪带绦虫患者　E. 吸血节肢动物

二、情景案例

高某,女,42 岁,农民,广东恩平人。因"反复抽搐、晕厥、头痛 3 年,再发 1 天"入院。患者于 3 年前无明显诱因出现四肢抽搐，伴晕厥、轻度头痛，每次持续约数分钟后自行缓解。曾到当地医院就诊，诊断为“原发性癫痫”，一直服用苯妥英钠治疗，效果欠佳。此后反复出现上述症状，间隔期长短不一。昨天下午再次出现上述症状，为明确诊断来本院就诊。起病以来，精神差，行为异常，体重无明显减轻，大小便正常。既往无高血压、心脏病、颅脑外伤史。起病前半年，大便中曾排过“白色节片”。查体：神志清楚，一般情况好，患者胸前、腰背部及四肢均可扪及黄豆至花生米大小的皮下结节，无压痛，无粘连。心、肺听诊正常，腹平坦、柔软，肝、脾肋下未触及。神经系统检查无异常。血常规：白细胞 $7.2\times10^9/L$，中性粒细胞比例 58%，嗜酸性粒细胞比例 5%。腰椎穿刺示脑脊液压力 $280cmH_2O$，白细胞、糖及氯化物均正常，蛋白轻度增高。脑电图检查示广泛中度异常脑电图。

请问：

1. 为进一步明确诊断，该患者需做哪些检查？
2. 该患者的护理诊断有哪些？如何进行护理？

（彭燕凤）

笔记

项目七　传染病护理实习指导

课件　　思维导图

任务一　传染病院（科）的设置、分区、工作流程、消毒与隔离措施

【学习目标】

(1)掌握传染病消毒及隔离措施。

(2)熟悉传染病院(科)的工作流程。

(3)了解传染病院(科)的设置、分区。

【任务方式】

观看录像或视频、临床见习。

【任务准备】

(1)准备录像或视频。

(2)与医院临床带教老师取得联系，做好带领学生参观病房的准备。

【任务内容】

观看“ 传染病院(科)的分区、工作流程”“消毒与隔离措施”的录像或参观病房。

(一)传染病院(科)的设置

传染病院(科)可分为门诊和病房。

1. 传染病院(科)门诊的设置　传染病院(科)门诊与普通门诊要分开，并应附设单独的出入口、挂号室、候诊处、收费处、药房、化验室、治疗室、病案室等功能区，制订相应的工作制度和消毒隔离制度。门诊部应按不同传染病病种分别设置门诊区域，并应分科设置候诊室、诊室。

2. 传染病病房的分区

传染病病房主要由隔离室和辅助房间构成，按“三区两通道”设置。三区，即清洁区、潜在污染区、污染区，严格分清，各区无交叉，并在各区入口处放置明显标识；两通道，即医护人员通道和患者通道，两通道分开，互不交叉。

(1)清洁区：不受患者血液、体液、分泌物、排泄物污染及传染病患者不应进入的区域，如医务人员的值班室、卫生间、更衣室、储物间、配餐间等。

(2)潜在污染区：位于清洁区与污染区之间，是有可能被患者血液、体液、分泌物、排泄物污染的区域，如医生办公室、治疗室、护士站、处理室、内走廊等。

(3)污染区：传染病患者和疑似传染病患者接受诊疗的区域，包括被其血液、体液、分泌物、排泄物污染的物品暂存和处理的场所，如病房、处置室、污物间以及患者入院、出院处理室等。

笔记

（二）工作流程

患者在导医台、挂号室挂号后，由门诊医生、护士预检。疑似传染病患者，应将其送到传染科预检、就诊；传染病患者的陪护者需进行医学观察，给予相应的预防措施；需要住院的传染病患者应转至传染科病房住院治疗；在门诊治疗的患者，首诊医生对其进行卫生知识指导或开出健康教育处方，诊疗结束后医护人员对就医环境进行消毒处理。

（三）消毒及隔离措施

1. 隔离的种类与方法　详见项目一任务七。

2. 常用的消毒方法　分为物理消毒法和化学消毒法，详见项目一任务七。

3. 消毒的种类　分为预防性消毒和疫源地消毒，详见项目一任务七。

任务二　穿脱隔离衣及七步洗手法

穿脱隔离衣　七步洗手法

【学习目标】

（1）掌握正确穿脱隔离衣的方法。

（2）熟悉七步洗手法。

【任务方式】

观看录像或视频、老师示教、分组练习。

【任务准备】

准备录像或视频、隔离衣、挂衣架、流动洗手设施、洗手液、消毒毛巾。

【任务内容】

观看“穿脱隔离衣”“ 七步洗手法”的录像或视频，老师示教，学生练习。

（一）穿隔离衣

穿隔离衣前要戴好帽子、口罩，取下手表，卷袖过肘，洗手。操作步骤如下。

1. 持领取衣　衣领和衣内面为清洁面。先手持衣领取下隔离衣，清洁面朝向自己，再将衣领两端向外对折，露出袖内口。

2. 穿衣袖　用一手持衣领，另一手伸入一侧袖内，举起手臂将衣袖上抖，一手将衣领向上拉，使另一手露出袖口；依上法穿好剩下的一只衣袖。注意衣袖不要接触面部。

3. 扣领和袖　两手持领子中央，顺着边缘由前向后至领后扣好领口，然后扣好袖口或系上袖带，必要时套上橡皮圈束紧袖口。

4. 对齐折叠　解开腰带活结，将隔离衣从一侧腰带下约 5cm 处逐渐向前拉，见到衣边捏住，同法捏住另一侧；两手在背后将两侧衣边对齐，向一侧按压折叠，以一手按住。

5. 系腰带　将腰带拉至背后，压住折叠处，在背后交叉，回到前面打一活结，系好腰带。

（二）脱隔离衣

1. 解开腰带　松开腰带，在前面打一活结。

笔记

2. 解袖塞袖　解开袖口，在肘部将部分衣袖塞入工作衣袖内，暴露前臂。

3. 消毒双手　用刷手法消毒、清洗双手并擦干。

4. 解领脱袖　解开袖口，一手伸入另一侧衣袖口内，拉下衣袖过手，再用衣袖遮住的手从外面将另一衣袖拉下，两手在袖内使袖子对齐，双臂逐渐从袖筒中退出。

5. 持领挂衣　双手持衣领，将隔离衣两边对齐，挂在衣钩上。若挂在污染区，污染面向外；若挂在半污染区，则清洁面向外。

6. 换衣处理　隔离衣需要更换时，将清洁面向外卷好，投入医疗污物袋中或回收袋内。

(三)七步洗手法

打开水龙头，调节适合的水流，充分浸湿双手，涂抹洗手液，按七步洗手法揉搓双手，步骤如下。

(1)掌心相对，手指并拢，相互揉搓。

(2)掌心与手背相对，十指交叉沿指缝揉搓，交换进行。

(3)掌心相对，十指交叉沿指缝相互揉搓。

(4)一手手指弯曲，在另一手掌心旋转揉搓，交换进行。

(5)一手拇指在另一手掌心中旋转揉搓，交换进行。

(6)一手五指指尖并拢置于另一手掌心旋转揉搓，交换进行。

(7)一手握住另一手腕回旋揉搓，交换进行。

每步骤 15 秒以上。再用流动水冲净双手、手腕和腕上 10cm，取消毒小毛巾擦干双手。

【注意事项】

(一)穿脱隔离衣注意事项

隔离衣应每日更换，严重污染时应该立即更换；穿脱隔离衣过程中应该始终保持衣领清洁；消毒手时，不能溅湿隔离衣，隔离衣也不能触及其他物品。

(二)七步洗手法注意事项

(1)洗手时，腕部要低于肘部，使污水从前臂流向指尖，不要使水流入衣袖内。

(2)洗净双手时注意指尖向下。

(3)当手部有肉眼可见的血液或其他体液污染时，应用肥皂液和流动水洗手。

任务三　传染病职业暴露的预防和意外暴露时的处理

【学习目标】

(1)掌握血源性职业暴露传播的传染病。

(2)熟悉传染病职业防护原则、意外暴露时的处理原则、预防手外伤的护理操作及医疗垃圾的处理方法。

【任务方式】

(1)校内实训：在校内的综合实训中心进行传染病职业暴露的情景模拟及问题讨论。

(2)临床见习：组织学生到医院的传染病科进行临床见习。

笔记

【任务准备】

(1)分成4~6个学习小组,老师指导学生进行传染病职业暴露的情景模拟及问题讨论。

(2)与医院的临床带教老师取得联系,并请带教老师选择乙型肝炎、丙型肝炎、艾滋病患者各一例,分别介绍临床表现、护理诊断、护理措施,以及职业暴露后的应对措施。

【任务内容】

(一)医护人员职业暴露的概念

医护人员职业暴露是指医护人员在从事诊疗、护理等工作过程中,意外地被传染性疾病患者的血液、体液、分泌物、排泄物污染皮肤或黏膜,或被含有感染者血液、体液的针头及其他锐器刺破皮肤,有可能导致感染的情况。暴露途径包括以下两种。①皮肤损伤:破损的皮肤接触了感染性血液、体液或其他材料,临床上以针刺和切割伤多见;②黏膜暴露:如眼、口、鼻等黏膜接触了感染性血液、体液或其他材料。临床上常见的涉及职业暴露的疾病有艾滋病、乙型肝炎和丙型肝炎等。

(二)艾滋病职业暴露及应对措施

艾滋病(AIDS)职业暴露是指医护、预防保健人员、实验员等,在从事艾滋病防治工作的过程中,意外地被HIV感染者或艾滋病患者的血液、体液污染了破损的皮肤或黏膜,或被含有HIV的血液、体液污染的针头及其他锐器刺破皮肤,而可能感染HIV的情况。

由于艾滋病的潜伏期比较长,在潜伏期内可无临床症状和体征,不能及时得到诊治,并且艾滋病患者没有特异性的临床表现,患者就医时可能会涉及多个临床科室,如皮肤科、呼吸科、妇产科、口腔科、神经科等。加之许多医护人员对艾滋病的诊断、治疗经验不足,缺乏自我保护意识,因而医护人员发生艾滋病职业暴露的危险性较大。

1. 艾滋病职业暴露的途径

(1)皮肤黏膜与HIV病毒感染者或艾滋病患者的血液、体液等接触,即可能发生感染。

(2)医护人员在医疗、护理操作过程中发生针刺伤或切割伤等。

(3)被HIV病毒感染者或艾滋病患者咬伤等。

2. 医护人员的职业暴露风险

各种体液中HIV浓度从高到低的顺序依次为血液、精液、脑脊液、胸水、腹水、阴道分泌物、尿液、粪便、唾液。医护人员的感染风险取决于患者体内的病毒含量、伤口深度、接触感染性血液、体液的量等。

3. 应对措施

(1)如有伤口,先尽可能挤出损伤处的血液,再用肥皂液、流动水进行冲洗。

(2)采用消毒剂消毒,常用消毒剂包括过氧乙酸、碘伏、酒精。

(3)立即检测HIV抗体,于第3及第6个月再复查。期间如果出现发热、全身淋巴结肿大等症状,也应进行HIV抗体检测。

(4)直接暴露于大量污染的血液或发生深部针刺伤、切割伤时,应及时服用HIV感染阻断药物(2小时以内)。用药时间为28天。

(5)立即向上级领导及医院感染科报告。

(6)详细记录事故经过,包括时间、地点、污染物(血液、体液、培养物等)、损伤类型、伤口的深度及有无出血;患者的病毒载量、是否接受过抗病毒治疗及使用的药物等。

(三)乙型肝炎、丙型肝炎职业暴露及应对措施

(1)如有皮肤伤口,轻轻挤压伤口旁端,尽可能挤出损伤处的血液,再用肥皂液、流动水冲洗。

(2)用75%酒精或者0.5%碘伏进行消毒;暴露的黏膜,反复用生理盐水冲洗。

(3)被HBV污染的针刺伤后,应注射乙型肝炎免疫球蛋白或乙肝疫苗,定期检查乙型肝炎病毒标志物和肝功。

(四)职业暴露的预防措施

医护人员接触患者的血液、体液及被血液、体液污染的物品时,应采取以下防护措施。

(1)医护人员在进行穿刺、缝合等诊疗操作时,要保证充足的光线,注意防止被针头、刀片等锐器刺伤或者划伤。

(2)抽血时使用真空采血器,应用蝶形采血针。禁止对使用后的一次性针头盖帽,如需盖帽只能用单手;禁止用手直接接触使用过的针头、刀片等锐器。

(3)手术中传递锐器,建议使用传递容器。

(4)使用后的锐器应当直接放入耐刺、防渗透的利器盒或毁形器内进行安全处置。

(5)进行有可能接触患者血液、体液的诊疗操作时必须戴手套,脱去手套后应立即洗手或者手消毒。手部皮肤有破损时,戴双层手套。

(6)预计在诊疗操作中有可能发生血液、体液飞溅时,医护人员应当戴具有防渗透性能的口罩、手套、防护眼镜;操作中有可能发生血液、体液大面积飞溅甚至有可能污染医护人员的身体时,应当穿戴具有防渗透性能的隔离服或者围裙。

(7)处理污物时,严禁直接用手抓取污物,尤其不能将手伸入垃圾袋中向下压挤垃圾,以免被锐器刺伤。

(8)所有被患者血液、体液污染的废弃物均应焚烧处理。

(蒋 芳)

附　录

附录一　中华人民共和国传染病防治法

（1989 年 2 月 21 日第七届全国人民代表大会常务委员会第六次会议通过　2004 年 8 月 28 日第十届全国人民代表大会常务委员会第十一次会议修订　根据 2013 年 6 月 29 日第十二届全国人民代表大会常务委员会第三次会议《关于修改 < 中华人民共和国文物保护法 > 等十二部法律的决定》修正）

目　录

第一章　总则
第二章　传染病预防
第三章　疫情报告、通报和公布
第四章　疫情控制
第五章　医疗救治
第六章　监督管理
第七章　保障措施
第八章　法律责任
第九章　附则

第一章　总　则

第一条　为了预防、控制和消除传染病的发生与流行，保障人体健康和公共卫生，制定本法。

第二条　国家对传染病防治实行预防为主的方针，防治结合、分类管理、依靠科学、依靠群众。

第三条　本法规定的传染病分为甲类、乙类和丙类。

甲类传染病是指：鼠疫、霍乱。

乙类传染病是指：传染性非典型肺炎、艾滋病、病毒性肝炎、脊髓灰质炎、人感染高致病性禽流感、麻疹、流行性出血热、狂犬病、流行性乙型脑炎、登革热、炭疽、细菌性和阿米巴性痢疾、肺结核、伤寒和副伤寒、流行性脑脊髓膜炎、百日咳、白喉、新生儿破伤风、猩红热、布鲁氏菌病、淋病、梅毒、钩端螺旋体病、血吸虫病、疟疾。

丙类传染病是指：流行性感冒、流行性腮腺炎、风疹、急性出血性结膜炎、麻风病、流行性和地方性斑疹伤寒、黑热病、包虫病、丝虫病，除霍乱、细菌性和阿米巴性痢疾、伤寒和副伤寒以外的感染性腹泻病。

国务院卫生行政部门根据传染病暴发、流行情况和危害程度，可以决定增加、减少或者调整乙类、丙类传染病病种并予以公布。

第四条　对乙类传染病中传染性非典型肺炎、炭疽中的肺炭疽和人感染高致病性禽流感，采取本

笔记

法所称甲类传染病的预防、控制措施。其他乙类传染病和突发原因不明的传染病需要采取本法所称甲类传染病的预防、控制措施的，由国务院卫生行政部门及时报经国务院批准后予以公布、实施。

需要解除依照前款规定采取的甲类传染病预防、控制措施的，由国务院卫生行政部门报经国务院批准后予以公布。

省、自治区、直辖市人民政府对本行政区域内常见、多发的其他地方性传染病，可以根据情况决定按照乙类或者丙类传染病管理并予以公布，报国务院卫生行政部门备案。

第五条　各级人民政府领导传染病防治工作。

县级以上人民政府制定传染病防治规划并组织实施，建立健全传染病防治的疾病预防控制、医疗救治和监督管理体系。

第六条　国务院卫生行政部门主管全国传染病防治及其监督管理工作。县级以上地方人民政府卫生行政部门负责本行政区域内的传染病防治及其监督管理工作。

县级以上人民政府其他部门在各自的职责范围内负责传染病防治工作。

军队的传染病防治工作，依照本法和国家有关规定办理，由中国人民解放军卫生主管部门实施监督管理。

第七条　各级疾病预防控制机构承担传染病监测、预测、流行病学调查、疫情报告以及其他预防、控制工作。

医疗机构承担与医疗救治有关的传染病防治工作和责任区域内的传染病预防工作。城市社区和农村基层医疗机构在疾病预防控制机构的指导下，承担城市社区、农村基层相应的传染病防治工作。

第八条　国家发展现代医学和中医药等传统医学，支持和鼓励开展传染病防治的科学研究，提高传染病防治的科学技术水平。

国家支持和鼓励开展传染病防治的国际合作。

第九条　国家支持和鼓励单位和个人参与传染病防治工作。各级人民政府应当完善有关制度，方便单位和个人参与防治传染病的宣传教育、疫情报告、志愿服务和捐赠活动。

居民委员会、村民委员会应当组织居民、村民参与社区、农村的传染病预防与控制活动。

第十条　国家开展预防传染病的健康教育。新闻媒体应当无偿开展传染病防治和公共卫生教育的公益宣传。

各级各类学校应当对学生进行健康知识和传染病预防知识的教育。

医学院校应当加强预防医学教育和科学研究，对在校学生以及其他与传染病防治相关人员进行预防医学教育和培训，为传染病防治工作提供技术支持。

疾病预防控制机构、医疗机构应当定期对其工作人员进行传染病防治知识、技能的培训。

第十一条　对在传染病防治工作中做出显著成绩和贡献的单位和个人，给予表彰和奖励。

对因参与传染病防治工作致病、致残、死亡的人员，按照有关规定给予补助、抚恤。

第十二条　在中华人民共和国领域内的一切单位和个人，必须接受疾病预防控制机构、医疗机构有关传染病的调查、检验、采集样本、隔离治疗等预防、控制措施，如实提供有关情况。疾病预防控制机构、医疗机构不得泄露涉及个人隐私的有关信息、资料。

卫生行政部门以及其他有关部门、疾病预防控制机构和医疗机构因违法实施行政管理或者预防、控制措施，侵犯单位和个人合法权益的，有关单位和个人可以依法申请行政复议或者提起诉讼。

第二章　传染病预防

第十三条　各级人民政府组织开展群众性卫生活动，进行预防传染病的健康教育，倡导文明健康的生活方式，提高公众对传染病的防治意识和应对能力，加强环境卫生建设，消除鼠害和蚊、蝇等病媒生物的危害。

各级人民政府农业、水利、林业行政部门按照职责分工负责指导和组织消除农田、湖区、河流、牧场、林区的鼠害与血吸虫危害，以及其他传播传染病的动物和病媒生物的危害。

铁路、交通、民用航空行政部门负责组织消除交通工具以及相关场所的鼠害和蚊、蝇等病媒生物的危害。

第十四条　地方各级人民政府应当有计划地建设和改造公共卫生设施，改善饮用水卫生条件，对污水、污物、粪便进行无害化处置。

第十五条　国家实行有计划的预防接种制度。国务院卫生行政部门和省、自治区、直辖市人民政府卫生行政部门，根据传染病预防、控制的需要，制定传染病预防接种规划并组织实施。用于预防接种的疫苗必须符合国家质量标准。

国家对儿童实行预防接种证制度。国家免疫规划项目的预防接种实行免费。医疗机构、疾病预防控制机构与儿童的监护人应当相互配合，保证儿童及时接受预防接种。具体办法由国务院制定。

第十六条　国家和社会应当关心、帮助传染病病人、病原携带者和疑似传染病病人，使其得到及时救治。任何单位和个人不得歧视传染病病人、病原携带者和疑似传染病病人。

传染病病人、病原携带者和疑似传染病病人，在治愈前或者在排除传染病嫌疑前，不得从事法律、行政法规和国务院卫生行政部门规定禁止从事的易使该传染病扩散的工作。

第十七条　国家建立传染病监测制度。

国务院卫生行政部门制定国家传染病监测规划和方案。省、自治区、直辖市人民政府卫生行政部门根据国家传染病监测规划和方案，制定本行政区域的传染病监测计划和工作方案。

各级疾病预防控制机构对传染病的发生、流行以及影响其发生、流行的因素，进行监测；对国外发生、国内尚未发生的传染病或者国内新发生的传染病，进行监测。

第十八条　各级疾病预防控制机构在传染病预防控制中履行下列职责：

（一）实施传染病预防控制规划、计划和方案；

（二）收集、分析和报告传染病监测信息，预测传染病的发生、流行趋势；

（三）开展对传染病疫情和突发公共卫生事件的流行病学调查、现场处理及其效果评价；

（四）开展传染病实验室检测、诊断、病原学鉴定；

（五）实施免疫规划，负责预防性生物制品的使用管理；

（六）开展健康教育、咨询，普及传染病防治知识；

（七）指导、培训下级疾病预防控制机构及其工作人员开展传染病监测工作；

（八）开展传染病防治应用性研究和卫生评价，提供技术咨询。

国家、省级疾病预防控制机构负责对传染病发生、流行以及分布进行监测，对重大传染病流行趋势进行预测，提出预防控制对策，参与并指导对暴发的疫情进行调查处理，开展传染病病原学鉴定，建立检测质量控制体系，开展应用性研究和卫生评价。

设区的市和县级疾病预防控制机构负责传染病预防控制规划、方案的落实，组织实施免疫、消毒、控制病媒生物的危害，普及传染病防治知识，负责本地区疫情和突发公共卫生事件监测、报告，开展流行病学调查和常见病原微生物检测。

第十九条　国家建立传染病预警制度。

国务院卫生行政部门和省、自治区、直辖市人民政府根据传染病发生、流行趋势的预测，及时发出传染病预警，根据情况予以公布。

第二十条　县级以上地方人民政府应当制定传染病预防、控制预案，报上一级人民政府备案。

传染病预防、控制预案应当包括以下主要内容：

（一）传染病预防控制指挥部的组成和相关部门的职责；

（二）传染病的监测、信息收集、分析、报告、通报制度；

（三）疾病预防控制机构、医疗机构在发生传染病疫情时的任务与职责；

（四）传染病暴发、流行情况的分级以及相应的应急工作方案；

（五）传染病预防、疫点疫区现场控制，应急设施、设备、救治药品和医疗器械以及其他物资和技术的储备与调用。

地方人民政府和疾病预防控制机构接到国务院卫生行政部门或者省、自治区、直辖市人民政府发出的传染病预警后，应当按照传染病预防、控制预案，采取相应的预防、控制措施。

第二十一条　医疗机构必须严格执行国务院卫生行政部门规定的管理制度、操作规范，防止传染病的医源性感染和医院感染。

医疗机构应当确定专门的部门或者人员，承担传染病疫情报告、本单位的传染病预防、控制以及责任区域内的传染病预防工作；承担医疗活动中与医院感染有关的危险因素监测、安全防护、消毒、隔离和医疗废物处置工作。

疾病预防控制机构应当指定专门人员负责对医疗机构内传染病预防工作进行指导、考核，开展流行病学调查。

第二十二条　疾病预防控制机构、医疗机构的实验室和从事病原微生物实验的单位，应当符合国家规定的条件和技术标准，建立严格的监督管理制度，对传染病病原体样本按照规定的措施实行严格监督管理，严防传染病病原体的实验室感染和病原微生物的扩散。

第二十三条　采供血机构、生物制品生产单位必须严格执行国家有关规定，保证血液、血液制品的质量。禁止非法采集血液或者组织他人出卖血液。

疾病预防控制机构、医疗机构使用血液和血液制品，必须遵守国家有关规定，防止因输入血液、使用血液制品引起经血液传播疾病的发生。

第二十四条　各级人民政府应当加强艾滋病的防治工作，采取预防、控制措施，防止艾滋病的传播。具体办法由国务院制定。

第二十五条　县级以上人民政府农业、林业行政部门以及其他有关部门，依据各自的职责负责与人畜共患传染病有关的动物传染病的防治管理工作。

与人畜共患传染病有关的野生动物、家畜家禽，经检疫合格后，方可出售、运输。

第二十六条　国家建立传染病菌种、毒种库。

对传染病菌种、毒种和传染病检测样本的采集、保藏、携带、运输和使用实行分类管理，建立健全严格的管理制度。

对可能导致甲类传染病传播的以及国务院卫生行政部门规定的菌种、毒种和传染病检测样本，确需采集、保藏、携带、运输和使用的，须经省级以上人民政府卫生行政部门批准。具体办法由国务院制定。

第二十七条　对被传染病病原体污染的污水、污物、场所和物品，有关单位和个人必须在疾病预防控制机构的指导下或者按照其提出的卫生要求，进行严格消毒处理；拒绝消毒处理的，由当地卫生行政部门或者疾病预防控制机构进行强制消毒处理。

第二十八条　在国家确认的自然疫源地计划兴建水利、交通、旅游、能源等大型建设项目的，应当事先由省级以上疾病预防控制机构对施工环境进行卫生调查。建设单位应当根据疾病预防控制机构的意见，采取必要的传染病预防、控制措施。施工期间，建设单位应当设专人负责工地上的卫生防疫工作。工程竣工后，疾病预防控制机构应当对可能发生的传染病进行监测。

第二十九条　用于传染病防治的消毒产品、饮用水供水单位供应的饮用水和涉及饮用水卫生安全的产品，应当符合国家卫生标准和卫生规范。

饮用水供水单位从事生产或者供应活动，应当依法取得卫生许可证。

生产用于传染病防治的消毒产品的单位和生产用于传染病防治的消毒产品，应当经省级以上人民政府卫生行政部门审批。具体办法由国务院制定。

第三章　疫情报告、通报和公布

第三十条　疾病预防控制机构、医疗机构和采供血机构及其执行职务的人员发现本法规定的传染病疫情或者发现其他传染病暴发、流行以及突发原因不明的传染病时，应当遵循疫情报告属地管理原则，按照国务院规定的或者国务院卫生行政部门规定的内容、程序、方式和时限报告。

军队医疗机构向社会公众提供医疗服务，发现前款规定的传染病疫情时，应当按照国务院卫生行政部门的规定报告。

第三十一条　任何单位和个人发现传染病病人或者疑似传染病病人时，应当及时向附近的疾病预防控制机构或者医疗机构报告。

第三十二条　港口、机场、铁路疾病预防控制机构以及国境卫生检疫机关发现甲类传染病病人、病原携带者、疑似传染病病人时，应当按照国家有关规定立即向国境口岸所在地的疾病预防控制机构或者所在地县级以上地方人民政府卫生行政部门报告并互相通报。

第三十三条　疾病预防控制机构应当主动收集、分析、调查、核实传染病疫情信息。接到甲类、乙类传染病疫情报告或者发现传染病暴发、流行时，应当立即报告当地卫生行政部门，由当地卫生行政部门立即报告当地人民政府，同时报告上级卫生行政部门和国务院卫生行政部门。

疾病预防控制机构应当设立或者指定专门的部门、人员负责传染病疫情信息管理工作，及时对疫情报告进行核实、分析。

第三十四条　县级以上地方人民政府卫生行政部门应当及时向本行政区域内的疾病预防控制机构和医疗机构通报传染病疫情以及监测、预警的相关信息。接到通报的疾病预防控制机构和医疗机构应当及时告知本单位的有关人员。

第三十五条　国务院卫生行政部门应当及时向国务院其他有关部门和各省、自治区、直辖市人民政府卫生行政部门通报全国传染病疫情以及监测、预警的相关信息。

毗邻的以及相关的地方人民政府卫生行政部门，应当及时互相通报本行政区域的传染病疫情以及监测、预警的相关信息。

县级以上人民政府有关部门发现传染病疫情时，应当及时向同级人民政府卫生行政部门通报。

中国人民解放军卫生主管部门发现传染病疫情时，应当向国务院卫生行政部门通报。

第三十六条　动物防疫机构和疾病预防控制机构，应当及时互相通报动物间和人间发生的人畜共患传染病疫情以及相关信息。

第三十七条　依照本法的规定负有传染病疫情报告职责的人民政府有关部门、疾病预防控制机构、医疗机构、采供血机构及其工作人员，不得隐瞒、谎报、缓报传染病疫情。

第三十八条　国家建立传染病疫情信息公布制度。

国务院卫生行政部门定期公布全国传染病疫情信息。省、自治区、直辖市人民政府卫生行政部门定期公布本行政区域的传染病疫情信息。

传染病暴发、流行时，国务院卫生行政部门负责向社会公布传染病疫情信息，并可以授权省、自治区、直辖市人民政府卫生行政部门向社会公布本行政区域的传染病疫情信息。

公布传染病疫情信息应当及时、准确。

第四章 疫情控制

第三十九条 医疗机构发现甲类传染病时，应当及时采取下列措施：

（一）对病人、病原携带者，予以隔离治疗，隔离期限根据医学检查结果确定；

（二）对疑似病人，确诊前在指定场所单独隔离治疗；

（三）对医疗机构内的病人、病原携带者、疑似病人的密切接触者，在指定场所进行医学观察和采取其他必要的预防措施。

拒绝隔离治疗或者隔离期未满擅自脱离隔离治疗的，可以由公安机关协助医疗机构采取强制隔离治疗措施。

医疗机构发现乙类或者丙类传染病病人，应当根据病情采取必要的治疗和控制传播措施。

医疗机构对本单位内被传染病病原体污染的场所、物品以及医疗废物，必须依照法律、法规的规定实施消毒和无害化处置。

第四十条 疾病预防控制机构发现传染病疫情或者接到传染病疫情报告时，应当及时采取下列措施：

（一）对传染病疫情进行流行病学调查，根据调查情况提出划定疫点、疫区的建议，对被污染的场所进行卫生处理，对密切接触者，在指定场所进行医学观察和采取其他必要的预防措施，并向卫生行政部门提出疫情控制方案；

（二）传染病暴发、流行时，对疫点、疫区进行卫生处理，向卫生行政部门提出疫情控制方案，并按照卫生行政部门的要求采取措施；

（三）指导下级疾病预防控制机构实施传染病预防、控制措施，组织、指导有关单位对传染病疫情的处理。

第四十一条 对已经发生甲类传染病病例的场所或者该场所内的特定区域的人员，所在地的县级以上地方人民政府可以实施隔离措施，并同时向上一级人民政府报告；接到报告的上级人民政府应当即时作出是否批准的决定。上级人民政府作出不予批准决定的，实施隔离措施的人民政府应当立即解除隔离措施。

在隔离期间，实施隔离措施的人民政府应当对被隔离人员提供生活保障；被隔离人员有工作单位的，所在单位不得停止支付其隔离期间的工作报酬。

隔离措施的解除，由原决定机关决定并宣布。

第四十二条 传染病暴发、流行时，县级以上地方人民政府应当立即组织力量，按照预防、控制预案进行防治，切断传染病的传播途径，必要时，报经上一级人民政府决定，可以采取下列紧急措施并予以公告：

（一）限制或者停止集市、影剧院演出或者其他人群聚集的活动；

（二）停工、停业、停课；

（三）封闭或者封存被传染病病原体污染的公共饮用水源、食品以及相关物品；

（四）控制或者扑杀染疫野生动物、家畜家禽；

（五）封闭可能造成传染病扩散的场所。

上级人民政府接到下级人民政府关于采取前款所列紧急措施的报告时，应当即时作出决定。

紧急措施的解除，由原决定机关决定并宣布。

第四十三条 甲类、乙类传染病暴发、流行时，县级以上地方人民政府报经上一级人民政府决定，可以宣布本行政区域部分或者全部为疫区；国务院可以决定并宣布跨省、自治区、直辖市的疫区。县级以上地方人民政府可以在疫区内采取本法第四十二条规定的紧急措施，并可以对出入疫区的人员、物资和交通工具实施卫生检疫。

省、自治区、直辖市人民政府可以决定对本行政区域内的甲类传染病疫区实施封锁；但是，封锁大、中城市的疫区或者封锁跨省、自治区、直辖市的疫区，以及封锁疫区导致中断干线交通或者封锁国境的，由国务院决定。

疫区封锁的解除，由原决定机关决定并宣布。

第四十四条　发生甲类传染病时，为了防止该传染病通过交通工具及其乘运的人员、物资传播，可以实施交通卫生检疫。具体办法由国务院制定。

第四十五条　传染病暴发、流行时，根据传染病疫情控制的需要，国务院有权在全国范围或者跨省、自治区、直辖市范围内，县级以上地方人民政府有权在本行政区域内紧急调集人员或者调用储备物资，临时征用房屋、交通工具以及相关设施、设备。

紧急调集人员的，应当按照规定给予合理报酬。临时征用房屋、交通工具以及相关设施、设备的，应当依法给予补偿；能返还的，应当及时返还。

第四十六条　患甲类传染病、炭疽死亡的，应当将尸体立即进行卫生处理，就近火化。患其他传染病死亡的，必要时，应当将尸体进行卫生处理后火化或者按照规定深埋。

为了查找传染病病因，医疗机构在必要时可以按照国务院卫生行政部门的规定，对传染病病人尸体或者疑似传染病病人尸体进行解剖查验，并应当告知死者家属。

第四十七条　疫区中被传染病病原体污染或者可能被传染病病原体污染的物品，经消毒可以使用的，应当在当地疾病预防控制机构的指导下，进行消毒处理后，方可使用、出售和运输。

第四十八条　发生传染病疫情时，疾病预防控制机构和省级以上人民政府卫生行政部门指派的其他与传染病有关的专业技术机构，可以进入传染病疫点、疫区进行调查、采集样本、技术分析和检验。

第四十九条　传染病暴发、流行时，药品和医疗器械生产、供应单位应当及时生产、供应防治传染病的药品和医疗器械。铁路、交通、民用航空经营单位必须优先运送处理传染病疫情的人员以及防治传染病的药品和医疗器械。县级以上人民政府有关部门应当做好组织协调工作。

第五章　医疗救治

第五十条　县级以上人民政府应当加强和完善传染病医疗救治服务网络的建设，指定具备传染病救治条件和能力的医疗机构承担传染病救治任务，或者根据传染病救治需要设置传染病医院。

第五十一条　医疗机构的基本标准、建筑设计和服务流程，应当符合预防传染病医院感染的要求。

医疗机构应当按照规定对使用的医疗器械进行消毒；对按照规定一次使用的医疗器具，应当在使用后予以销毁。

医疗机构应当按照国务院卫生行政部门规定的传染病诊断标准和治疗要求，采取相应措施，提高传染病医疗救治能力。

第五十二条　医疗机构应当对传染病病人或者疑似传染病病人提供医疗救护、现场救援和接诊治疗，书写病历记录以及其他有关资料，并妥善保管。

医疗机构应当实行传染病预检、分诊制度；对传染病病人、疑似传染病病人，应当引导至相对隔离的分诊点进行初诊。医疗机构不具备相应救治能力的，应当将患者及其病历记录复印件一并转至具备相应救治能力的医疗机构。具体办法由国务院卫生行政部门规定。

第六章　监督管理

第五十三条　县级以上人民政府卫生行政部门对传染病防治工作履行下列监督检查职责：

(一)对下级人民政府卫生行政部门履行本法规定的传染病防治职责进行监督检查;

(二)对疾病预防控制机构、医疗机构的传染病防治工作进行监督检查;

(三)对采供血机构的采供血活动进行监督检查;

(四)对用于传染病防治的消毒产品及其生产单位进行监督检查,并对饮用水供水单位从事生产或者供应活动以及涉及饮用水卫生安全的产品进行监督检查;

(五)对传染病菌种、毒种和传染病检测样本的采集、保藏、携带、运输、使用进行监督检查;

(六)对公共场所和有关单位的卫生条件和传染病预防、控制措施进行监督检查。

省级以上人民政府卫生行政部门负责组织对传染病防治重大事项的处理。

第五十四条　县级以上人民政府卫生行政部门在履行监督检查职责时,有权进入被检查单位和传染病疫情发生现场调查取证,查阅或者复制有关的资料和采集样本。被检查单位应当予以配合,不得拒绝、阻挠。

第五十五条　县级以上地方人民政府卫生行政部门在履行监督检查职责时,发现被传染病病原体污染的公共饮用水源、食品以及相关物品,如不及时采取控制措施可能导致传染病传播、流行的,可以采取封闭公共饮用水源、封存食品以及相关物品或者暂停销售的临时控制措施,并予以检验或者进行消毒。经检验,属于被污染的食品,应当予以销毁;对未被污染的食品或者经消毒后可以使用的物品,应当解除控制措施。

第五十六条　卫生行政部门工作人员依法执行职务时,应当不少于两人,并出示执法证件,填写卫生执法文书。

卫生执法文书经核对无误后,应当由卫生执法人员和当事人签名。当事人拒绝签名的,卫生执法人员应当注明情况。

第五十七条　卫生行政部门应当依法建立健全内部监督制度,对其工作人员依据法定职权和程序履行职责的情况进行监督。

上级卫生行政部门发现下级卫生行政部门不及时处理职责范围内的事项或者不履行职责的,应当责令纠正或者直接予以处理。

第五十八条　卫生行政部门及其工作人员履行职责,应当自觉接受社会和公民的监督。单位和个人有权向上级人民政府及其卫生行政部门举报违反本法的行为。接到举报的有关人民政府或者其卫生行政部门,应当及时调查处理。

第七章　保障措施

第五十九条　国家将传染病防治工作纳入国民经济和社会发展计划,县级以上地方人民政府将传染病防治工作纳入本行政区域的国民经济和社会发展计划。

第六十条　县级以上地方人民政府按照本级政府职责负责本行政区域内传染病预防、控制、监督工作的日常经费。

国务院卫生行政部门会同国务院有关部门,根据传染病流行趋势,确定全国传染病预防、控制、救治、监测、预测、预警、监督检查等项目。中央财政对困难地区实施重大传染病防治项目给予补助。

省、自治区、直辖市人民政府根据本行政区域内传染病流行趋势,在国务院卫生行政部门确定的项目范围内,确定传染病预防、控制、监督等项目,并保障项目的实施经费。

第六十一条　国家加强基层传染病防治体系建设,扶持贫困地区和少数民族地区的传染病防治工作。

地方各级人民政府应当保障城市社区、农村基层传染病预防工作的经费。

第六十二条　国家对患有特定传染病的困难人群实行医疗救助,减免医疗费用。具体办法由国务院卫生行政部门会同国务院财政部门等部门制定。

第六十三条　县级以上人民政府负责储备防治传染病的药品、医疗器械和其他物资，以备调用。

第六十四条　对从事传染病预防、医疗、科研、教学、现场处理疫情的人员，以及在生产、工作中接触传染病病原体的其他人员，有关单位应当按照国家规定，采取有效的卫生防护措施和医疗保健措施，并给予适当的津贴。

第八章　法律责任

第六十五条　地方各级人民政府未依照本法的规定履行报告职责，或者隐瞒、谎报、缓报传染病疫情，或者在传染病暴发、流行时，未及时组织救治、采取控制措施的，由上级人民政府责令改正，通报批评；造成传染病传播、流行或者其他严重后果的，对负有责任的主管人员，依法给予行政处分；构成犯罪的，依法追究刑事责任。

第六十六条　县级以上人民政府卫生行政部门违反本法规定，有下列情形之一的，由本级人民政府、上级人民政府卫生行政部门责令改正，通报批评；造成传染病传播、流行或者其他严重后果的，对负有责任的主管人员和其他直接责任人员，依法给予行政处分；构成犯罪的，依法追究刑事责任：

（一）未依法履行传染病疫情通报、报告或者公布职责，或者隐瞒、谎报、缓报传染病疫情的；

（二）发生或者可能发生传染病传播时未及时采取预防、控制措施的；

（三）未依法履行监督检查职责，或者发现违法行为不及时查处的；

（四）未及时调查、处理单位和个人对下级卫生行政部门不履行传染病防治职责的举报的；

（五）违反本法的其他失职、渎职行为。

第六十七条　县级以上人民政府有关部门未依照本法的规定履行传染病防治和保障职责的，由本级人民政府或者上级人民政府有关部门责令改正，通报批评；造成传染病传播、流行或者其他严重后果的，对负有责任的主管人员和其他直接责任人员，依法给予行政处分；构成犯罪的，依法追究刑事责任。

第六十八条　疾病预防控制机构违反本法规定，有下列情形之一的，由县级以上人民政府卫生行政部门责令限期改正，通报批评，给予警告；对负有责任的主管人员和其他直接责任人员，依法给予降级、撤职、开除的处分，并可以依法吊销有关责任人员的执业证书；构成犯罪的，依法追究刑事责任：

（一）未依法履行传染病监测职责的；

（二）未依法履行传染病疫情报告、通报职责，或者隐瞒、谎报、缓报传染病疫情的；

（三）未主动收集传染病疫情信息，或者对传染病疫情信息和疫情报告未及时进行分析、调查、核实的；

（四）发现传染病疫情时，未依据职责及时采取本法规定的措施的；

（五）故意泄露传染病病人、病原携带者、疑似传染病病人、密切接触者涉及个人隐私的有关信息、资料的。

第六十九条　医疗机构违反本法规定，有下列情形之一的，由县级以上人民政府卫生行政部门责令改正，通报批评，给予警告；造成传染病传播、流行或者其他严重后果的，对负有责任的主管人员和其他直接责任人员，依法给予降级、撤职、开除的处分，并可以依法吊销有关责任人员的执业证书；构成犯罪的，依法追究刑事责任：

（一）未按照规定承担本单位的传染病预防、控制工作、医院感染控制任务和责任区域内的传染病预防工作的；

（二）未按照规定报告传染病疫情，或者隐瞒、谎报、缓报传染病疫情的；

（三）发现传染病疫情时，未按照规定对传染病病人、疑似传染病病人提供医疗救护、现场救援、接

诊、转诊的,或者拒绝接受转诊的;

(四)未按照规定对本单位内被传染病病原体污染的场所、物品以及医疗废物实施消毒或者无害化处置的;

(五)未按照规定对医疗器械进行消毒,或者对按照规定一次使用的医疗器具未予销毁,再次使用的;

(六)在医疗救治过程中未按照规定保管医学记录资料的;

(七)故意泄露传染病病人、病原携带者、疑似传染病病人、密切接触者涉及个人隐私的有关信息、资料的。

第七十条 采供血机构未按照规定报告传染病疫情,或者隐瞒、谎报、缓报传染病疫情,或者未执行国家有关规定,导致因输入血液引起经血液传播疾病发生的,由县级以上人民政府卫生行政部门责令改正,通报批评,给予警告;造成传染病传播、流行或者其他严重后果的,对负有责任的主管人员和其他直接责任人员,依法给予降级、撤职、开除的处分,并可以依法吊销采供血机构的执业许可证;构成犯罪的,依法追究刑事责任。

非法采集血液或者组织他人出卖血液的,由县级以上人民政府卫生行政部门予以取缔,没收违法所得,可以并处十万元以下的罚款;构成犯罪的,依法追究刑事责任。

第七十一条 国境卫生检疫机关、动物防疫机构未依法履行传染病疫情通报职责的,由有关部门在各自职责范围内责令改正,通报批评;造成传染病传播、流行或者其他严重后果的,对负有责任的主管人员和其他直接责任人员,依法给予降级、撤职、开除的处分;构成犯罪的,依法追究刑事责任。

第七十二条 铁路、交通、民用航空经营单位未依照本法的规定优先运送处理传染病疫情的人员以及防治传染病的药品和医疗器械的,由有关部门责令限期改正,给予警告;造成严重后果的,对负有责任的主管人员和其他直接责任人员,依法给予降级、撤职、开除的处分。

第七十三条 违反本法规定,有下列情形之一,导致或者可能导致传染病传播、流行的,由县级以上人民政府卫生行政部门责令限期改正,没收违法所得,可以并处五万元以下的罚款;已取得许可证的,原发证部门可以依法暂扣或者吊销许可证;构成犯罪的,依法追究刑事责任:

(一)饮用水供水单位供应的饮用水不符合国家卫生标准和卫生规范的;

(二)涉及饮用水卫生安全的产品不符合国家卫生标准和卫生规范的;

(三)用于传染病防治的消毒产品不符合国家卫生标准和卫生规范的;

(四)出售、运输疫区中被传染病病原体污染或者可能被传染病病原体污染的物品,未进行消毒处理的;

(五)生物制品生产单位生产的血液制品不符合国家质量标准的。

第七十四条 违反本法规定,有下列情形之一的,由县级以上地方人民政府卫生行政部门责令改正,通报批评,给予警告,已取得许可证的,可以依法暂扣或者吊销许可证;造成传染病传播、流行以及其他严重后果的,对负有责任的主管人员和其他直接责任人员,依法给予降级、撤职、开除的处分,并可以依法吊销有关责任人员的执业证书;构成犯罪的,依法追究刑事责任:

(一)疾病预防控制机构、医疗机构和从事病原微生物实验的单位,不符合国家规定的条件和技术标准,对传染病病原体样本未按照规定进行严格管理,造成实验室感染和病原微生物扩散的;

(二)违反国家有关规定,采集、保藏、携带、运输和使用传染病菌种、毒种和传染病检测样本的;

(三)疾病预防控制机构、医疗机构未执行国家有关规定,导致因输入血液、使用血液制品引起经血液传播疾病发生的。

第七十五条 未经检疫出售、运输与人畜共患传染病有关的野生动物、家畜家禽的,由县级以上地方人民政府畜牧兽医行政部门责令停止违法行为,并依法给予行政处罚。

第七十六条　在国家确认的自然疫源地兴建水利、交通、旅游、能源等大型建设项目，未经卫生调查进行施工的，或者未按照疾病预防控制机构的意见采取必要的传染病预防、控制措施的，由县级以上人民政府卫生行政部门责令限期改正，给予警告，处五千元以上三万元以下的罚款；逾期不改正的，处三万元以上十万元以下的罚款，并可以提请有关人民政府依据职责权限，责令停建、关闭。

第七十七条　单位和个人违反本法规定，导致传染病传播、流行，给他人人身、财产造成损害的，应当依法承担民事责任。

第九章　附　则

第七十八条　本法中下列用语的含义：

（一）传染病病人、疑似传染病病人：指根据国务院卫生行政部门发布的《中华人民共和国传染病防治法规定管理的传染病诊断标准》，符合传染病病人和疑似传染病病人诊断标准的人。

（二）病原携带者：指感染病原体无临床症状但能排出病原体的人。

（三）流行病学调查：指对人群中疾病或者健康状况的分布及其决定因素进行调查研究，提出疾病预防控制措施及保健对策。

（四）疫点：指病原体从传染源向周围播散的范围较小或者单个疫源地。

（五）疫区：指传染病在人群中暴发、流行，其病原体向周围播散时所能波及的地区。

（六）人畜共患传染病：指人与脊椎动物共同罹患的传染病，如鼠疫、狂犬病、血吸虫病等。

（七）自然疫源地：指某些可引起人类传染病的病原体在自然界的野生动物中长期存在和循环的地区。

（八）病媒生物：指能够将病原体从人或者其他动物传播给人的生物，如蚊、蝇、蚤类等。

（九）医源性感染：指在医学服务中，因病原体传播引起的感染。

（十）医院感染：指住院病人在医院内获得的感染，包括在住院期间发生的感染和在医院内获得出院后发生的感染，但不包括入院前已开始或者入院时已处于潜伏期的感染。医院工作人员在医院内获得的感染也属医院感染。

（十一）实验室感染：指从事实验室工作时，因接触病原体所致的感染。

（十二）菌种、毒种：指可能引起本法规定的传染病发生的细菌菌种、病毒毒种。

（十三）消毒：指用化学、物理、生物的方法杀灭或者消除环境中的病原微生物。

（十四）疾病预防控制机构：指从事疾病预防控制活动的疾病预防控制中心以及与上述机构业务活动相同的单位。

（十五）医疗机构：指按照《医疗机构管理条例》取得医疗机构执业许可证，从事疾病诊断、治疗活动的机构。

第七十九条　传染病防治中有关食品、药品、血液、水、医疗废物和病原微生物的管理以及动物防疫和国境卫生检疫，本法未规定的，分别适用其他有关法律、行政法规的规定。

第八十条　本法自 2004 年 12 月 1 日起施行。

附录二　突发公共卫生事件应急条例

（2003 年 5 月 9 日中华人民共和国国务院令第 376 号公布　根据 2011 年 1 月 8 日《国务院关于废止和修改部分行政法规的决定》修订）

第一章　总　则

第一条　为了有效预防、及时控制和消除突发公共卫生事件的危害，保障公众身体健康与生命安全,维护正常的社会秩序,制定本条例。

第二条 本条例所称突发公共卫生事件(以下简称突发事件),是指突然发生,造成或者可能造成社会公众健康严重损害的重大传染病疫情、群体性不明原因疾病、重大食物和职业中毒以及其他严重影响公众健康的事件。

第三条 突发事件发生后,国务院设立全国突发事件应急处理指挥部,由国务院有关部门和军队有关部门组成,国务院主管领导人担任总指挥,负责对全国突发事件应急处理的统一领导、统一指挥。

国务院卫生行政主管部门和其他有关部门,在各自的职责范围内做好突发事件应急处理的有关工作。

第四条 突发事件发生后,省、自治区、直辖市人民政府成立地方突发事件应急处理指挥部,省、自治区、直辖市人民政府主要领导人担任总指挥,负责领导、指挥本行政区域内突发事件应急处理工作。

县级以上地方人民政府卫生行政主管部门,具体负责组织突发事件的调查、控制和医疗救治工作。

县级以上地方人民政府有关部门,在各自的职责范围内做好突发事件应急处理的有关工作。

第五条 突发事件应急工作,应当遵循预防为主、常备不懈的方针,贯彻统一领导、分级负责、反应及时、措施果断、依靠科学、加强合作的原则。

第六条 县级以上各级人民政府应当组织开展防治突发事件相关科学研究,建立突发事件应急流行病学调查、传染源隔离、医疗救护、现场处置、监督检查、监测检验、卫生防护等有关物资、设备、设施、技术与人才资源储备,所需经费列入本级政府财政预算。

国家对边远贫困地区突发事件应急工作给予财政支持。

第七条 国家鼓励、支持开展突发事件监测、预警、反应处理有关技术的国际交流与合作。

第八条 国务院有关部门和县级以上地方人民政府及其有关部门,应当建立严格的突发事件防范和应急处理责任制,切实履行各自的职责,保证突发事件应急处理工作的正常进行。

第九条 县级以上各级人民政府及其卫生行政主管部门,应当对参加突发事件应急处理的医疗卫生人员,给予适当补助和保健津贴;对参加突发事件应急处理作出贡献的人员,给予表彰和奖励;对因参与应急处理工作致病、致残、死亡的人员,按照国家有关规定,给予相应的补助和抚恤。

第二章 预防与应急准备

第十条 国务院卫生行政主管部门按照分类指导、快速反应的要求,制定全国突发事件应急预案,报请国务院批准。

省、自治区、直辖市人民政府根据全国突发事件应急预案,结合本地实际情况,制定本行政区域的突发事件应急预案。

第十一条 全国突发事件应急预案应当包括以下主要内容:

(一)突发事件应急处理指挥部的组成和相关部门的职责;

(二)突发事件的监测与预警;

(三)突发事件信息的收集、分析、报告、通报制度;

(四)突发事件应急处理技术和监测机构及其任务;

(五)突发事件的分级和应急处理工作方案;

(六)突发事件预防、现场控制,应急设施、设备、救治药品和医疗器械以及其他物资和技术的储备与调度;

(七)突发事件应急处理专业队伍的建设和培训。

第十二条　突发事件应急预案应当根据突发事件的变化和实施中发现的问题及时进行修订、补充。

第十三条　地方各级人民政府应当依照法律、行政法规的规定，做好传染病预防和其他公共卫生工作，防范突发事件的发生。

县级以上各级人民政府卫生行政主管部门和其他有关部门，应当对公众开展突发事件应急知识的专门教育，增强全社会对突发事件的防范意识和应对能力。

第十四条　国家建立统一的突发事件预防控制体系。

县级以上地方人民政府应当建立和完善突发事件监测与预警系统。

县级以上各级人民政府卫生行政主管部门，应当指定机构负责开展突发事件的日常监测，并确保监测与预警系统的正常运行。

第十五条　监测与预警工作应当根据突发事件的类别，制定监测计划，科学分析、综合评价监测数据。对早期发现的潜在隐患以及可能发生的突发事件，应当依照本条例规定的报告程序和时限及时报告。

第十六条　国务院有关部门和县级以上地方人民政府及其有关部门，应当根据突发事件应急预案的要求，保证应急设施、设备、救治药品和医疗器械等物资储备。

第十七条　县级以上各级人民政府应当加强急救医疗服务网络的建设，配备相应的医疗救治药物、技术、设备和人员，提高医疗卫生机构应对各类突发事件的救治能力。

设区的市级以上地方人民政府应当设置与传染病防治工作需要相适应的传染病专科医院，或者指定具备传染病防治条件和能力的医疗机构承担传染病防治任务。

第十八条　县级以上地方人民政府卫生行政主管部门，应当定期对医疗卫生机构和人员开展突发事件应急处理相关知识、技能的培训，定期组织医疗卫生机构进行突发事件应急演练，推广最新知识和先进技术。

第三章　报告与信息发布

第十九条　国家建立突发事件应急报告制度。

国务院卫生行政主管部门制定突发事件应急报告规范，建立重大、紧急疫情信息报告系统。

有下列情形之一的，省、自治区、直辖市人民政府应当在接到报告 1 小时内，向国务院卫生行政主管部门报告：

（一）发生或者可能发生传染病暴发、流行的；

（二）发生或者发现不明原因的群体性疾病的；

（三）发生传染病菌种、毒种丢失的；

（四）发生或者可能发生重大食物和职业中毒事件的。

国务院卫生行政主管部门对可能造成重大社会影响的突发事件，应当立即向国务院报告。

第二十条　突发事件监测机构、医疗卫生机构和有关单位发现有本条例第十九条规定情形之一的，应当在 2 小时内向所在地县级人民政府卫生行政主管部门报告；接到报告的卫生行政主管部门应当在 2 小时内向本级人民政府报告，并同时向上级人民政府卫生行政主管部门和国务院卫生行政主管部门报告。

县级人民政府应当在接到报告后 2 小时内向设区的市级人民政府或者上一级人民政府报告；设区的市级人民政府应当在接到报告后 2 小时内向省、自治区、直辖市人民政府报告。

第二十一条　任何单位和个人对突发事件，不得隐瞒、缓报、谎报或者授意他人隐瞒、缓报、谎报。

第二十二条　接到报告的地方人民政府、卫生行政主管部门依照本条例规定报告的同时，应当立即组织力量对报告事项调查核实、确证,采取必要的控制措施,并及时报告调查情况。

第二十三条　国务院卫生行政主管部门应当根据发生突发事件的情况,及时向国务院有关部门和各省、自治区、直辖市人民政府卫生行政主管部门以及军队有关部门通报。

突发事件发生地的省、自治区、直辖市人民政府卫生行政主管部门,应当及时向毗邻省、自治区、直辖市人民政府卫生行政主管部门通报。

接到通报的省、自治区、直辖市人民政府卫生行政主管部门,必要时应当及时通知本行政区域内的医疗卫生机构。

县级以上地方人民政府有关部门,已经发生或者发现可能引起突发事件的情形时,应当及时向同级人民政府卫生行政主管部门通报。

第二十四条　国家建立突发事件举报制度,公布统一的突发事件报告、举报电话。

任何单位和个人有权向人民政府及其有关部门报告突发事件隐患,有权向上级人民政府及其有关部门举报地方人民政府及其有关部门不履行突发事件应急处理职责,或者不按照规定履行职责的情况。接到报告、举报的有关人民政府及其有关部门,应当立即组织对突发事件隐患、不履行或者不按照规定履行突发事件应急处理职责的情况进行调查处理。

对举报突发事件有功的单位和个人,县级以上各级人民政府及其有关部门应当予以奖励。

第二十五条　国家建立突发事件的信息发布制度。

国务院卫生行政主管部门负责向社会发布突发事件的信息。必要时,可以授权省、自治区、直辖市人民政府卫生行政主管部门向社会发布本行政区域内突发事件的信息。

信息发布应当及时、准确、全面。

第四章　应急处理

第二十六条　突发事件发生后,卫生行政主管部门应当组织专家对突发事件进行综合评估,初步判断突发事件的类型,提出是否启动突发事件应急预案的建议。

第二十七条　在全国范围内或者跨省、自治区、直辖市范围内启动全国突发事件应急预案,由国务院卫生行政主管部门报国务院批准后实施。省、自治区、直辖市启动突发事件应急预案,由省、自治区、直辖市人民政府决定,并向国务院报告。

第二十八条　全国突发事件应急处理指挥部对突发事件应急处理工作进行督察和指导,地方各级人民政府及其有关部门应当予以配合。

省、自治区、直辖市突发事件应急处理指挥部对本行政区域内突发事件应急处理工作进行督察和指导。

第二十九条　省级以上人民政府卫生行政主管部门或者其他有关部门指定的突发事件应急处理专业技术机构,负责突发事件的技术调查、确证、处置、控制和评价工作。

第三十条　国务院卫生行政主管部门对新发现的突发传染病,根据危害程度、流行强度,依照《中华人民共和国传染病防治法》的规定及时宣布为法定传染病;宣布为甲类传染病的,由国务院决定。

第三十一条　应急预案启动前,县级以上各级人民政府有关部门应当根据突发事件的实际情况,做好应急处理准备,采取必要的应急措施。

应急预案启动后,突发事件发生地的人民政府有关部门,应当根据预案规定的职责要求,服从突发事件应急处理指挥部的统一指挥,立即到达规定岗位,采取有关的控制措施。

医疗卫生机构、监测机构和科学研究机构,应当服从突发事件应急处理指挥部的统一指挥,相互配合、协作,集中力量开展相关的科学研究工作。

第三十二条　突发事件发生后,国务院有关部门和县级以上地方人民政府及其有关部门,应当保

笔记

证突发事件应急处理所需的医疗救护设备、救治药品、医疗器械等物资的生产、供应;铁路、交通、民用航空行政主管部门应当保证及时运送。

第三十三条　根据突发事件应急处理的需要,突发事件应急处理指挥部有权紧急调集人员、储备的物资、交通工具以及相关设施、设备;必要时,对人员进行疏散或者隔离,并可以依法对传染病疫区实行封锁。

第三十四条　突发事件应急处理指挥部根据突发事件应急处理的需要,可以对食物和水源采取控制措施。

县级以上地方人民政府卫生行政主管部门应当对突发事件现场等采取控制措施,宣传突发事件防治知识,及时对易受感染的人群和其他易受损害的人群采取应急接种、预防性投药、群体防护等措施。

第三十五条　参加突发事件应急处理的工作人员,应当按照预案的规定,采取卫生防护措施,并在专业人员的指导下进行工作。

第三十六条　国务院卫生行政主管部门或者其他有关部门指定的专业技术机构,有权进入突发事件现场进行调查、采样、技术分析和检验,对地方突发事件的应急处理工作进行技术指导,有关单位和个人应当予以配合;任何单位和个人不得以任何理由予以拒绝。

第三十七条　对新发现的突发传染病、不明原因的群体性疾病、重大食物和职业中毒事件,国务院卫生行政主管部门应当尽快组织力量制定相关的技术标准、规范和控制措施。

第三十八条　交通工具上发现根据国务院卫生行政主管部门的规定需要采取应急控制措施的传染病病人、疑似传染病病人,其负责人应当以最快的方式通知前方停靠点,并向交通工具的营运单位报告。交通工具的前方停靠点和营运单位应当立即向交通工具营运单位行政主管部门和县级以上地方人民政府卫生行政主管部门报告。卫生行政主管部门接到报告后,应当立即组织有关人员采取相应的医学处置措施。

交通工具上的传染病病人密切接触者,由交通工具停靠点的县级以上各级人民政府卫生行政主管部门或者铁路、交通、民用航空行政主管部门,根据各自的职责,依照传染病防治法律、行政法规的规定,采取控制措施。

涉及国境口岸和入出境的人员、交通工具、货物、集装箱、行李、邮包等需要采取传染病应急控制措施的,依照国境卫生检疫法律、行政法规的规定办理。

第三十九条　医疗卫生机构应当对因突发事件致病的人员提供医疗救护和现场救援,对就诊病人必须接诊治疗,并书写详细、完整的病历记录;对需要转送的病人,应当按照规定将病人及其病历记录的复印件转送至接诊的或者指定的医疗机构。

医疗卫生机构内应当采取卫生防护措施,防止交叉感染和污染。

医疗卫生机构应当对传染病病人密切接触者采取医学观察措施,传染病病人密切接触者应当予以配合。

医疗机构收治传染病病人、疑似传染病病人,应当依法报告所在地的疾病预防控制机构。接到报告的疾病预防控制机构应当立即对可能受到危害的人员进行调查,根据需要采取必要的控制措施。

第四十条　传染病暴发、流行时,街道、乡镇以及居民委员会、村民委员会应当组织力量,团结协作,群防群治,协助卫生行政主管部门和其他有关部门、医疗卫生机构做好疫情信息的收集和报告、人员的分散隔离、公共卫生措施的落实工作,向居民、村民宣传传染病防治的相关知识。

第四十一条　对传染病暴发、流行区域内流动人口,突发事件发生地的县级以上地方人民政府应当做好预防工作,落实有关卫生控制措施;对传染病病人和疑似传染病病人,应当采取就地隔离、就地观察、就地治疗的措施。对需要治疗和转诊的,应当依照本条例第三十九条第一款的规定执行。

第四十二条　有关部门、医疗卫生机构应当对传染病做到早发现、早报告、早隔离、早治疗，切断传播途径，防止扩散。

第四十三条　县级以上各级人民政府应当提供必要资金，保障因突发事件致病、致残的人员得到及时、有效的救治。具体办法由国务院财政部门、卫生行政主管部门和劳动保障行政主管部门制定。

第四十四条　在突发事件中需要接受隔离治疗、医学观察措施的病人、疑似病人和传染病病人密切接触者在卫生行政主管部门或者有关机构采取医学措施时应当予以配合；拒绝配合的，由公安机关依法协助强制执行。

第五章　法律责任

第四十五条　县级以上地方人民政府及其卫生行政主管部门未依照本条例的规定履行报告职责，对突发事件隐瞒、缓报、谎报或者授意他人隐瞒、缓报、谎报的，对政府主要领导人及其卫生行政主管部门主要负责人，依法给予降级或者撤职的行政处分；造成传染病传播、流行或者对社会公众健康造成其他严重危害后果的，依法给予开除的行政处分；构成犯罪的，依法追究刑事责任。

第四十六条　国务院有关部门、县级以上地方人民政府及其有关部门未依照本条例的规定，完成突发事件应急处理所需要的设施、设备、药品和医疗器械等物资的生产、供应、运输和储备的，对政府主要领导人和政府部门主要负责人依法给予降级或者撤职的行政处分；造成传染病传播、流行或者对社会公众健康造成其他严重危害后果的，依法给予开除的行政处分；构成犯罪的，依法追究刑事责任。

第四十七条　突发事件发生后，县级以上地方人民政府及其有关部门对上级人民政府有关部门的调查不予配合，或者采取其他方式阻碍、干涉调查的，对政府主要领导人和政府部门主要负责人依法给予降级或者撤职的行政处分；构成犯罪的，依法追究刑事责任。

第四十八条　县级以上各级人民政府卫生行政主管部门和其他有关部门在突发事件调查、控制、医疗救治工作中玩忽职守、失职、渎职的，由本级人民政府或者上级人民政府有关部门责令改正、通报批评、给予警告；对主要负责人、负有责任的主管人员和其他责任人员依法给予降级、撤职的行政处分；造成传染病传播、流行或者对社会公众健康造成其他严重危害后果的，依法给予开除的行政处分；构成犯罪的，依法追究刑事责任。

第四十九条　县级以上各级人民政府有关部门拒不履行应急处理职责的，由同级人民政府或者上级人民政府有关部门责令改正、通报批评、给予警告；对主要负责人、负有责任的主管人员和其他责任人员依法给予降级、撤职的行政处分；造成传染病传播、流行或者对社会公众健康造成其他严重危害后果的，依法给予开除的行政处分；构成犯罪的，依法追究刑事责任。

第五十条　医疗卫生机构有下列行为之一的，由卫生行政主管部门责令改正、通报批评、给予警告；情节严重的，吊销《医疗机构执业许可证》；对主要负责人、负有责任的主管人员和其他直接责任人员依法给予降级或者撤职的纪律处分；造成传染病传播、流行或者对社会公众健康造成其他严重危害后果，构成犯罪的，依法追究刑事责任：

（一）未依照本条例的规定履行报告职责，隐瞒、缓报或者谎报的；

（二）未依照本条例的规定及时采取控制措施的；

（三）未依照本条例的规定履行突发事件监测职责的；

（四）拒绝接诊病人的；

（五）拒不服从突发事件应急处理指挥部调度的。

第五十一条　在突发事件应急处理工作中，有关单位和个人未依照本条例的规定履行报告职责，隐瞒、缓报或者谎报，阻碍突发事件应急处理工作人员执行职务，拒绝国务院卫生行政主管部门或者其他有关部门指定的专业技术机构进入突发事件现场，或者不配合调查、采样、技术分析和检验的，对有关责任人员依法给予行政处分或者纪律处分；触犯《中华人民共和国治安管理处罚法》，构成违反治安管理行为的，由公安机关依法予以处罚；构成犯罪的，依法追究刑事责任。

第五十二条　在突发事件发生期间，散布谣言、哄抬物价、欺骗消费者，扰乱社会秩序、市场秩序的，由公安机关或者工商行政管理部门依法给予行政处罚；构成犯罪的，依法追究刑事责任。

第六章　附　则

第五十三条　中国人民解放军、武装警察部队医疗卫生机构参与突发事件应急处理的，依照本条例的规定和军队的相关规定执行。

第五十四条　本条例自公布之日起施行。

附录三　突发公共卫生事件与传染病疫情监测信息报告管理办法

（2003年11月7日卫生部令第37号发布 自发布之日起施行　根据2006年8月22日《卫生部关于修改〈突发公共卫生事件与传染病疫情监测信息报告管理办法〉（卫生部第37号令）的通知》（卫疾控发〔2006〕332号）修订）

第一章　总　则

第一条　为加强突发公共卫生事件与传染病疫情监测信息报告管理工作，提供及时、科学的防治决策信息，有效预防、及时控制和消除突发公共卫生事件和传染病的危害，保障公众身体健康与生命安全，根据《中华人民共和国传染病防治法》（以下简称传染病防治法）和《突发公共卫生事件应急条例》（以下简称应急条例）等法律法规的规定，制定本办法。

第二条　本办法适用于传染病防治法、应急条例和国家有关法律法规中规定的突发公共卫生事件与传染病疫情监测信息报告管理工作。

第三条　突发公共卫生事件与传染病疫情监测信息报告，坚持依法管理，分级负责，快速准确，安全高效的原则。

第四条　国务院卫生行政部门对全国突发公共卫生事件与传染病疫情监测信息报告实施统一监督管理。

县级以上地方卫生行政部门对本行政区域突发公共卫生事件与传染病疫情监测信息报告实施监督管理。

第五条　国务院卫生行政部门及省、自治区、直辖市卫生行政部门鼓励、支持开展突发公共卫生事件与传染病疫情监测信息报告管理的科学技术研究和国际交流合作。

第六条　县级以上各级人民政府及其卫生行政部门，应当对在突发公共卫生事件与传染病疫情监测信息报告管理工作中做出贡献的人员，给予表彰和奖励。

第七条　任何单位和个人必须按照规定及时如实报告突发公共卫生事件与传染病疫情信息，不得瞒报、缓报、谎报或者授意他人瞒报、缓报、谎报。

第二章　组织管理

第八条　各级疾病预防控制机构按照专业分工，承担责任范围内突发公共卫生事件和传染病疫情监测、信息报告与管理工作，具体职责为：

（一）按照属地化管理原则，当地疾病预防控制机构负责，对行政辖区内的突发公共卫生事件和传染病疫情进行监测、信息报告与管理；负责收集、核实辖区内突发公共卫生事件、疫情信息和其他信息资料;设置专门的举报、咨询热线电话,接受突发公共卫生事件和疫情的报告、咨询和监督;设置专门工作人员搜集各种来源的突发公共卫生事件和疫情信息。

(二)建立流行病学调查队伍和实验室,负责开展现场流行病学调查与处理,搜索密切接触者、追踪传染源,必要时进行隔离观察;进行疫点消毒及其技术指导;标本的实验室检测检验及报告。

(三)负责公共卫生信息网络维护和管理,疫情资料的报告、分析、利用与反馈;建立监测信息数据库,开展技术指导。

(四)对重点涉外机构或单位发生的疫情,由省级以上疾病预防控制机构进行报告管理和检查指导。

(五)负责人员培训与指导,对下级疾病预防控制机构工作人员进行业务培训;对辖区内医院和下级疾病预防控制机构疫情报告和信息网络管理工作进行技术指导。

第九条　国家建立公共卫生信息监测体系,构建覆盖国家、省、市(地)、县(区)疾病预防控制机构、医疗卫生机构和卫生行政部门的信息网络系统,并向乡(镇)、村和城市社区延伸。

国家建立公共卫生信息管理平台、基础卫生资源数据库和管理应用软件,适应突发公共卫生事件、法定传染病、公共卫生和专病监测的信息采集、汇总、分析、报告等工作的需要。

第十条　各级各类医疗机构承担责任范围内突发公共卫生事件和传染病疫情监测信息报告任务,具体职责为:

(一)建立突发公共卫生事件和传染病疫情信息监测报告制度,包括报告卡和总登记簿、疫情收报、核对、自查、奖惩。

(二)执行首诊负责制,严格门诊工作日志制度以及突发公共卫生事件和疫情报告制度,负责突发公共卫生事件和疫情监测信息报告工作。

(三)建立或指定专门的部门和人员,配备必要的设备,保证突发公共卫生事件和疫情监测信息的网络直接报告。

门诊部、诊所、卫生所(室)等应按照规定时限,以最快通讯方式向发病地疾病预防控制机构进行报告,并同时报出传染病报告卡。

报告卡片邮寄信封应当印有明显的“突发公共卫生事件或疫情”标志及写明 XX 疾病预防控制机构收的字样。

(四)对医生和实习生进行有关突发公共卫生事件和传染病疫情监测信息报告工作的培训。

(五)配合疾病预防控制机构开展流行病学调查和标本采样。

第十一条　流动人员中发生的突发公共卫生事件和传染病患者、病原携带者和疑似传染病患者的报告、处理、疫情登记、统计,由诊治地负责。

第十二条　铁路、交通、民航、厂(场)矿所属的医疗卫生机构发现突发公共卫生事件和传染病疫情,应按属地管理原则向所在地县级疾病预防控制机构报告。

第十三条　军队内的突发公共卫生事件和军人中的传染病疫情监测信息,由中国人民解放军卫生主管部门根据有关规定向国务院卫生行政部门直接报告。

军队所属医疗卫生机构发现地方就诊的传染病患者、病原携带者、疑似传染病患者时,应按属地管理原则向所在地疾病预防控制机构报告。

第十四条　医疗卫生人员未经当事人同意,不得将传染病患者及其家属的姓名、住址和个人病史以任何形式向社会公开。

第十五条　各级政府卫生行政部门对辖区内各级医疗卫生机构负责的突发公共卫生事件和传染病疫情监测信息报告情况,定期进行监督、检查和指导。

第三章 报 告

第十六条 执行职务的医护人员和检疫人员、疾病预防控制人员、乡村医生、个体开业医生均为责任疫情报告人。

责任疫情报告人在执行职务的过程中发现有法定传染病患者、疑似患者或病原携带者，必须按传染病防治法的规定进行疫情报告，履行法律规定的义务。

第十七条 各级各类医疗卫生机构和疾病预防控制机构均为责任报告单位。依照有关法规对责任疫情报告人工作进行监督管理。

乡（镇、地段）级以上的责任报告单位必须建立疫情管理组织，指定专职疫情管理人员，负责本单位或所辖区域内的疫情报告工作。

县（市、区）级以上责任报告单位必须实现计算机网络直报，乡（镇、地段）级责任报告单位应创造条件实现计算机或采集器的网络直报。

第十八条 责任报告人在首次诊断传染病患者后，应立即填写传染病报告卡。

传染病报告卡由录卡单位保留三年。

第十九条 责任报告单位对甲类传染病、传染性非典型肺炎和乙类传染病中艾滋病、肺炭疽、脊髓灰质炎的患者、病原携带者或疑似患者，城镇应于2小时内、农村应于6小时内通过传染病疫情监测信息系统进行报告。

对其它乙类传染病患者、疑似患者和伤寒副伤寒、痢疾、梅毒、淋病、乙型肝炎、白喉、疟疾的病原携带者，应于24小时内通过传染病疫情监测信息系统进行报告。

对丙类传染病和其它传染病，应当在24小时内通过传染病疫情监测信息系统进行报告。

第二十条 有关单位发现突发公共卫生事件时，应当在2小时内向所在地县级人民政府卫生行政部门报告。

接到报告的卫生行政部门应当在2小时内向本级人民政府报告，并同时通过突发公共卫生事件信息报告管理系统向卫生部报告。

卫生部对可能造成重大社会影响的突发公共卫生事件，应当立即向国务院报告。

第四章 调 查

第二十一条 接到突发公共卫生事件报告的地方卫生行政部门，应当立即组织力量对报告事项调查核实、判定性质，采取必要的控制措施，并及时报告调查情况。

不同类别的突发公共卫生事件的调查应当按照《全国突发公共卫生事件应急预案》规定要求执行。

第二十二条 突发公共卫生事件与传染病疫情现场调查应包括以下工作内容：

（一）流行病学个案调查、密切接触者追踪调查和传染病发病原因、发病情况、疾病流行的可能因素等调查；

（二）相关标本或样品的采样、技术分析、检验；

（三）突发公共卫生事件的确证；

（四）卫生监测，包括生活资源受污染范围和严重程度，必要时应在突发事件发生地及相邻省市同时进行。

第二十三条 各级卫生行政部门应当组织疾病预防控制机构等有关领域的专业人员，建立流行病学调查队伍，负责突发公共卫生事件与传染病疫情的流行病学调查工作。

第二十四条 接到甲类传染病、传染性非典型肺炎和乙类传染病中艾滋病、肺炭疽、脊髓灰质炎的疑似患者、病原携带者及其密切接触者等疫情报告的地方疾病预防控制机构，应立即派专业人员赶赴现场进行调查。接到其它乙类、丙类传染病暴发、流行疫情报告后，应在 12 小时内派专业人员赶赴现场进行调查。

第二十五条　各级疾病预防控制机构负责管理国家突发公共卫生事件与传染病疫情监测报告信息系统，各级责任报告单位使用统一的信息系统进行报告。

第二十六条　各级各类医疗机构应积极配合疾病预防控制机构专业人员进行突发公共卫生事件和传染病疫情调查、采样与处理。

第五章　信息管理与通报

第二十七条　各级各类医疗机构所设与诊治传染病有关的科室应当建立门诊日志、住院登记簿和传染病疫情登记簿。

第二十八条　各级各类医疗机构指定的部门和人员，负责本单位突发公共卫生事件和传染病疫情报告卡的收发和核对，设立传染病报告登记簿，统一填报有关报表。

第二十九条　县级疾病预防控制机构负责本辖区内突发公共卫生事件和传染病疫情报告卡、报表的收发、核对、疫情的报告和管理工作。

各级疾病预防控制机构应当按照国家公共卫生监测体系网络系统平台的要求，充分利用报告的信息资料，建立突发公共卫生事件和传染病疫情定期分析通报制度，常规监测时每月不少于三次疫情分析与通报，紧急情况下需每日进行疫情分析与通报。

第三十条　国境口岸所在地卫生行政部门指定的疾病预防控制机构和港口、机场、铁路等疾病预防控制机构及国境卫生检疫机构，发现国境卫生检疫法规定的检疫传染病时，应当互相通报疫情。

第三十一条　发现人畜共患传染病时，当地疾病预防控制机构和农、林部门应当互相通报疫情。

第三十二条　国务院卫生行政部门应当及时通报和公布突发公共卫生事件和传染病疫情，省（自治区、直辖市）人民政府卫生行政部门根据国务院卫生行政部门的授权，及时通报和公布本行政区域的突发公共卫生事件和传染病疫情。

突发公共卫生事件和传染病疫情发布内容包括：

（一）突发公共卫生事件和传染病疫情性质、原因；

（二）突发公共卫生事件和传染病疫情发生地及范围；

（三）突发公共卫生事件和传染病疫情的发病、伤亡及涉及的人员范围；

（四）突发公共卫生事件和传染病疫情处理措施和控制情况；

（五）突发公共卫生事件和传染病疫情发生地的解除。

与港澳台地区及有关国家和世界卫生组织之间的交流与通报办法另行制订。

第六章　监督管理

第三十三条　国务院卫生行政部门对全国突发公共卫生事件与传染病疫情监测信息报告管理工作进行监督、指导。

县级以上地方人民政府卫生行政部门对本行政区域的突发公共卫生事件与传染病疫情监测信息报告管理工作进行监督、指导。

第三十四条　各级卫生监督机构在卫生行政部门的领导下，具体负责本行政区内的突发公共卫生事件与传染病疫情监测信息报告管理工作的监督检查。

第三十五条　各级疾病预防控制机构在卫生行政部门的领导下，具体负责对本行政区域内的突发公共卫生事件与传染病疫情监测信息报告管理工作的技术指导。

第三十六条　各级各类医疗卫生机构在卫生行政部门的领导下，积极开展突发公共卫生事件与传染病疫情监测信息报告管理工作。

第三十七条　任何单位和个人发现责任报告单位或责任疫情报告人有瞒报、缓报、谎报突发公共卫生事件和传染病疫情情况时，应向当地卫生行政部门报告。

第七章　罚　则

第三十八条　医疗机构有下列行为之一的，由县级以上地方卫生行政部门责令改正、通报批评、给予警告；情节严重的，会同有关部门对主要负责人、负有责任的主管人员和其他责任人员依法给予降级、撤职的行政处分；造成传染病传播、流行或者对社会公众健康造成其它严重危害后果，构成犯罪的，依据刑法追究刑事责任：

（一）未建立传染病疫情报告制度的；

（二）未指定相关部门和人员负责传染病疫情报告管理工作的；

（三）瞒报、缓报、谎报发现的传染病患者、病原携带者、疑似患者的。

第三十九条　疾病预防控制机构有下列行为之一的，由县级以上地方卫生行政部门责令改正、通报批评、给予警告；对主要负责人、负有责任的主管人员和其他责任人员依法给予降级、撤职的行政处分；造成传染病传播、流行或者对社会公众健康造成其它严重危害后果，构成犯罪的，依法追究刑事责任：

（一）瞒报、缓报、谎报发现的传染病患者、病原携带者、疑似患者的；

（二）未按规定建立专门的流行病学调查队伍，进行传染病疫情的流行病学调查工作；

（三）在接到传染病疫情报告后，未按规定派人进行现场调查的；

（四）未按规定上报疫情或报告突发公共卫生事件的。

第四十条　执行职务的医疗卫生人员瞒报、缓报、谎报传染病疫情的，由县级以上卫生行政部门给予警告，情节严重的，责令暂停六个月以上一年以下执业活动，或者吊销其执业证书。

责任报告单位和事件发生单位瞒报、缓报、谎报或授意他人不报告突发性公共卫生事件或传染病疫情的，对其主要领导、主管人员和直接责任人由其单位或上级主管机关给予行政处分，造成疫情播散或事态恶化等严重后果的，由司法机关追究其刑事责任。

第四十一条　个体或私营医疗保健机构瞒报、缓报、谎报传染病疫情或突发性公共卫生事件的，由县级以上卫生行政部门责令限期改正，可以处 100 元以上 500 元以下罚款；对造成突发性公共卫生事件和传染病传播流行的，责令停业整改，并可以处 200 元以上 2000 元以下罚款，触犯刑律的，对其经营者、主管人员和直接责任人移交司法机关追究刑事责任。

第四十二条　县级以上卫生行政部门未按照规定履行突发公共卫生事件和传染病疫情报告职责，瞒报、缓报、谎报或者授意他人瞒报、缓报、谎报的，对主要负责人依法给予降级或者撤职的行政处分；造成传染病传播、流行或者对社会公众造成其他严重危害后果的，给予开除处分；构成犯罪的，依法追究刑事责任。

第八章　附　则

第四十三条　中国人民解放军、武装警察部队医疗卫生机构突发公共卫生事件与传染病疫情监测信息报告管理工作，参照本办法的规定和军队的相关规定执行。

第四十四条　本办法自发布之日起实施。

笔记

附录四 预防接种

为预防传染病的发生,用人工方法将病毒、细菌等减低毒性,制成疫苗、菌苗、类毒素、抗毒素等生物制剂,接种于人体,使之产生抵抗某种传染病的能力,以达到控制、消灭传染病的目的。几种常用疫苗、菌苗、类毒素、抗毒素的预防接种方法如下表所示。

制剂	接种对象	接种剂量和方法	免疫期与复种	保存和有效期
脊髓灰质炎灭活疫苗、脊髓灰质炎减毒活疫苗	2 月龄 ~ 4 岁儿童	共 4 剂,其中 2 月龄、3 月龄各接种 1 剂脊髓灰质炎灭活疫苗,采用肌内注射;4 月龄、4 周岁各接种 1 剂二价减毒活疫苗,采用口服	免疫期 3 ~ 5 年	30 ~ 32℃可保存 2 日,20 ~ 22℃可保存 12 日,2 ~ 10℃可保存 5 个月,-20℃可保存两年
麻疹减毒活疫苗	8 月龄以上的易感儿童	于三角肌处皮下注射 0.2mL	免疫期 4 ~ 6 年,7 岁时复种 1 次	2 ~ 10℃保存,液体疫苗有效期 2 ~ 3 个月,冻干疫苗有效期 1 年,开封后应在 1 小时内用完
乙型脑炎减毒活疫苗、乙型脑炎灭活疫苗	8 月龄 ~ 10 岁儿童	乙型脑炎减毒活疫苗共接种 2 剂。8 月龄、2 周岁各接种 1 剂,皮下注射 0.5mL 乙型脑炎灭活疫苗共接种 4 剂。8 月龄接种 2 剂,间隔 7 ~ 10 天;2 周岁和 6 周岁各接种 1 剂,肌内注射 0.5mL	免疫期 1 年,第 2 年起每年加强 1 次	2 ~ 10℃保存,有效期 1 年,25℃以下保存,有效期 1 个月
A 群脑膜炎球菌多糖疫苗、A 群 C 群脑膜炎球菌多糖疫苗	15 岁下青少年儿童及流行区成人	A 群脑膜炎球菌多糖疫苗:6 月龄、9 月龄各接种 1 剂,于三角肌处皮下注射 0.5mL A 群 C 群脑膜炎球菌多糖疫苗:3 周岁、6 周岁各接种 1 剂,于三角肌处皮下注射 0.5mL	A 群脑膜炎球菌多糖疫苗免疫期 2 ~ 3 年 A 群 C 群脑膜炎球菌多糖疫苗免疫期至少 3 年	2 ~ 10℃暗处保存,有效期 2 年
甲型流感病毒活疫苗	主要为健康成年人	1mL 疫苗加入 4mL 生理盐水,混匀后喷入鼻内,每鼻孔约喷入 0.25mL	免疫期 6 ~ 10 个月	2 ~ 10℃暗处保存,液体疫苗有效期 4 个月,冻干疫苗有效期 1 年

笔记

续表

制剂	接种对象	接种剂量和方法	免疫期与复种	保存和有效期
乙型肝炎疫苗	新生儿和易感者	全程免疫:0、1、6 月龄各接种 1 剂;新生儿生后 12 小时内接种。第 2 剂与第 1 剂间隔应不小于 28 天,第 3 剂与第 2 剂间隔应不小于 60 天,第 3 剂与第 1 剂间隔不小于 4 个月。HBsAg 阳性母亲的婴儿出生后 12 小时内注射乙肝免疫球蛋白(≥100U),在不同部位接种乙肝疫苗,共3 剂。间隔时间同全程免疫	免疫期 5 年,每 5 年加强 1 次	2～10℃暗处保存,有效期 2 年
乙型肝炎人免疫球蛋白	HBsAg 阳性母亲所产新生儿,未感染过乙型肝炎的医护人员及密切接触者	新生儿:出生后 12 小时内肌内注射 100U 成人接触后预防:肌内注射 200～400U	免疫期 2 个月	2～10℃避光保存,有效期 2 年
甲型肝炎减毒活疫苗、甲型肝炎灭活疫苗	1 岁以上儿童及成人	甲型肝炎减毒活疫苗:1.5 岁接种 1 剂,于三角肌处皮下注射 0.5mL 或 1.0mL 甲型肝炎灭活疫苗:1.5 岁、2 岁各接种 1 剂,肌内注射 0.5mL	免疫期 4 年以上	2～10℃暗处保存,有效期 3 个月
麻腮风联合减毒活疫苗	8 月龄以上易感儿童	8 月龄、18 月龄各接种 1 剂,于三角肌处皮下注射 0.5mL	免疫期 11 年,11～12 岁时复种 1 次	2～10℃避光保存
森林脑炎灭活疫苗	本病流行地区的人群和进入流行地区的非流行区人员	共接种 2 剂,采取皮下注射,相隔7～10 天。2～6 岁,每次 0.5mL;7～10 岁,每次 1mL;11～15 岁,每次 1.5mL;16 岁以上,第 1 次 2mL,第 2 次 3mL	免疫期 1 年,每年加强 1 次	2～10℃暗处保存,有效期 1 年;10～25℃保存,有效期 1 个月
人用狂犬病疫苗	被病犬或患狂犬病的动物咬伤、抓伤者	2 岁及以上儿童和成年人,于三角肌肌内注射;2 岁以下儿童,于大腿前外侧肌内注射。禁止在臀部注射。根据暴露情况决定接种程序	全程免疫后 3 个月内再次暴露,一般不必再注射疫苗;全程免疫后3～6 月再次暴露,应在第 0、3 天各接种 1 剂;注射 6 个月后再被咬伤,则需再次全程免疫	2～10℃保存,有效期 3 个月

笔记

续表

制剂	接种对象	接种剂量和方法	免疫期与复种	保存和有效期
精制抗狂犬病血清	被病犬或患狂犬病的动物严重咬伤者	在伤口处注射，剂量为40IU/kg	免疫期3周	2～10℃避光保存，液状制品有效期3～4年，冻干制品有效期5年
黄热减毒活疫苗	进入或经过黄热病流行地区的人员或相关工作人员	以无菌生理盐水5mL溶解后，于上臂外侧三角肌处皮下注射0.5mL	免疫期10年	－20℃保存，有效期1年半；2～10℃保存，有效期6个月
流行性斑疹伤寒鼠肺疫苗	本病流行地区人群	共接种3剂，采用皮下注射，相隔5～10天。15岁以上者，剂量依次为0.5mL、1.0mL、1.0mL，15岁以下者，剂量依次为0.3～0.4mL、0.6～0.8mL、0.6～0.8mL	免疫期1年，每年加强1次，剂量同第3针	2～10℃保存，有效期1年
钩端螺旋体灭活疫苗	流行地区7～60岁人群，以及进入该地区的人员	共接种2剂，采用皮下注射，相隔7～10日。剂量为1.0mL、2.0mL，7～13岁用量减半	免疫期1年，每年加强2次，剂量与初种相同	2～10℃避光保存，有效期1年半
卡介苗	初生婴儿及结核菌素试验阴性的儿童	出生后24～48小时内皮内注射0.1mL	免疫期5～10年	2～10℃，液体菌苗有效期6周，冻干菌苗有效期1年
吸附无细胞百白破联合疫苗	6月龄至6岁儿童	共接种4剂，采用肌内注射，分别于3月龄、4月龄、5月龄、18月龄各接种1剂，剂量均为0.5mL	免疫期10～15年	2～10℃保存，有效期1年半
霍乱菌苗	重点为港口、铁路沿线工地工作人员，下水道、粪便、垃圾处理人员，饮食业工作人员，防疫人员，水上居民等	共接种2剂，采用皮下注射，相隔7～10天。6岁以下者，剂量为0.2mL、0.4mL；7～14岁者，剂量为0.3mL、0.6mL；15岁以上者，剂量为0.5mL、1.0mL	免疫期3～6个月，每年加强1次，剂量与第2针相同	2～10℃保存，有效期1年

笔记

续表

制剂	接种对象	接种剂量和方法	免疫期与复种	保存和有效期
伤寒、副伤寒甲乙联合疫苗	重点用于部队、港口、铁路沿线工地、环境卫生及食品业工作人员	共接种3剂,采用皮下注射,相隔7~10天。1~6岁者,剂量为0.2mL、0.3mL、0.3mL;7~14岁者,剂量为0.3mL、0.5mL、0.5mL;15岁以上者,剂量为0.5mL、1.0mL、1.0mL	免疫期1年,每年加强1次,剂量与第3针相同	2~10℃暗处保存,有效期1年
霍乱、伤寒、副伤寒甲乙四联菌苗	重点用于部队、港口、铁路沿线工地、环境卫生及食品业工作人员	共接种3剂,采用皮下注射,相隔7~10天,1~6岁者,剂量为0.2mL、0.3mL、0.3mL;7~14岁者,剂量为0.3mL、0.5mL、0.5mL;15岁以上者,剂量为0.5mL、1.0mL、1.0mL	免疫期1年,每年加强1次,剂量同第3针	2~10℃暗处保存,有效期1年
人用布氏菌病活菌苗	畜牧、皮革、屠宰作业人员及兽医实验室、疫区防疫人员等。布氏菌素试验阳性者不可接种	采用皮上划痕法:儿童,滴1滴,划1个“井”字,划痕长1~1.5cm;成人,滴2滴,划2个“井”字,2滴相距2~3cm,划破表皮即可,严禁注射	免疫期1年,每年接种1次	2~10℃暗处保存,有效期1年
鼠疫活菌苗	本病流行地区人群	采用皮上划痕法:剂量为0.05mL,划痕长1~1.5cm。2~6岁者,划1个“井”字,7~13岁者,划3个“井”字,相隔2~3cm,严禁注射	免疫期1年,每年接种1次	2~10℃保存,有效期1年
人用炭疽活菌苗	牧民,屠宰、制革人员及兽医	采用皮上划痕法:滴2滴,每滴做“井”字划痕,相距3~4cm,长1~1.5cm	免疫期1年,每年接种1次	2~10℃保存,有效期2年;25℃以下暗处保存,有效期1年
吸附精制白喉类毒素	6月龄~12岁儿童	初种共接种2剂,肌内注射0.5mL,相隔4~8周;第2年加强1次,以后每3~5年加强1次	免疫期3~5年	2~10℃暗处保存,不可冻结,有效期3年
精制白喉抗毒素	白喉患者、4年内未做过白喉类毒素全程免疫而和白喉患者密切接触者	治疗:根据病情,肌内或静脉注射2万~12万U 预防:皮下或肌内注射1000~2000U	免疫期3周	2~10℃暗处保存,液状制品有效期2~3年,冻干制品有效期3~5年

笔记

续表

制剂	接种对象	接种剂量和方法	免疫期与复种	保存和有效期
吸附精制破伤风类毒素	发生创伤机会较多的人群	基础免疫全程接种3剂，分2年完成，第1年注射2剂，每次1.5mL，相隔4~8周；第2年注射1剂，0.5mL，均采取肌内注射	免疫期5~10年，每10年加强1次	2~10℃暗处保存，不可冻结，有效期3年半
精制破伤风抗毒素	破伤风患者、受伤后有发生破伤风可能者	治疗：肌内注射或静脉注射5万~20万U，儿童与成人用量相同，新生儿24小时内注射2万~10万U 预防：皮下注射或肌内注射1500~3000U，儿童与成人用量相同	免疫期3周	2~10℃保存，液状制品有效期3~4年，冻干制品有效期5年
多价气性坏疽抗毒素	受重伤而有发生气性坏疽可能者	预防：皮下注射或肌内注射1万U 治疗：肌内注射3万~5万U，必要时每隔4~8小时按前量或减量反复注射，直至病情好转。如有伤口时，可注射于伤口周围组织内	免疫期3周	2~10℃暗处保存，液状制品有效期3~4年，冻干制品有效期5年
精制肉毒抗毒素	肉毒中毒患者	预防：皮下注射或肌内注射1000~2000U。 治疗：肌内注射或静脉注射1万~2万U，以后视病情决定用量	免疫期3周	2~10℃保存，液状制品有效期3~4年，冻干制品有效期5年
人丙种球蛋白	丙种球蛋白缺乏症患者，甲型肝炎或麻疹密切接触者	治疗丙种球蛋白缺乏症：肌内注射0.15mL/kg。 预防甲型肝炎：肌内注射0.05~0.1mL/kg（成人为3mL） 预防麻疹：肌内注射0.05~1.5mL/kg（儿童最大量为每次6mL）	免疫期3周	2~10℃保存，有效期两年半

笔记

参考文献

[1] 张志云,张昕. 传染病专科护理[M]. 北京:人民卫生出版社,2023.
[2] 陈璇. 传染病护理学[M]. 3 版. 北京:人民卫生出版社,2021.
[3] 邓存良,程明亮,陈永平. 传染病学[M]. 3 版. 北京:科学出版社,2023.
[4] 李葆华,赵志新. 传染病护理学[M]. 北京:人民卫生出版社,2022.
[5] 徐小元,段钟平. 传染病学[M]. 5 版. 北京:北京大学医学出版社. 2022.
[6] 梁惠萍,韦彩云. 传染病护理学[M]. 上海:同济大学出版社. 2020.
[7] 罗先武,王冉. 2024 全国护士执业资格考试轻松过[M]. 北京:人民卫生出版社. 2023.

附 图

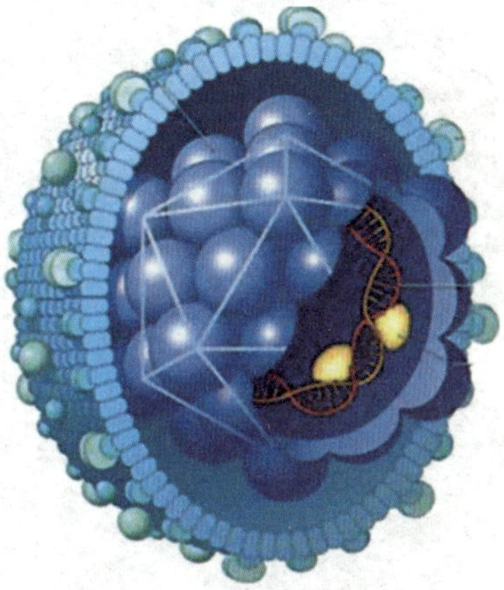

附图 1　乙型肝炎病毒

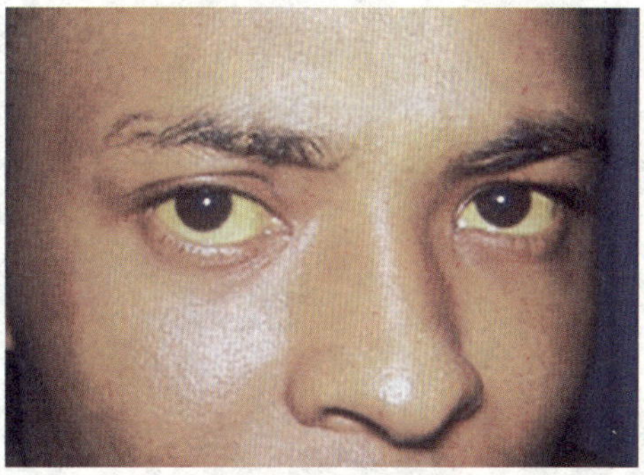

附图 2　巩膜黄染

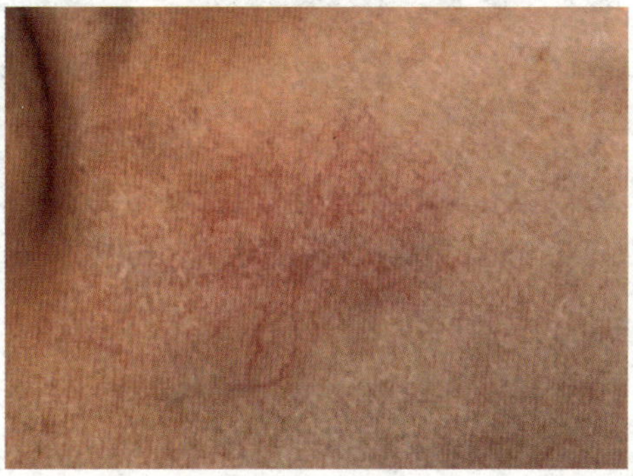

附图 3　蜘蛛痣

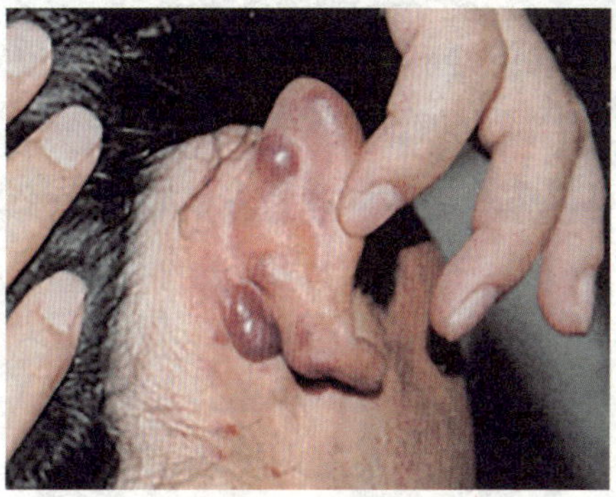

附图 4　卡波西肉瘤

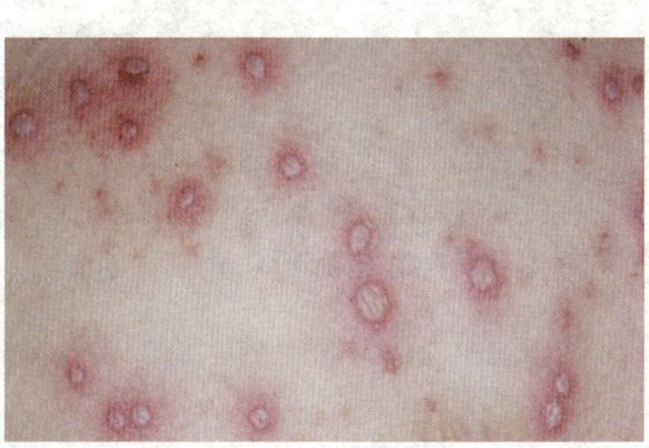

附图 5　水痘

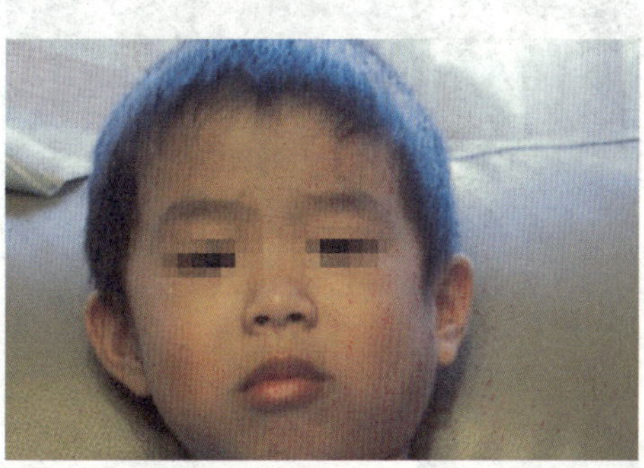

附图 6　腮腺炎

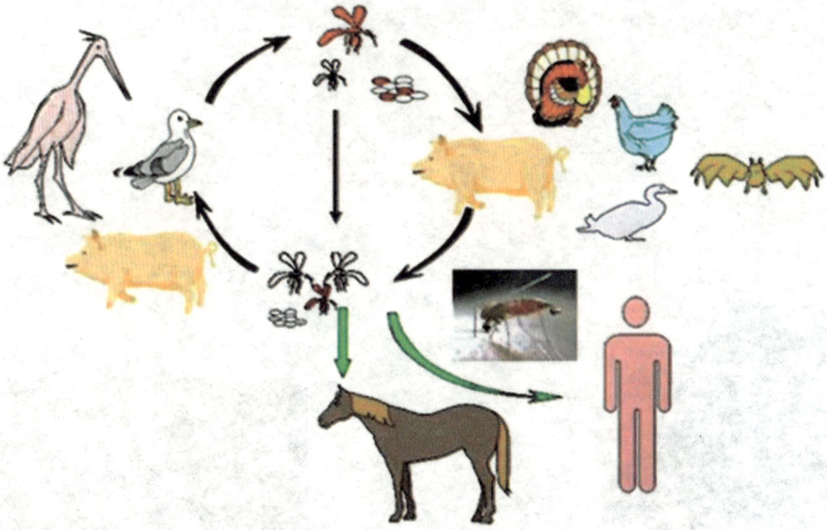

附图 7　乙脑的传播途径

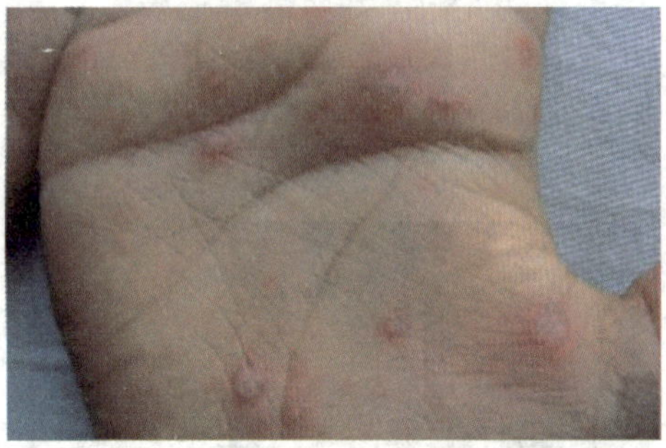

附图 8　手足口病

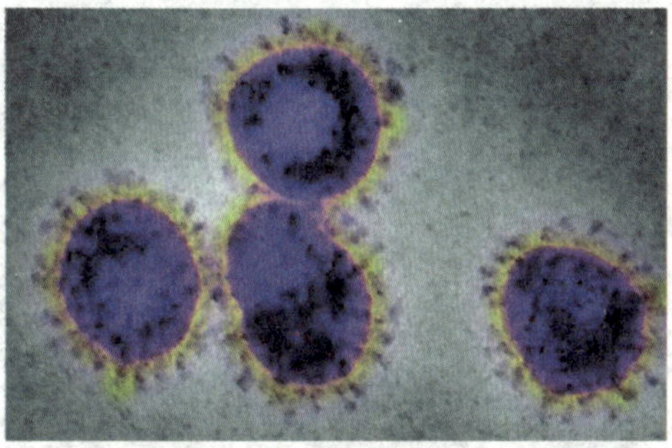

附图 9　SARS 病毒(电镜观)

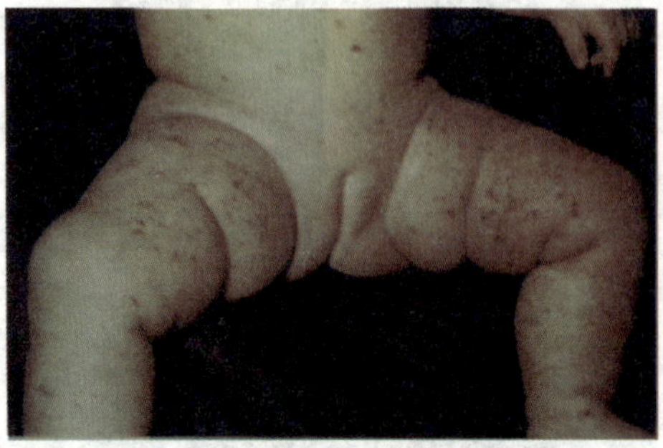

附图 10　流脑出血性皮疹

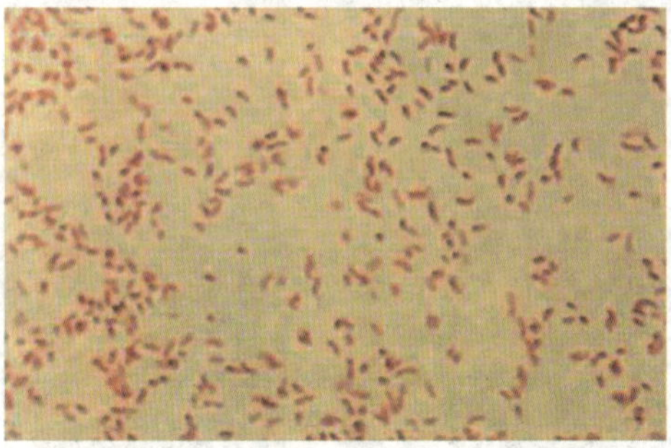

附图 11　霍乱弧菌(革兰染色)

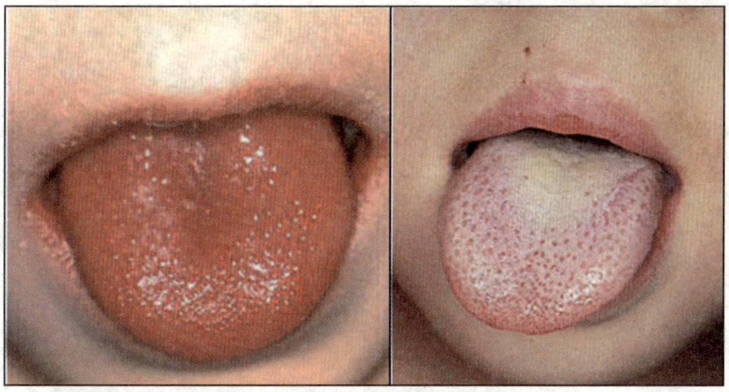

附图 12　猩红热“草莓舌”

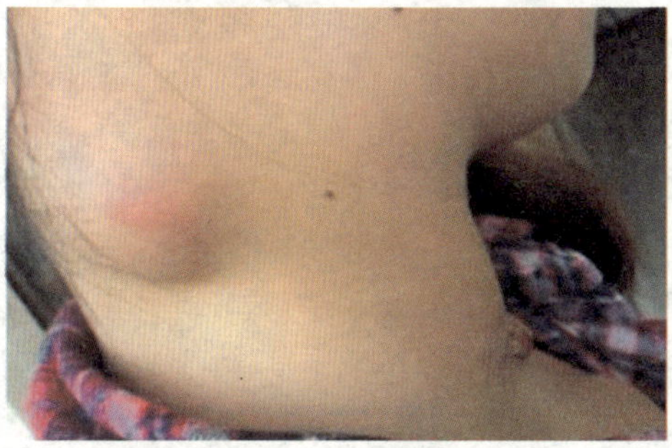

附图 13　淋巴结结核

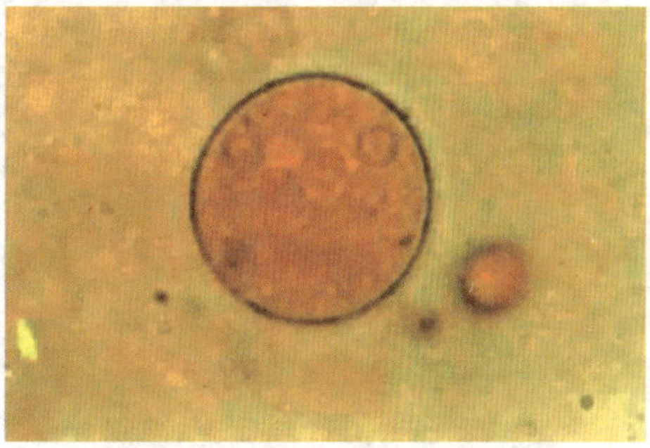

附图 14　阿米巴包囊(碘液染色)

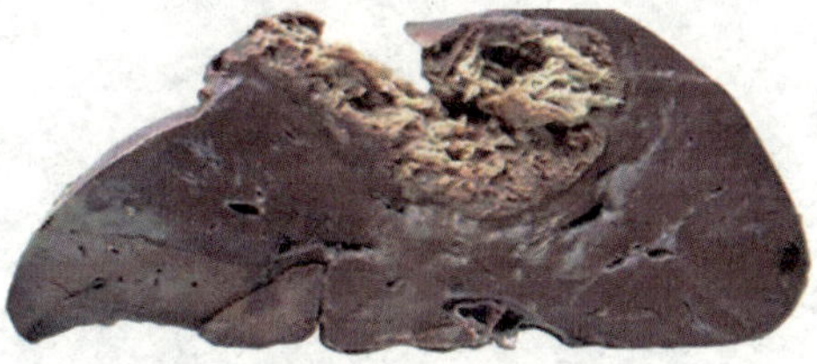

附图 15　阿米巴肝脓肿

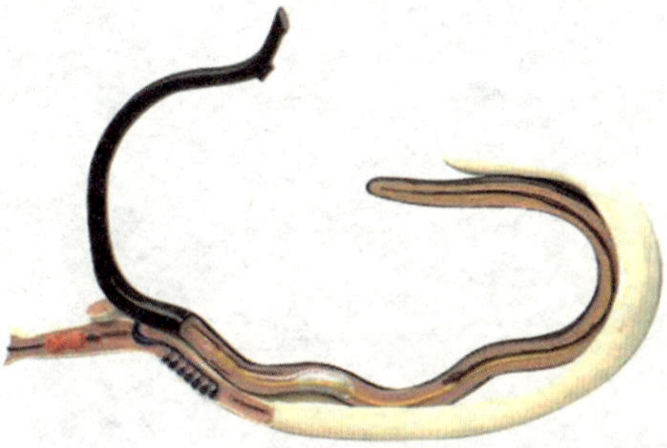

图 16　日本血吸虫模型(雌雄合抱)

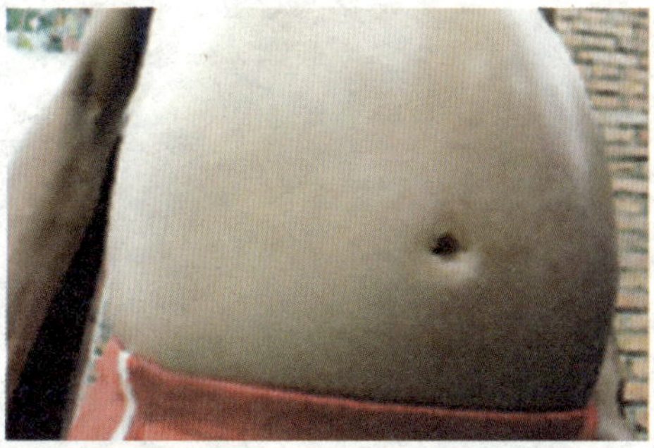

附图 17　血吸虫病腹水型

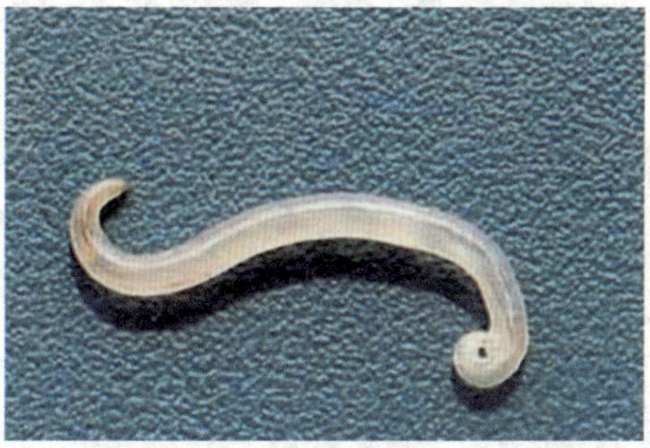

附图 18　蛲虫